上教人文
医学人文

诉说忧伤

SPEAKING OF SADNESS

〔美〕戴维·A.卡普 著

幸君珺 萧易忻 译

抑郁症的
社会学分析

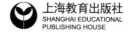

上海教育出版社
SHANGHAI EDUCATIONAL
PUBLISHING HOUSE

致谢和版权声明

上海市版权局著作权合同登记号 图字 09-2022-0192 号

致　谢

多数作者发现难以与自身的写作拉开距离。*Issues*，多年来几乎每天都在研究的问题是如此熟悉，有时似乎难以清晰聚焦。如果著述源于构成作者核心身份特征的个人生活经历（就如本书），则视角的选择尤为困难。因此，身边有人愿意倾听、鼓励、提出不同观点，更关键的是，能毫无保留地诚恳批评，乃是作者之幸事！按照这个标准，我确实是一个非常幸运的作者。我深深感谢家人、朋友、同事及学生，感谢他们一直以来在情感上的支持及在学识上的指导。他们的帮助使我更深切地体会到，所有好的创作都是合作成果。

比尔·约尔斯（Bill Yoels）是我的密友，也是我的同事。他在很多方面影响了我的想法，无法一一叙述。从 20 世纪 70 年代初起，我们就合作写书、写文章。本书的多个章节都涉及我们早期出版物中的主题，因此很难准确地衡量他对本书的重要贡献。比尔求知若渴，学识渊博，是我见过的最有研究天赋的人之一。他博采众家之长，善于综合众多社会科学著作中的观点，能力之强令人赞叹。我那拨往亚拉巴马州长长的电话账单最有力地证明了我有多倚重他的友谊及他在社会学研究上的指导。［vii］

我也要特别感谢波士顿学院的两位同事——查理·德伯（Charlie Derber）和约翰·威廉森（John Williamson），他们从一开始就热情支持本研究项目。我们组成了一个融个人友谊和学术工作为一体的小团体，无论是午餐时，还是观看波士顿学院篮球赛时，或是在班霸（StairMaster）健身器上挥洒汗水时，抑或是闲逛到彼此的办公室时，谈话总是会转到我们的工作上。他们倾听了我一路上所有的困惑，并且总是在论述形成时提供有价值的建议。

我在1993年春季和秋季学期指导的一门研究生课程有力促进了这个项目从数据收集阶段迈入写作阶段。"社会学的技艺"这门课是高级研究生讨论写作、探讨如何与我们工作相互支持的论坛。作为课程研讨的一员，我和其他人一样，要向大家报告工作进展。这段课堂经历提醒我，在学期论文截止日期前完成写作、充分信任他人并分享自己粗糙的"正在进行的"论文初稿是多么困难。我要感谢帕蒂·伯金（Patty Bergin）、马琳·布赖恩特（Marlene Bryant）、普拉顿·库苏基斯（Platon Coutsoukis）、丹·伊根（Dan Egan）、谢丽尔·霍姆斯（Cheryl Holmes）、薇姬·莱文（Vickie Levin）、詹姆斯·维拉-麦康奈尔（James Vela-McConnell）、迈克尔·墨菲（Michael Murphy）、埃伦·罗宾逊（Ellen Robinson）、鲁丝·罗森鲍姆（Ruth Rosenbaum）、保罗·斯泰因（Paul Stein）、乔纳森·怀特（Jonathan White）、乔安妮·瓦斯康塞洛斯（Joanne Vasconcellos）和尤莉·维尼蒂斯（Youlie Venetis），感谢他们帮助我完善了本书前两章以及整个研究中的若干基本理论观点。

[viii]

阅读本书各章或在我写作的不同阶段提出重要建议的还有罗伯特·波格丹（Robert Bogdan）、塞夫·布鲁因（Sev Bruyn）、唐娜·卡纳万（Donnah Canavan）、唐娜·达登（Donna Darden）、约翰·多诺万（John Donovan）、卡罗琳·埃利斯（Carolyn Ellis）、梅利莎·凯斯勒·吉尔伯特（Melissa Kesler Gilbert）、琳达·霍姆斯特龙（Lynda Holmstrom）、尼尔·卡茨（Neil Katz）、谢瑞·克兰曼（Sherryl Kleinman）、琳达·马克斯（Linda Marks）、斯蒂芬·福尔（Stephen Pfohl）、莫里·施瓦茨（Morrie Schwartz）、贝夫·史密斯（Bev Smith）及黛安娜·沃恩（Diane Vaughan）。

　　审稿人在本书出版前的评论也让我受益匪浅。尽管有几位审稿人我不曾得知大名，但他们对本书的反馈帮助本书实现了新的提升。而我能够明确致以谢意的有帕蒂·阿德勒（Patty Adler）、彼得·阿德勒（Peter Adler）、彼得·康拉德（Peter Conrad）、诺姆·邓金（Norm Denzin）和杰伊·古布里厄姆（Jay Gubrium），我要感谢他们的鼓励、学识和洞见。从一开始，他们的专业知识和热情就是本研究的重要动力。

　　本项目能及时完成，也离不开波士顿学院在关键时刻的支持。1991 年，我获得了学院提供的研究启动经费；到 1993 年底，我自己完成并转写了 30 份采访的录制；在即将进入"转录倦怠"的时候，学院再次提供了资助；推动本项目顺利完成的，与其说是为写作准备资料，不如说是写作的自由，1994 年秋季，波士顿学院再次帮助支付研究最后阶段的相关杂费。我在波士顿学院工作的近 24 年里，我一直钦佩学院对各种研究的真心支持，这是个教学和写作的好地方。

　　在计划和写作本书的过程中，诸多同行、同事、朋友们的帮助对我至关重要，但是没有家人的支持，这本书是绝对不可能完成的。写书需要有大量独处的自由时间。我的两个孩子，彼得和阿莉莎总是责怪我怎么老是躲在书房里，忙着他们口中的"访谈项目"。当他们想更多地了解我如何安排我的时间时，我才发现，父母能够和孩子认真谈论他们的工作是多么令人愉快的一件事。当然，我最感激的是我的妻子达琳（Darleen）。多年来，她尽一切可能、全心全意地支持我，因为她比任何人都更了解本研究对我的重要性。 ［ix］

戴维·A·卡普

马萨诸塞州栗山

1995 年 4 月

以上致谢写于 1995 年。时至今日，我仍然非常感谢波士顿学院和上述帮助和支持我完成本书初版的诸位。在我准备更新扩展版，开始修订全书并完成新的绪论时，就再次寻求建议。和以前一样，查理·德伯、约翰·威廉森和比尔·约尔斯，我的朋友和同事们都强调更新本书的重要性，不断地给予我温暖的鼓励。我也很感谢牛津大学出版社的编辑琼·博塞特（Joan Bossert）。从我第一次提出这个项目起，琼就满怀热情。她阅读了新绪论的多个修订稿，提出了诸多宝贵的修改建议。我还要感谢安佳丽·戴维斯（Anjalee Davis）、劳拉·德拉诺（Laura Delano）、达琳·卡普（Darleen Karp）、史蒂夫·拉彭（Steve Lappen）和帕特丽夏·图梅（Patricia Tueme），他们阅读并帮助我完善了本版的新材料。最后，我想感谢抑郁症与双相障碍支持联盟（Depression and Bipolar Support Alliance，简称 DBSA），这个为抑郁症群体提供重要支持的组织。我几乎每周三晚

[x]

上都参加他们的聚会。DBSA 对我来说至关重要，因为它多年来为我对抗抑郁提供能量，也为我的学术写作提供支持。

戴维·A·卡普

马萨诸塞州栗山

2016 年 6 月

目录

疾痛的声音与政治

了解一个什么样的人得了病，比了解一个人得了什么病更重要。

希波克拉底

值《诉说忧伤》20 周年纪念版出版之际，很高兴能有机会重新撰写绪论，反思本书分析与研究方法的持续有效性，反思我过去 20 年的个人抑郁经历，反思过去 20 年里重塑精神病学的策略决策。对我来说，研究、创作并于 1996 年出版《诉说忧伤》是个人生涯中极重要的一个阶段。之前，我一直致力于研究人们诠释生活并赋予其意义的方式，诸如城市生活、老龄化和离家上大学等社会领域。[①] 虽然我在大学的职业之路貌似顺畅，1977 年成为副教授，1982 年晋升正教授，但我的生活却被不时令我虚弱的抑郁症所困扰。到了 20 世纪 80 年代末，基于病友对话展开研究似乎就是水到渠成的事了。以《诉说忧伤》为基石，我完成了一系列分析精神疾病复杂经历的著 [1]

---

① 上述领域的代表性著作有：D. Karp, G. Stone, and W. Yoels, *Being Urban*：*A Sociology of City Life*, 2nd ed.（New York：Praeger Publishers, 1991）; J. Clair, D. Karp, and W. Yoels, *Experiencing the Life Cycle*：*A Sociology of Aging*（Springfield, Illinois：Charles Thomas Co., 1993）; D. Karp, L. Holmstrom, and P. Gray, "Of roots and wings：Letting go of the college-bound child," *Symbolic Interaction* 27（2004）：357—382。

作，① 至今这个主题仍吸引着我。

　　《诉说忧伤》的出发点是希望完成社会学恒久使命之一——让那些叙述常被边缘化、被弃于一隅或被完全漠视的个体发出心声，说出自己的经历。特别要提到的是美国早期著名的"芝加哥社会学学派"② 的社会学家。他们对流浪汉、职业窃贼、帮派成员、移民和贫民窟居民等通常隐而不见的世界进行了广泛、深入的描述。③ 这些社会学研究先辈在意识形态上倾向于站在社会弱势群体一边，④ 认为和安顿于社会主流文化世界的个体相比，弱势群体的故事也许对理解社会运转有更重要的理论意义。而我开始了我的新书项目，也是希望倾听别人的经历能让我更深刻地了解自己的抑郁困境。

① 　D. Karp, *The Burden of Sympathy*: *How Families Cope with Mental Illness* (New York: Oxford University Press, 2001); D. Karp, *Is It Me or My Meds? Living with Antidepressants* (Cambridge, Mass.: Harvard University Press, 2006); D. Karp and G. Sisson (eds.), *Voices from the Inside*: *Readings on the Sociology of Mental Health and Illness* (New York: Oxford University Press, 2010).

② 　有关芝加哥社会学学派及其学术遗产的描述和分析，参见 G. Fine, *A Second Chicago School? The Development of a Postwar American Sociology* (Chicago: University of Chicago Press, 1995)。

③ 　参见 N. Anderson, *The Hobo*; *The Sociology of the Homeless Man* (Chicago: University of Chicago Press, 1923); H. Zorbaugh, *The Gold Coast and the Slum*: *A Sociological Study of Chicago's Near North Side* (Chicago: University of Chicago Press, 1929); E. Sutherland, *Professional Thief, by a Professional Thief* (Chicago: University of Chicago Press, 1937); F. Thrasher, *The Gang*: *A Study of 1313 Gangs in Chicago* (Chicago: University of Chicago Press, 1927); W. I. Thomas and F. Znaniecki, *The Polish Peasant in Europe and America*; *Monograph of an Immigrant Group* (Chicago: e University of Chicago Press, 1918)。

④ 　Peter Berger 认为许多社会学研究反映了他所说的"不恭敬态度的母题"（ unrespectability motif ），这揭示了从边缘群体的角度看待社会结构的理论价值。参见 P. Berger, *Invitation to Sociology*: *A Humanistic Perspective* (Garden City, N.Y.: Doubleday, 1963)。相似观点见于 H. Becker, "Whose side are we on?" *Social Problems* 14 (1967): 239—247。

　　诸多学者阐述了讲故事和听故事的力量与重要性。其中，阿瑟·弗兰克极有说服力地阐述了故事是如何把人联系在一起，如何通过讲故事和听故事来构建身份，以及故事的治愈潜力。我们讲述和听到的故事塑造我们的生活。事实上，弗兰克认为没有单纯的"自我"故事，所有的故事都是"自我-他者"故事，因为故事是讲述给他人倾听的，而在分享的过程中，我们听到的故事便成为我们自传的一部分。弗兰克特别关注疾病叙述，他认为：

> 病人的声音通常语气犹疑，信息混杂，因此，很容易被忽视。……这些声音表现出的状况，我们大多数人宁愿忘记自己也容易陷于其中。倾听不易，但它也是一种基本的道德行为。……在倾听他人的同时，我们也在倾听自己。故事中的见证时刻明确了需要是相互的，每个人都是为了他人。① [2]

简而言之，彼此的叙事塑造并丰富着我们的生活和互助社群。

　　在我这第一个抑郁症项目之前的几年里，我几乎每周三晚上都去马萨诸塞州贝尔蒙特（Belmont，Massachusetts）的麦克莱恩医院（MacLean's Hospital）参加抑郁症支持小组的互动。我在躁郁症（manic depression）与抑郁症协会（MDDA，The Manic Depression and Depression Association）② 集会上听到的故事令我震惊：这些故

---

① A. Frank, *The Wounded Storyteller*: *Body*, *Illness*, *and Ethics* (Chicago: University of Chicago Press, 1995), 25. 另 见 A. Frank, *Letting Stories Breathe*: *A Socio-Narratology* (Chicago: University of Chicago Press, 2010)。

② 此地方组织几年前更名为 DBSA，即抑郁症与双相障碍支持联盟。我怀疑这次改名部分是由于躁郁症诊断的负面含义引起的。DBSA 是一个全国性组织，在全美各地有多个团体。

事都极其复杂，揭示了几乎难以想象的抑郁痛苦，描述了精神疾病带来的极度混乱，也展现了情感障碍患者的非凡勇气。[①] 9·11 悲剧发生后不久，MDDA 的主席在题为"悲伤、反思和联系重建的时刻"[②] 的年度演讲中说道：

> 精神疾病渴望被倾听、理解并得到安慰，但却陷入难以逾越的沉默；而对我来说，我敢说对许多人也一样，MDDA 就是打破这一沉默的最佳解毒剂。加入 MDDA 就是回归友谊和团体，而友谊和团体能使我们更有决心成为同甘共苦的真正社会个体。我们依赖这个团体，并被这个团体所依赖，这使我们更无惧疾病。我们的天性得到恢复，毕竟，我们不是一人独自前行。我们的痛苦和力量将不再只"回响于寂静深井中"。

自从我开始认真地思考对抑郁经历进行社会学分析，我在小组中的角色就发生了变化。和以前一样的是，我每周都在抑郁同伴的陪伴下寻求安慰，但同时，我以人类学家的身份细心聆听我同伴们的话语，提炼其中的主题。基于我在 MDDA 的观察，我发表了第一篇关于抑郁的文章，题为"疾痛的歧义与生命意义的探索"[③]。

[3]

---

① 尽管我最终将书名定为"诉说忧伤"，但有时会为选择"忧伤"一词不安，因为它不能准确描述严重抑郁的深度痛苦。Gloria Steinem 在 2006 年的一次电视采访中对忧伤和抑郁这两个词进行了有趣的区分。当被问及丈夫去世后她有多悲伤时，她回应道："抑郁时，你什么都不在乎；忧伤时，你在乎一切。"

② 当时的主席 Steve Lappen 给我提供了一份他未发表的演说稿。

③ D. Karp, "Illness ambiguity and the search for meaning: A case study of a self-help group for affective disorders," *Journal of Contemporary Ethnography* 21 (1992): 139—170.

这篇文章巩固了我对抑郁症的思考，坚定了我拓展研究该项目的决心。时至今日，我依然定期参加支持小组的周会，因为我深深体会到了与其他成员间的联系与承诺，因为我依然能从听到的故事中得到启发，也因为我珍惜与那些深刻理解抑郁的人在一起的机会。

收集和分析故事的研究价值显而易见，但如今从事定性研究的人显然是少数。收集和叙述故事通常被视为一项能获得一定认识的有趣实践。然而，对于那些致力于以科学方法进行社会学研究者来说，研究的主要目标是从大量个体样本中收集统计数据，以建立变量间根本性的因果关系。在对社会生活各个方面的研究中，有明显的忽略个人叙述的倾向，但这种忽略在精神疾痛经历的研究中可能是最不应该、最不合适的。在此，先简述本章后面的一个论点。我坚持认为，自 1980 年以来，精神病学领域追求科学合理性的做法消除了病人叙述故事的声音，对倾听病人讲述与疾病斗争过程中的社会语境相对冷漠，这其实降低了病人对治疗者的信任。更麻烦的是，不尊重病人、不从病人的角度考虑可能会导致更多的药物治疗，而后者被许多人认为最终弊大于利。

感兴趣的读者可以找到大量描述个人生活被精神疾痛所困扰的回忆录，① 但我发现值得注意的一点：出版 20 年后，《诉说忧伤》仍是少数基于细致分析第一手叙事的抑郁症社会学研究之一。多年来在 MDDA/DBSA 支持小组倾听故事，为多本新书完成一百多个访谈 [4]

---

① 著名的关于精神疾病的回忆录有：K. Jamison, *An Unquiet Mind*（New York：A. A. Knopf, 1995）；M. Vonnegut, *The Eden Express*（New York：Praeger, 1975）；K. Millett, *The Loony-Bin Trip*（New York：Simon and Schuster, 1995）；L. Slater, *Prozac Diary*（New York：Random House, 1998）；S. Kayson, *Girl Interrupted*（New York：Turtle Bay Books, 1993）。

并阅读抑郁症相关文献，我相信《诉说悲伤》中的分析仍然有意义。这本书最初就描述了构成独特的"抑郁生涯"（depression career）的身份变化序列，后来增加的丰富资料再次论证了这些身份变化，因此，我选择原封不动地保留原来的章节。

读者将在本书中读到诸多有关抑郁的故事，新版绪论的目的是帮助读者提出一些关键问题，以期帮助读者明确倾听这些故事的重要性。我特别想让读者意识到一点，即尊重那些通常被无视、因而其自我被贬低的个体故事具有政治意义。很久以前，卡尔·马克思就告诉我们，所有富有成效的社会变革都源于集体叙事。① 接下来，我将分享一些读者对《诉说忧伤》一书的反馈。这些反馈进一步说明了《诉说忧伤》是如何持续影响我对个人叙事的政治和医疗价值的思考。

读者心声

[5]　　　　许多读者通过电邮、信件或电话，告诉我他们在阅读了我的作品后感觉不那么孤单了，我的分析帮助他们更深刻地理解了自己的处境。这是我关于精神疾痛的写作带来的最令人振奋的回报。能够就一些我觉得极有意义、对读者来说非常重要且可以改变人们生活

---

① 卡尔·马克思提出了著名的观点，即资本主义"包含着自我毁灭的种子"。他在论述中坚称，工业革命和资本主义的出现必然伴随着快速的城市化。城市要为新的城市工厂聚集大量工人。与此同时，城市工人之间的紧密距离使他们能够彼此谈论工厂主（资产阶级）对他们的集体剥削，从而发展出工人阶级的政治意识。马克思的分析肯定了共同故事和阶级意识发展之间的关联。

的主题写作，我深感荣幸。我像处理收集的其他资料一样，处理读者的反馈。我仔细地反复阅读他们表达的内容，在他们的评论中寻找潜在的规律。一个直观的观察结果就是在许多的反馈中，读者们详细讲述了自己的故事。除了感谢我撰写本书外，读者还渴望分享他们的故事，即使分享的对象是我这个相对陌生的教授，他们也相信我能理解他们的困境。有好几个人提到，我多年罹患抑郁症的经历对他们来说非常重要，尽管这一点不是他们评论的主题。我相信，我自己的抑郁经历对我取得受访者信任，进而建立坦诚讨论情感难题所需的那种融洽真诚是不可或缺的。

　　读者对本书最一致的反馈是，聆听他人的故事也是解放自我。不断有读者告诉我，本书让他们从别人的经历中看到自己，从而减少了他们的孤立感。他们常说，那些在书中讲述自己故事的人是在替他们表达心声。他们感觉，书中受访者的故事也代表了、验证了他们自己的故事。这种植根于共同经历的个人认同，证明了故事有力量降低与精神疾痛相关的歧视和边缘化。在绪论后半部分，我将详细阐述共同故事与旨在"解放"被贴上精神疾病标签个体的社会运动之间的密切联系。　　　　　　　　　　　　　　　　　　[6]

　　第三章将阐述抑郁症造成患者严重孤立。事实上，我认为抑郁是一种"孤立的疾痛"。抑郁症发作时，个体会远离他人，认为没有人能够理解他们的感受，坚信自己被困在深不可测的痛苦和彻底的孤独中。此外，这样的想法让抑郁症患者觉得，应由自己为其自以为唯一、独特、个人化的状态负责。因此，书中讲述自我故事的个体能够帮助读者大大减少孤独感，觉得不必为自己的痛苦负责。下面节选了部分读者的反馈，他们均感激本书呈现了抑郁症群体共同的经历。

你好，我叫劳伦，是波士顿大学的大二学生。我给你发电子邮件是因为我刚刚读了你的书《诉说忧伤》。……我想我从来没有读过哪部作品像这本书那样概括了抑郁……你的书完美地呈现了抑郁带来的考验和磨难。现在，我意识到我并不孤单，实际上，其他人*的确*（强调为该读者所加）理解抑郁症。

谢谢，谢谢，谢谢你写了《诉说忧伤》。……我读着那些受访者亲口描述的"曲折而又跌跌撞撞的生活……"，我自己的抑郁症经历获得了深切认同。现在，我知道，痛苦完全不是我的想象。

[7]　　我刚刚读完你的《诉说忧伤》，百感交集，思绪万千，所以决定给你写信。……我要……为你的"草根"研究方法和真挚的个人分享鼓掌。这两点使你的研究不仅对你的同事，而且对我们所有人都有价值。我也有社会科学的教育背景，对抑郁社群渴望表达的内容很感兴趣。但对我来说，更有价值的是那些抑郁症患者的第一手证词，他们的话语帮助我面对我自己［的抑郁症］，让我在与抑郁症作抗争时感到不再那么孤独。

我刚刚读完你的《诉说忧伤》。……我发现，阅读一本非医学角度的、严谨但充满人情味的抑郁症著作，是令人振奋的一件事。我钦佩你描述自己经历的勇气。作为一名抑郁症患者，当我阅读你和你的受访者的叙述时，我经常不由自主地说："是的，就是这样。"

　　我只是想感谢你用言语勾绘出了我这段时间所经历的情感混乱。我现在 23 岁。读你的书之前，我觉得我快要疯了。现在，得知我并不孤单，这给了我极大的宽慰。

　　下面的这条评论特别发人深省，因为其中提到，即使是抑郁症住院患者，有时也忌讳详细谈论个人的抑郁经历：

　　　　听到别人的抑郁经历以及他们对抑郁症的看法，真是如释重负。即使在我住院时，抑郁症也不是一个大家都可以谈论的话题，只有医务人员才能，而他们基本上只告诉我们抑郁是什么、不是什么以及我们应该做些什么。有些"住院病人"试图表达自己的想法，但被压制，被威胁从"小组"中除名，因为负面言论不利于"治疗"过程。希望我能从医院拿回我的［钱］，把这些钱寄给你，因为你的书给我的帮助和治疗作用胜过他们对我做的所有事情。读完　　　　［8］你的书，让我感觉我更"正常"了，我们这样的人，也是不能被轻视的。

　　抑郁症住院患者可能无法细致谈论并分享他们的抑郁经历，这在我收到的心理健康从业者信件中也得到证实。心理健康从业者感觉自己与本专业现状不合拍，因为他们仍然重视倾听患者的痛苦。正如之前提到的，我将简要梳理精神病学近年来的发展方向，即症状优先于叙事的治疗方向。一些《诉说忧伤》的读者认同本书中试图将患者困境置于其生活现状去理解的社会学治疗方法。他们对当前轻视患者经验和专业知识的治疗方法深表忧虑，预告了我在后文中的评论。例如，有几封信和一位临床医生的观点产生了共鸣。这位医生告诉我，"如果我的同事……对医学文化如何在当下塑造我们的自我认识很感兴趣，我极愿意向他们推荐你的这本著作"。

　　读者还反复提到另一个令我欣喜的主题——《诉说忧伤》影响了他们对抑郁症的看法和见解。我毕竟是一名社会学家，不能局限于讲述故事。我的任务还包括深入分析研究收集到的"资料"，挖掘抑郁经历中反复出现的深层的概念。我在分析资料时，越来越清晰地认为，我的受访者呈现一种独特的疾病"生涯"。尽管"生涯"一词通常用于指律师、商人、医生和教师等专业人士，但社会学思维认为罪犯、爱人、囚徒和患者同样呈现出可预测的生涯路径。① 此外，[9] 正如"常规"生涯的每个阶段都会产生新的身份，可预测的"抑郁生涯"也会产生一系列新的身份。抑郁症患者通常会经历一系列可预测的"身份转折点"，② 本书所有基于资料分析的章节都力图呈现的这一观点。从我听到的故事中发现的分析方法为许多读者提供了重现其抑郁经历的词汇：

　　　　我曾认为，任何人都不可能如此准确而深刻地描述"抑郁生涯"，描述它在患者身上的所有可怕表现，以及对他人生活几乎同样强大的破坏力。《诉说忧伤》证明我错了，

---

① 参见 E. Hughes, *Men and Their Work* (New York：Free Press，1958)。

② A. Strauss，"Turning points in identity," In C. Clark and H. Robboy (eds.)，*Social Interaction* (New York：St. Martin's，1992).

我为共同人性感到高兴。

几个月前，我有幸在……公共图书馆新书区发现了《诉说忧伤》这本书……你以智慧与感性，成功地以不同的社会学视角呈现个人经历和访谈材料，令人钦佩！……我认同并思考你书中的诸多发现。这本书说出了我的感受，令我振奋。

大约一年前，我被诊断出临床抑郁症，此后便阅读了大量相关著作。你书中论述的问题与我诸多的经历相关，而我却无法充分表达……阅读你研究中的受访者经历，通过你的讨论了解他们叙述中的相似之处……让我深受感动。

很荣幸给你写信。我即将读完你的新书《诉说忧伤》……你可知道你所做出的巨大贡献！我的本科学位也是社会学……读到一本以社会学视角研究抑郁症的著作真是令人高兴，更何况本书真是发人深省……你对于个体逐步认识自身抑郁病情的分析完全契合我的经历。

[10]

我刚刚读完你的新书《诉说忧伤》，我想告诉你它对我产生了脱胎换骨的影响。《诉说忧伤》让我更清晰地认识到一些自身长期存在的抑郁模式，这些模式极大地影响了我的工作能力，可能摧毁了我的婚姻，并使我陷入自我毁灭式的药物滥用……尽管这本书的许多部分对我都影响巨大，但我想，最重要的收获是，抑郁在某种程度上是一种生涯，

我们需要与之共存，从中学习，并能以它为基础构建某种
形式的社群。

在上面几页中，我谈到了读者对《诉说忧伤》一书的主要反馈。
我再简短地补充一下，有几位读者说，他们很高兴《诉说忧伤》不
是又一本自助手册，试图以过度简化的日程表战胜抑郁症。他们赞
赏我没有做出抑郁症容易治疗的虚假承诺。也有些读者厌倦了靠自
己力量振作起来的建议，他们说到，很高兴有一本书可以让家人和
朋友了解严重抑郁的本质。还有些读者则从更具政治性的立场提出，
书中讲述的故事很有必要，能够消除有关抑郁症的污名和误解。还
有同样具有政治性立场的反馈，许多读者对轻视他们个人经历的治
[11]   疗感到失望，他们认为，这样的治疗有很多不足，会孤立患者。

    我们来看看一位读者对抑郁症被不断"医学化"的担忧。①

        和你一样，我完全抗拒抑郁是"疾病"的认知模式，抗
    拒深度依赖药物以避免更深层次问题或令人难堪的情感伤
    痛。一方面，我乐于接受抑郁症药物带来的革命性变化，会
    尽一切努力终止伤痛；但另一方面，我希望在情感层面也能
    被人听到……却感觉被所有想帮助我的专业人员无视，因为
    他们企图通过压制伤痛来治疗。我觉得，在他们努力为我治
    疗的过程中，如果不允许我表达心声，他们会徒劳无功的。

    上面几页中，读者评论的总基调说明了《诉说忧伤》一书中的

---

① 参见 P. Conrad, *The Medicalization of Society*: *On the Transformation of Human Conditions into Treatable Disorders*（Baltimore：Johns Hopkins University Press，2007）。

叙述改变了他们对自我、对抑郁症和精神治疗特征的认知方式。与此相似，自 1996 年以来，我对抑郁症的内涵及精神病学作用的认识也在不断发展。刚开始研究抑郁症时，我年近半百，现在我已 72岁。我自己的抑郁生涯在不断发展，我也继续聆听他人的故事。当然，我也目睹了精神病学对抑郁症认知的巨大变化。这些经历无疑不断重塑着我对深度悲伤在个人及政治意义上的理解。本书第一版的第一章讲述了我在 20 世纪 90 年代初的抑郁经历。请允许我在下一节中更新我的故事。我想以我的个人叙述，开启对精神病学现状更全面的分析。我特别想反思一下所谓"专业知识"的负面影响。　　　　[12]

我的治疗之旅

　　我很少能记住笑话。因此，我能记住的笑话往往包含某种特殊的情感或意识形态价值。在我记住的少数几个笑话中，有一个关于一位非常成功的中年商人。尽管我们这位成功商人在经济上成绩斐然，但他觉得自己生活非常空虚，成功并没有带来他想象中的生命意义和个人成就感。所以，当他有了足够的钱，就决定来一场精神探索。他得知在亚洲的一个偏远地区有一位著名的大师，尽管代价不小，他还是前往寻找这位智者。经过几周的艰苦跋涉，他终于到达了大师居住的山顶，却不得不等上几天才能谒见。最后，期待已久的时刻到了，激动的朝圣者迫切提出了他的问题："大师，以您一生的精神历程，请告诉我，人生的意义到底是什么？"须臾之后，大师庄严地答道："生活是条河。"商人非常沮丧，答道："您是说，我历尽险阻，花费巨资，长途跋涉至此，您要告诉我的只是'生活是条河'？"大师面露困惑，然后回答道："您的意思是，生活不是条河？"

我想，当我重讲这个大师的笑话时，我想到那些所谓专家，号称清楚知道饱受困扰的人应该如何应对生活。而我毕生研究人类行为，明白社会生活剪不断、理还乱，任何人力图记录人类经历绝对、恒定的真相，都注定会失败。根本不存在独立于人类交流的社会法则。人在相互协作的过程中，不断重建行为和经历的意义。大多数社会科学家都试图记录社会的"真相"，与此不同，我的研究始于另一个假设，即社会学家最现实的目标是书写有力的当代历史——对至关重要的社会现象进行新颖而引人入胜的分析。① 简而言之，当涉及人类事务时，我认为应该认真听取系统研究过某些问题的人的意见。但也有观点认为，我们应该不假思索地将决策权交给从业者，因为他们声称对极其复杂的人类问题有"正确"答案，对此，我持反对意见。

[13]

尽管我从社会学角度出发，对精神病学总体上持怀疑态度，但我并不总是怀疑医学专家。当我 30 岁出头时，第一次被诊断患有"临床"抑郁症，自然对把自己交给精神科医生有所顾虑。但我相对年轻，对抑郁症知之甚少，家人也强烈要求我寻求专业帮助，而且，当时医生的建议很少受到质疑。最后，我去看了医生，他似乎非常确定他对我做的评估。大约 20 分钟后，他说我绝对需要服用一个疗程的最新一代抗抑郁药。他言之凿凿地声称，精神病学家现在明白像我这样的疾病是大脑化学元素失衡的结果。尽管多年来对文化如何塑造情感的思考让我踌躇，但我那时正处在绝望中。他提供了一

---

① D. Karp，"Social science, progress, and the ethnographer's craft," *Journal of Contemporary Ethnography* 28（1999）：597—609，对此观点有更详细的阐述。

套疗法，我也就相信了是自己大脑受损。一开始，我就像皈依宗教一般，充满了对幸福未来的期盼。

和大多数新信徒一样，早期的失败并未降低我的热情。有人自信地告诉我，抑郁患者通常须尝试多种不同的药物之后，才能找到"正确的"那种。所以，我顺从地接受每一种新药为期约六周的疗程，忍受一系列令人痛苦的副作用；然后继续服用几个月，最后得出结论，药效短暂、极小或近乎为零。然后不得不耗费几个星期戒掉正在服用的药物，再开始下一个疗程。每一次新的失败都侵蚀了我的热情和信心，但现在，我所安处的文化世界里，疾病被广泛讨论，神经递质紊乱，耐心和适当的尝试最终将带来药物奇迹。事实上，自20世纪70年代中期以来，我尝试了20多种不同的药物，但都没有成功。这样反复且不成功的药物治疗持续多年之后，当有专业人士漠视患者的失败经历或毫不怀疑新疗治，我就会质疑他们的专业知识。 [14]

我的主治医生不时因为退休或行政原因被更换。在我治疗之旅的早期，我误以为放弃治疗就是"逃兵"，所以，我一直坚持看精神科医生或治疗师。而每换一次医生，我都希望遇到临床知识更丰富的医生，能更好地处理我的抑郁困境，开出正确的药方。说真的，我从最初的连续服药发展到了同时服用多种药物，这一疗法有一个挺动听的科学标签"多重用药"（poly-pharmacy）。我相信此新方法对于驯服我特别顽固的抑郁和焦虑是必要的。尽管我继续参与治疗，但治疗过程越来越令人困惑，我对医生的专业知识也越来越怀疑。我尤其记得其中的一个"治疗师"，我相信，她开的药物严重损害了我的健康。当然，直到几年前，我们"不再见面"之后多年，我才意识到这一点。 [15]

D 医生 40 多岁，身材瘦小，说话带有明显的外国口音。每次我们见面，我可能会花十分钟描述我的症状，有时会讨论新的治疗选择，但通常谈话会很快转向那些似乎和我"病情"无关的问题。D 医生似乎喜欢听我聊我的工作、家庭、最近的假期或新的写作项目。仿佛说好了似的，在无关紧要地闲聊了一下我的生活后，她就有权谈论她两个女儿的成就了。看诊结束，我常常感觉完全是浪费时间，当然有时也会谈些我未正确理解的治疗方案。

要是 D 医生只谈论了她的孩子，我的治疗可能还会更好些。有一次，她想让我尝试治疗失眠的一种新药——氯硝西泮。我是医生最喜欢的那种完全顺从的患者，没有提出什么问题。D 医生也从未提到过苯二氮䓬类药物（benzodiazepine）（如克诺平、扎普宁、安定和氯羟安定 ① 等）会使人成瘾。不应妄测 D 医生的恶意，她当时可能也同样不知道这类药物长期使用后很难停用。我在 2006 年的一本书中 ② 记录了这段经历：大约 15 年前，我试图戒掉氯硝西泮，但未能成功。今晚，我还要吞下服用了多年的药片，不是因为有效，而是因为我"有瘾"。我怀疑，我的慢性焦虑也部分由于想戒掉氯硝西泮造成的，这让我很恼火。我当然不认为 D 医生故意这么做，但她还是在无意中违背了"不危害他人"的希波克拉底誓言。

数十年来依赖苯二氮䓬类药物，让我意识到寻求身心健康的另一方面。去看专门戒瘾的医生让我开始关注病人年龄对治疗选择的影响。在经历了之前戒服氯硝西泮时的可怕痛苦后，我开始阅读此方面的文章。当我得知长期使用"苯类药物"可能会造成认知障碍

[16]

---

① 克诺平（氯硝西泮），英文名 Klonopin；扎普宁（阿普唑仑），英文名 Xanax；安定，英文名 Valium；氯羟安定，英文名 Ativan。——译者注
② D. Karp，2006，同前。

和脑损伤时，我的不安和愤怒加深了。此外，此类药物会导致"比海洛因更严重的上瘾"[①]。用我曾求诊的一位戒瘾专家的话来说，"如果你试图停止服用氯硝西泮，将会付出巨大的代价"；另一位戒瘾专家也同意，在服用了氯硝西泮几十年后，戒断的后果可能会持续多年，而选择停用"对你这个年龄来说不是一个好主意"。对一个古稀之年的患者来说，考虑到生活质量，最好继续服药，尽可能体面地应对因药物"反弹效应"[②]而产生的焦虑。

　　我对精神科医生越是怀疑，我就越相信自己基于经验的知识。一旦我意识到精神科医生的服药建议通常基于随意的实验——我现在认为这些是"黑箱药"——我就越是抗拒。我不再遵守剂量，未向医生报告就停用某些药，经常胡乱描述我的感受，因为我知道，说出真实感受，只会引发另一次无谓的试验。我不再定期约诊，即使去看医生也主要是为了拿处方以维持无法停用的药。这些年来，我也尝试了其他治疗方法，如认知行为疗法、常规谈话疗法（先后与一位社会工作者和一位临床心理师进行谈话）、冥想和放松练习以及联合咨询、瑜伽、针灸和草药助眠等各种疗法。 [17]

　　有些医生治疗方法过于狭隘，或对不符合他们推崇的治疗理念的想法不屑一顾。对这些医生，我越来越大胆地切断和他们的联系。有一次，我想和一位精神科医生探讨人类学和社会学对精神疾病文化相对观的贡献，他几乎立马就对上述观点嗤之以鼻，认为如果思维混乱的学者有他的直接临床经验，就会认识到他们的观点大多流于理论

[①]　参见 R. Whitaker, *Anatomy of an Epidemic：Magic Bullets，Psychiatric Drugs，and the Astonishing Rise of Mental Illness in America*（New York：Random House，2010a），130。
[②]　反弹效应指服药期间已减轻或消失的症状，在停药或减药后重新出现，甚至比之前更严重。——译者注

抽象，几乎没有实际价值。他如此缺乏好奇心，我不再抱有幻想，再次换了医生。还有一次，一位致力于认知行为治疗的医生给了我一本关于这个主题的书。下次见面时，我对这种方法提出一些批评性的问题，他便回应说我们无法合作，因为只有我完全"相信"这种治疗方法，才会成功。我不想皈依他的理念，就和他分道扬镳了。

　　这些年来，我的写作一直是基于与抑郁症患者的长时间对话，这让我意识到许多患者想弄明白精神病学的相关知识。不足为奇的是，我过去 20 年听到的所有故事都是围绕治疗师的作用——精神科医生、心理学家、心理治疗师、精神病学社会工作者、精神科护士和各种各样的心理咨询师。患者也常求助于其他的"替代"或"辅助"治疗师，如按摩治疗师和精神向导等。① 我听到患者讲述他们如何开始寻求专业帮助的艰难旅程，如何选择治疗师，如何评估其专业知识，如何综合多个临床医生的建议，以及为什么经常和心理健康从业者"分道扬镳"。公平地说，我也听到了几位患者在叙述里感恩能找到一位"救了我一命"的精神科医生或治疗师。

　　我现在认为有两种基本的专门知识：主要来自学术训练和临床经验的专业知识，以及患者在多年痛苦中累积的经验知识。不仅如此，这两类不同的知识还经常互相抵触。随着时间的推移，病人对他们所接受治疗的认知通常会转变。正如我自己的经历那样，患者一开始信任治疗师的专业知识，但这种信任通常会逐渐丧失，因为治疗师们通常认为，那些接受其治疗的患者的理论、观点和心声是没有什么合理性的。就像板块的缓慢移动最终导致严重的地质断裂一样，治疗师与患者在经验领域上的分歧通常会导致两者的剧烈碰撞。

[18]

---

① 我们应该注意到，这些替代疗法也会对人们造成不良影响。

读到本书的后面几章时，读者应将思考受访者的叙述是如何初步解答下列问题的：抑郁症患者最初是如何决定寻求专业治疗的？他们在初遇麻烦时如何评价治疗师？他们对自身困难的解读与精神病专家的解释怎样保持一致？患者对他们的治疗有什么保留意见？如果患者寻求改变，又是如何决定需要更换医生或治疗师？一个人对各种治疗方式的感受如何随时间而变化？随着时间的推移，患者如何逐步生成对自我生活环境的专门知识？患者如何区分训练有素的治疗师的作用和朋友与家人的关心与反应？从什么时候起，一些患者开始自我治疗，有时会抗拒"医生的命令"？在疾病生涯哪个阶段，出于何种原因，患者会寻找辅助或替代治疗？哪些病人会完全丧失对专业治疗师的信任，从而终止所有治疗？　　　［19］

在本书最后一章《疾病、自我与社会》中，读者会看到，我引用了我的研究生导师之一、医学社会学家艾略特·弗赖森的话。他的话十分有力，值得在此重提。他在 45 年前完成的《医学职业》一书中写道："专家与现代社会的关系实际上似乎是我们时代的中心问题之一，因为其核心是民主和自由的问题，以及［人们］能够在多大程度上塑造自己的生活特质。"① 这些话具有预示性。毕竟，专家主宰着当代美国生活。他们无处不在，为我们生活的几乎所有方面提供建议。

我完全有理由说，专家们已经成功地"殖民"了人的整个生命历程：有产前专家、分娩专家、婴幼儿专家、青春期专家、帮助中上阶层孩子找到合适大学的专业人士、指导人们选择职业的顾问、

---

① E. Freidson，*Profession of Medicine*（New York：Harper and Row，1970），336.

退休顾问以及专门研究"低龄老人"及"高龄老人"[①]生活状态的老年学专家。大众媒体推广了德鲁医生、菲尔医生及奥兹医生等治疗师的建议，[②]这些大名鼎鼎的公众人物指导我们解决身心健康中的复杂问题。他们的日常处方强化了一个有力的文化律令，即如果我们未体会到完全的幸福感和个人成就感，则应当寻求专家的干预。

[20]　　　　在读者断定我主张提高患者自主性是有利无弊的之前，我必须申明，不尊重或放弃专业建议有时会带来灾难性后果。例如，患者若在没有适当指导的情况下单方面停药，就可能会承受巨大的戒断痛苦；试药失败可能导致住院；不遵医嘱经常导致患者与家人冲突。事实上，患者若重新为自己的健康负责，往往会发现自己处于人们常说的进退两难之境。一段时间后，他们可能会意识到，自己处理情绪障碍的努力只会产生更多"因果混乱"，无法理解自身疾病的性质和他人有益反馈之间的关系。因此，大多数病患的应对策略就变成在临床医生的建议和他们自身的判断之间寻求平衡，尽管这种平衡并不稳定。

　　请允许我进一步澄清本书绪论和其他章节的意图。尽管我亲历挫折，并提出了批评性的质疑，但我相信，绝大多数精神科医生都真诚地、全心全意地为患者提供福祉。我也认同，脱离生物学，我们无法完整理解那些严重的精神疾痛（特别是临床抑郁症、双相情感障碍和精神分裂症）。因此，有必要继续开展精神疾病的神经生物

---

① 有研究将老年分为三个阶段：65—74 岁为"低龄老人"，75—84 岁为"老人"，85 岁以上为"高龄老人"。——译者注

② 德鲁医生，原名戴维·德鲁·平斯基（David Drew Pinsky）；菲尔医生，原名菲利浦·卡尔文·麦格劳（Phillip Calvin McGraw）；奥兹医生，原名梅赫麦特·杰尼兹·奥兹（Mehrnet Cengiz Oz）。三人都是美国医生兼家喻户晓的电视名人，都有以本人冠名的医学类电视节目。——编者注

学研究。最后，我赞同当患者处于危险疾病发作的剧痛时，服用药物至关重要。与此同时，历史、政治、经济和科学等因素塑造了当代精神病学，而这些因素可能并不总是符合患者的最大利益；如果在新版绪论中不提及这些因素，就是我的失职。精神病学怎样又为何发展为仅从生物学角度解释情绪痛苦，如今又仅关注"药片范式"的功效，我将在下一节中作概括性分析。　　　　　　　　　　[21]

令人质疑的药物治疗革命

《诉说忧伤》的出版正值精神病学处于发展史上最被看好的时期。1986 年，百优解（Prozac）实质性颠覆了人们对情绪障碍的看法。这场革命中极有影响的一个时刻是彼得·克雷默著作《神奇百优解》[①] 的出版。书中讲述了"神药"百优解使抑郁症患者恢复活力的奇妙故事。同样重要的一点，百优解是第一种选择性 5- 羟色胺再摄取抑制剂（SSRI，selective serotonin reuptake inhibitors）类新药，其问世显然使精神病学偏离了过去病因分析的心理学范式。时至今日，人们不断由大众传媒得知，抑郁症等问题显然是大脑神经递质功能障碍的产物。

抑郁症无疑是因大脑中一种名为 5- 羟色胺的神经递质缺失造成——这一信息念经一般被不断重申。根据众口一词的流行说法，精神病学界竟然找到了抑郁症神秘莫测的治疗方法，要知道这疗法

---

① 　P. Kramer，*Listening to Prozac*：*A Psychiatrist Explores Antidepressant Drugs and the Remaking of the Self*（New York：Penguin Books，1993）．

长期以来就被认定"即将发现"。虽然有一些批评声音，但精神病学界和制药公司的联手公关宣传在很大程度上击败了异议者，令大多数美国人坚信不疑。医药销售代表和渴望消除哪怕一丁点不适的病人涌入医生办公室。诚然，几乎每一种情绪不适都要服药解决，已然成了一种文化律令。① 大肆吹捧百优解，接着又是新一代SSRI 类药（例如喜普妙、来士普、帕罗西汀、左洛复）②，与此同时，重新修订被称为精神病学圣经的《精神障碍诊断与统计手册》（*Diagnostic and Statistical Manual of Mental Disorders*）。精神病学专家涌现，他们在判断哪些人类行为属于异常、病态、需要"治疗"等方面的话语霸权越来越强势。而要理解这一切，我们需将其放置于更宽广的历史视角之下。

[22]

　　米歇尔·福柯在其对疯癫精彩而全面的"考古学分析"中，追溯了"疯癫"从中世纪到现代的含义变迁。③ 文艺复兴时期，疯子通常被认为是无害的。事实上，他们的狂热源自对生死奥秘的稀有洞见。从 17 世纪始，那些被认为是"疯子"的人被分离出社会，置于残忍的"禁闭所"中。18 世纪末出现了精神病院，同时疾病的"医学模式"初露头角，医生也获得话语权，被公认为定义与应对精神疾病的专家。将精神问题视为需要人道治疗的疾病，这一观念植根于文化意识中。收容所向"医院"的转变显然始于高尚的意图。然

---

① 参见 C. Barber, *Comfortably Numb：How Psychiatry is Medicating A Nation*（New York：Vintage Books，2008）。

② 喜普妙（氢溴酸西酞普兰片），英文 Celexa；来士普（草酸艾司西酞普兰），英文 Lexapro；帕罗西汀，英文 Paxil；左洛复（盐酸舍曲林片），英文 Zoloft。英文均为药品的商标名。——译者注

③ M. Foucault, *Madness and Civilization：A History of Insanity in the Age of Reason*（New York：Vintage Books，1973），由 Richard Howard 译自法语。

而，正如经常被引用的那句谚语所说，"通往地狱的道路是由善意铺成的"，或许，以科学之名，找到各种新疗法"治愈"住院的精神病患，这最清晰地体现了这一谚语的真实性。

　　某个特定时期的、所谓进步的事物后来往往被看作是可笑且不人道的。早期精神病医院使用的许多噩梦般的疗法在当时被认为是尖端技术。① 抑郁症患者被迫常规服用大量泻药并进行刺骨的冰浴。另一项怪异的发明是快速旋转的椅子，它能使"病患"眩晕，从而"平静"下来。放血、让病人近乎溺水（很像对战犯实施的水刑）及 [23] 胰岛素休克疗法（insulin shock treatment）都是不同时期精神病治疗的常见方法。葡萄牙神经学家埃加斯·莫尼兹（Egas Moniz）第一个实施脑白质切断术（lobotomy），并借此重要"创新"获得了1946年诺贝尔奖。美国人沃尔特·弗里曼（Walter Freeman）据说将冰锥插入病人眼窝，"改进"了这一手术。在这个极具破坏性的脑外科手术被怀疑之前，超过50000人被切断了脑白质。② "科学家"一方面万分相信其疗法的价值，另一方面也受成名欲望的驱使。这样的历史应该让我们对精神疾病治疗更加谨慎。例如，最近一些批评者 ③

---

① 了解住院精神病患的完整受虐历史，参见 R. Whitaker, *Mad in America: Bad Science, Bad Medicine, and the Enduring Mistreatment of the Mentally Ill* (New York: Basic Books, 2010b)。

② 尽管"精神外科"(psychosurgery) 遭到广泛拒绝，但仍有研究人员认为，精心控制的神经外科干预措施可以改善特别严重的、慢性和致残的情感障碍和强迫症(obssesive compulsive disorder)。参见波士顿著名的马萨诸塞州总医院 (Massachuttes General Hospital) 网站上 G. Gosgrove 和 S. Rauch 对精神外科的倡导。网址是 http:// neurosurgery.mgh.harvard.edu/functional/psysurg.htm。

③ 例如，Whitaker, 2010a, 同前；D. Healy, *The Anti-Depressant Era* (Cambridge, Mass.: Harvard University Press, 1995)；D. Healy, *The Creation of Psychopharmacology* (Cambridge, Mass.: Harvard University Press, 2002)。

认为，我们当下的"抗抑郁药时代"（anti-depressant era）很可能会被后代视为另一个被误导的医学实验。

尽管建立医院的初衷是好的，但当时的医院并非抚慰患者的"避难所"。数量太少，过于拥挤，没有足够的财政支持，而且基本上由未经培训的人员管理这些新机构。与其说它们能给人以压力的舒缓、情感的支持和有益的医疗保健，不如说更像监狱。令人难过的是，精神病院也折射出普遍存在的阶级和种族不平等，这些对"囚徒"的日常治疗均有负面影响。管理人员基本如同警卫，在这样的模式下，腐败和虐待成为有组织的常态。这些负面过程在经济大萧条和第二次世界大战期间尤其严重，因为社会对精神病患者的关注近乎缺失，护理质量进一步恶化。不难理解，如此令人发指的境况成为 20 世纪 60 年代以降反精神病学运动 ① 的肇因之一。反精神病学运动中最极端的观点是，精神疾病只是一种"社会建构"，却受到了对"生活问题"诸多不正当的医疗干预。因此，"精神疾病迷思说" ② 的支持者认为，精神病院和精神病治疗只会使病人痛苦且健康不佳。

[24]

20 世纪上半叶完全可说是"心理治疗的时代"。诚然，西格蒙德·弗洛伊德的理论是革命性的，塑造了我们作为人的身份形象，

---

① 与尤其是 20 世纪六七十年代的反精神病学运动联系最紧密的名字和著作有：E. Goffman, *Asylums: Essays on the Social Situation of Mental Patients*（Garden City, N.Y.: Doubleday Anchor, 1961a）; T. Szasz, *Ideology and Insanity: Essays on the Psychiatric Dehumanization of Man*（Garden City, N.Y.: Anchor Books, 1970）; T. Szasz, *The Myth of Mental Illness: Foundations of a Theory of Personal Conduct*（London, Paladin, 1972）; R. Laing, *The Politics of Experience*（New York: Ballantine Books, 1967）; T. Scheff, *Being Mentally Ill: A Sociological Theory*（Chicago: Aldine, 1966）。

② T. Szasz, Ibid., *The Myth of Mental Illness*.

也诠释了推动我们思想和行为的内部心理过程，是最具历史影响力的思想之一。它带来了心理治疗在美国的盛行，以及美国人对自我意识的追求。1960 年至 1980 年间，人们始终坚信心理治疗干预的效果，但在迅速发展的精神病学领域内部，对心理分析及其他心理动力学理论的乐观情绪却在不断减弱。一方面，精神分析理论的明显不足导致精神病学对"谈话疗法"的反应负面。另一方面还有政治和专业考量。一直以来，精神病学将谈话疗法置于医疗层级的底部。精神科医生希望被认可为治疗明确疾病的真正意义上的医生。只有当范式发生决定性转变，当精神疾痛被明确视为基于生物学的疾病，这一诉求才可能实现。

1952 年，美国精神医学学会（American Psychiatric Association）出版了第一本精神疾病手册——《精神障碍诊断与统计手册》(以下简称《手册》)。不出所料，这一首次列出精神病学诊断范围的努力反映了弗洛伊德的心理动力学模型。此外，《手册》"仅仅"列出了 106 种精神障碍或"反应"。《手册》于 1968 年第一次修订。这一部逐渐成形的精神病学词典仍受心理动力病因学的影响，而所列的精神障碍数量跃升至 182 种。精神病学制度史上的一个关键转折点是三氟拉嗪和氯丙嗪 ① 等强镇定药的（偶然）发现。这些新"神药"给人们带来希望——即使是最棘手的精神疾病也能得到控制，患者服药后可以回归家庭和社区。这些药物的广泛使用更坚定了两种相互关联的信念：第一，精神病学的正确途径是将精神障碍的描述规范化，以便精神科医生达成一致，正确诊断；第二，应加快寻找药物以治

[25]

---

① 三氟拉嗪，英文 Stelazine；氯丙嗪，英文 Thorazine。英文均为商标名。——译者注

疗被推定的生物功能障碍。

　　医院系统未能有效应对精神疾病，市场能供应减轻患者严重症状的新药，这二者共同促成了另一个重大的社会转变——快速地去机构化。全美住院的精神病患人数高峰时多达50多万，时至今日，已下降到约5万人。尽管现在的精神病院条件各不相同，但很难找到《提提卡失序记事》①等纪录片所揭露的那类令人震惊的"蛇坑"机构（snake pit）。但是，我们不应该低估这里描述的历史依然对患者产生影响。今日社会对精神疾病的理解脱胎于精神病人应该在空间和情感上与"正常人"隔离的理念，患者虽不需要住院治疗，却仍然生活在这样的社会里。由此，我们可以说，精神病学将精神疾病单纯定义为生物功能障碍的产物，则是进一步将患者边缘化，从而在实际上加固了患者的社会及自我污名。

［26］

　　20世纪六七十年代发现了治疗焦虑的眠尔通（Miltown）、利眠宁（Librium）和安定等"弱"镇定药（minor tranquilizer），使人们普遍认可了药物对情绪健康至关重要。回想起来，这些药物主要是通过治疗焦虑的女性来维持其地位。按照那个时代的文化标准，女性应当留在郊区的家中，抚养孩子，保持家里一尘不染，保证丈夫一下班回家，晚餐就上桌。难怪安定被描述为"妈妈的小助手"。到了20世纪70年代末，这些"弱"镇定药已经造成了非常严重的上

---

① *Titicut Follies* 是 Frederick Wiseman 1967 年执导的纪录片，揭露了布里奇沃特州立医院对精神病"囚犯"的虐待。电影引起了关于审查制度的争论，因为马萨诸塞州试图阻止其发行，声称病人的隐私权被剥夺了。影片强有力地勾绘了布里奇沃特州立医院可怕的真相，唤起公众关注，因而获得了许多重要奖项。该片可在许多图书馆找到，也可在网站上购买。

瘾问题，但木已成舟，难以挽回。如今，精神病学正全心致力于发现减轻人类痛苦的药物。制药公司当然热烈欢迎精神病学这一新方向，毕竟，他们正是通过生产药物来抵抗美国精神医学学会"构建"的疾病，从而获得巨额利润的。

《手册》第三版于1980年出版，全面转向"生物精神病学"（biological psychiatry）的漫长历程迎来了最重要的时刻。这一版《手册》列出了256种精神障碍，均编纂了诊断标准，这是最关键的变化。现在，精神科医生想必能一致认同诸如重性抑郁障碍（major depression）等的诊断了。一旦确定患者在最短两周内至少符合九个抑郁症标准中的五个（但是，我们应该问："为什么是五个而不是四个或六个?"），他们就需要接受治疗。新版《手册》解决了精神病学的许多难题。现在，精神病学领域已经就不断增多的精神障碍达成了亟需的共识。保险公司要求医生提供患者确实需要治疗的证明，有了新《手册》，精神科医生就能方便地满足保险公司的要求了。新《手册》还加强了精神病学界和制药公司之间的合作关系。精神病学界和"大药企"都期待通过治疗越来越多的精神障碍患者获得巨大利润。[27]

《手册》第三版通过对精神障碍的命名和诊断建立了较高"信度"。然而，了解研究方法的学者都知道，信度和"效度"之间有很大的差异。持续检测某样东西（信度）并不意味着测量的准确度就高（效度）。比如说，因为《手册》帮助精神科医生就抑郁症的定义达成一致，并不意味着他们正确诊断出了真正的生物学层面的疾病。简言之，分类不是解释。加里·格林伯格在《苦难之书》中评价《手册》说："往好了说，《精神障碍诊断与统计手册》是一本关于我们小缺点的野外指南，既不好用又不完善；往坏了说，则是一个伪装成科学真理的专家意见汇编。"① 精神病学家艾伦·弗朗西斯对《手册》第三版的评论更是切合本章的中心观点：

> 《手册》第三版是它自身成功的受害者——它成为精神病学的"圣经"，该领域的其他方面则被排除，被它掩盖，而这些方面本不该被掩盖。诊断应该只是完整评估的一部分，却占据了主导地位。对患者整体的理解却往往被简化为填写一份量表，**被忽略的是患者的叙述与影响症状形成的环境因素**（强调为我所加）。②

[28]

弗朗西斯是 1994 年出版的《手册》第四版的主设计师。他试图使诊断标准的制定过程更加严密与透明，尽可能减少秘不可宣的政治过程，而后者往往决定了是否会将研究者喜爱的诊断标准纳入《手册》。他还希望改变《手册》的非正式定性，将其从"圣经"地位变为有用的"指南"，可以为精神科医生的诊断决策提供信息，但也要求临床意见及对患者的深入了解均是最终诊断和治疗的核心环节。弗朗西斯在《拯救正常人》一书中也承认，尽管他带着良好的意图，但职业扩张、个人野心和经济利益等力量最终导致了持续不断的"诊断通胀"(diagnostic inflation) ③ 及对《手册》的

---

① G. Greenberg, *The Book of Woe*（New York：Blue Rider Group, Penguin Books, 2013）, 167.

② A. Frances, *Saving Normal：An Insider's Revolt Against Out-of-Control Psychiatric Diagnosis, DSM-5, Big Pharma, and the Medicalization of Ordinary Life*（New York：HarperCollins Publishers, 2013）, 67.

③ Allen Frances 在 *Saving Normal* 一书中用了整整一章来描述他所说的"诊断通胀"。A. Frances, Ibid., 77—113.

过度依赖。

最新第五版《手册》(DSM-5) 于 2013 年问世。这一版不仅未解决早期版本中的任何问题,反而招致了严厉的批评。第五版包含近 350 个诊断类别,继续新增有争议的精神障碍。第五版问世以来,医生便能治疗诸如轻度神经认知障碍 (Minor Neurocognitive Disorder)、情绪失调症 (Temper Dysregulation Disorder)、自闭症谱系障碍 (Autistic Spectrum Disorder)、过渡性功能症 (Hypersexual Disorder) 及暴食症 (Binge Eating Disorder) 等"病症"了。需要指出的是,协会当然依赖研究报告来考虑是否纳入新诊断,但最终决定是通过投票做出。以前的诊断类别是否应该从《手册》中删除也是由投票决定。一个著名的例子是 1973 年投票决定将同性恋从精神障碍中移除。简而言之,精神障碍的诊断本质上兼具科学性和政治性。同样,每当一种新的且常有争议的疾病被认可时(将儿童双相障碍纳入 DSM-5 就是一例),我们就会见证一场名副其实的诊断和药物治疗泛滥。 [29]

《手册》疾病条目入选有其政治基础,丧亲之痛可以很好说明这一点。第四版《手册》规定:丧亲是诊断和治疗重性抑郁障碍常规标准的一个例外因素。因此,那些哀悼亲人亡故的人即使符合重性抑郁障碍的既定诊断标准,也被认为是"正常的"。然而,第五版《手册》去除了这项例外。尽管哀悼者极度悲伤,但如果哀痛持续两周以上,则要接受治疗。丧亲之痛的含义及对其是否为精神障碍的认识发生如此显著的转变,我们该如何看待呢?一种解释是,为《手册》已有标准设定任何例外,都会造成概念上的困扰,不利于维持精神疾病的纯医学模式。毕竟,如果精神病学承认某些形式的悲伤是基于生活中的挫折,可能会让人质疑它的生物学基础吧？如果丧亲之痛是个例外，那么失业、失恋、经济困难等因素又为什么不是例外呢？为了维护科学诚信严谨的形象，就不能承认一个宽泛的原则，即相同的症状在某些社会背景下可能是一种疾病，而在其他社会背景下则不是，取消丧亲之痛这一例外肯定更安全。

　　几年前，作家 M. 斯科特·派克出版了一部深受佛教启发的畅销作品《少有人走的路》，[①] 书的开篇就写道："生活充满艰辛。"没错，生活确确实实满是苦难，满是"正常"的痛苦。这句简单不过的话却对精神病学提出了一个深刻的问题：如果我们认为从正常伤痛到病理性症状的发展是连续的，那么我们如何能够画一条线，将正常的痛苦和异常的痛苦截然分开呢？批评者担心精神病学界正在模糊正常和病理痛苦之间的界限，这很危险。许多正常悲伤的状态可能被不恰当地贴上抑郁障碍的标签。导致这种"假阳性"的一个重要因素是精神病学的方法论：迫切希望以分类明确的量表来提高诊断信息，这虽然已经达成，却在很大程度上忽视了患者的个人叙述和他们生活的文化背景。艾伦·霍维茨和杰罗姆·韦克费尔德在《悲伤的逝去》一书中是这样描述的：

[30]

> 　　近年来推定的抑郁症数量暴增，事实上，这并非主要源于该疾病数量的真正上升，相反，在很大程度上是由于将正常悲伤和抑郁障碍这两个概念上截然不同的类别相混

---

① M. Scott Peck, *The Road Less Traveled*: *A New Psychology of Love*, *Traditional Values*, *and Spiritual Growth*（New York: Simon and Schuster, 1978）.

消了；许多正常悲伤的案例也被归为精神障碍。①

　　1952 年以来精神疾病的数量翻了两番，很难想象这竟然仅仅是冷静的科学调查的结果。《手册》中的定性从"精神障碍"转变为"大脑疾病"。② 此外，这类疾病的激增也许更大程度上是随文化、经济和政治因素的变化，而非随客观研究的变化而变化。事实上，对当前精神病学立场批评最尖锐的学者坚持认为，除了几类重度精神病外，没有证据表明，《手册》中列出的数百种脑部疾病可以确诊为精神疾病。诊断上的分歧以及症状、诊断、治疗与治疗结果之间极其脆弱的联系极大地削弱了精神病学中疾病模型的效度。托[31]马斯·萨斯这样说道：

　　　　我们常基于以下理由断言某个个体的问题是疾病：因为患者或他人认为这是疾病，或者因为个体的问题看起来像疾病，或者因为医生诊断它是疾病，并把它当作疾病进行药物治疗，或者因为**它使个体可以被定性为残疾**，或者因为**它给个体的家庭或社会带来经济负担**——但所有这些都与疾病的科学概念无关。（斜体为原文所加）③

　　《手册》采用的方法决定了精神障碍的命名，虽然这目前受到抨

---

① A. Horwitz and J. Wakefield, *The Loss of Sadness*: *How Psychiatry Transformed Normal Sorrow into Depressive Disorder* (New York: Oxford University Press, 2007), 6.

② 有关对美国精神病学研究根本性转变的详细分析，参见 T. M. Luhrmann, *Of Two Minds*: *The Growing Disorder in American Psychiatry* (New York: Alfred A. Knopf, 2000)。

③ T. Szasz, *Pharmacracy*: *Medicine and Politics in America* (Westport, CN: Praeger, 2001), 25.

击，但在 20 世纪 90 年代中期以前，人们似乎毫不置疑，尽管严重的抑郁症可能受到环境条件的"影响"，但根本原因是生物性的，是由于大脑缺少某些化学物质而造成的。然而，必须指出的是，举足轻重的神经递质缺乏"理论"是偶然发现的。20 世纪 50 年代，研究人员注意到，他们正在测试的一种治疗结核病的药物对精神病患者有改善作用。进一步研究表明，这种药物以及后来的类似药物增加了大脑中某些神经递质，特别是 5- 羟色胺的含量。最终，基于这一理论的药物生产成倍增长；宣传这些抗抑郁新药的电视广告里，神经递质的卡通形象跨越大脑突触，然后曾经的患者（主要是女性）在野外欢快起舞。在反复不断的叙述中，到了 20 世纪 90 年代中期，这一生物学叙事已显得无懈可击。

[32]

　　尽管精神病学领域的新生物学革命在文化上被广泛接受，但总是有批评的声音。与常规医学领域不同，精神病学并没有一项诊断测试来证实抑郁症患者大脑中存在生物功能障碍。医生可能会告诉不愿服用抗抑郁药的患者，这些药就相当于治疗糖尿病的胰岛素。然而，这种类比并不成立，因为胰岛素分泌缺陷和糖尿病之间的关联已是确认无疑的，对糖尿病的生物学基础没有科学上的质疑。相比之下，神经递质缺乏和抑郁症之间的关联，与其说是基于科学，不如说是基于信仰。医生简单听过患者的症状，就断定神经递质缺乏，必须服用大脑改变的药物。

　　精神病学生物学革命的合理性及所谓的药物治疗奇迹最近被进一步削弱。近十年来，各方异口同声地质疑抗抑郁药物对绝大多数消费者的疗效。尽管有证据表明，抗抑郁药物可能对最严重的抑郁症患者（约占所有被诊断为抑郁症并接受治疗者的 12%）有缓解作用，但越来越多的实验证据表明，从统计上说，它们的效果并不比安慰剂强。斯图尔特·柯克和他的合作者 ①、欧文·基尔希 ②、戴维·希利 ③ 等作家一直在言辞激烈地"打破抗抑郁药的神话"。他们提供了一系列严谨的对照研究的结果,证明抗抑郁药与"活性"安慰剂(含有具同等副作用成分的糖丸)相比,效果微不足道。只要患者认为他们正在接受真正的抗抑郁药物治疗,他们陈述的症状减 [33] 轻程度与服用市场上营销的抗抑郁药物无多大差别。

另一项研究对现有抑郁症生物学理论的抨击可能更具毁灭性。这项研究对比分析了一款*降低*大脑 5- 羟色胺水平的法国产药物与常规抗抑郁药物,包括百优解等 SSRI 类药和早期的"三环"类(tricyclic)抗抑郁药。如果 5- 羟色胺理论正确,那么降低大脑中该神经递质水平的药物应该会诱发抑郁症。但服用这三类药物的患者所报告的症状缓解程度基本相同。欧文·基尔希在描述这些研究时得出结论:"如果增加、减少以及完全不影响 5- 羟色胺的药物对抑郁症的影响相同,那么这些药物的益处就不能归因于该化学物质的活性。如果抗抑郁药的治疗效果不是源自它们的化学成分,那么普遍提出的抑郁症源自化学物质失衡的理论就缺乏根据。这是安慰剂效应机缘凑巧造成的历史偶然。" ④

制药公司的经济实力和高度令人质疑的营销策略是宣传抗抑郁药物有效性的强大推力。制药公司意识到精神病学药物将产生巨大利润,很快就与精神病学领域结成了许多人眼中的邪恶联盟。医药

---

① S. Kirk, T. Gomory, and D. Cohen, *Mad Science: Psychiatric Coercion, Diagnosis, and Drugs* (New Brunswick, N.J.: Transaction Publishers, 2013).

② I. Kirsch, *The Emperor's New Drugs: Exploding the Antidepressant Myth* (New York: Basic Books, 2010).

③ D. Healy, 2002, 同前。

④ I. Kirsch, 同前, 97。

代表涌入执证医师的办公室，向这些医生呈现最有利可图的抗抑郁药物令人信服的信息，慷慨赠送礼物及免费的药物样品，并仔细记录这些医生的处方过程。制药公司还投入大量资金，资助"教育性"活动，医生们受到奢华款待，听取薪酬丰厚的"意见领袖"热情洋溢地介绍"他们公司"的产品。此外，制药业的游说团体是华盛顿最大的游说团体之一。许多在最负盛名的医学杂志上发表文章的研究人员，许多在美国食品和药物管理局（US FDA, United States Food and Drug Adminisration）决定药物未来的专家，都与某些制药公司有经济关联。这些做法产生了繁多的利益纠葛，污染了医生、监管机构和患者可获得的信息质量。

[34]

　　更成问题的是，制药公司经常操纵药物试验研究，以确保处方医生只获得对他们的产品有利的叙述。玛西娅·安杰尔、约翰·艾布拉姆森和杰伊·科恩等作家[①]揭露了制药公司是如何有偏向地报告研究结果，限制不利信息以获得食品和药物管理局对其药物生产、销售的批准。以下"行业诀窍"大大降低了制药公司研究结果的可信度：

　　　　委托多项研究评估同一种药物的有效性，只报告对其产品最有利的研究。
　　　　如果在药物有效性研究中担任高薪顾问的医生报告了

---

① M. Angell, *The Truth About the Drug Companies: How They Deceive Us and What to Do About It*（New York: Random House, 2005）; J. Abramson, *OverdoSed America: The Broken Promise of American Medicine: How the Pharmaceutical Companies Distort Medical Knowledge, Mislead Doctors, and Compromise Your Health*（New York: HarperCollins, 2004）; J. Cohen, *Overdose: The Case Against the Drug Companies*（New York: PenguinPutnam, Inc., 2001）.

负面结果，就解雇他们，从而给医生施加压力，迫使他们在数据中寻找正面结果。

雇用多名医生兼研究人员在不同期刊上发表同一组有利结果的略有差异的文章。

对比本公司药物与其他竞争药物时，只将竞争药物的最低有效剂量给对照组服用。

[35]

设计衡量药物缓解症状效果的问题时，尽可能放大获得积极效果的可能性，然后使用不同的衡量程序来评估竞争药物的有效性。

未就某些副作用系统询问受访者，以确保不良反应率大大降低。

除了上述为经济利益而公然不诚实的做法之外，批评者还提出，过度消费医疗价值可疑的药物常常损害患者的健康。医学记者罗伯特·惠特克在他最近出版的《解剖一种流行病》[①]一书中提出了一个令人信服的论点，即精神药物的广泛使用最终可能会对患者造成永久性伤害。书中，他首先观察到，自从精神病学界全面以药物范式为主治疗人类痛苦以来，各种精神病患的伤残率急剧上升。他报告说，在百优解推出后的 20 年里"……联邦政府提供的补充福利收入（SSI，Supplemental Security Income）和社会福利残疾保险（SSDI，Social Security Disability Insurance）名册上的残疾精神病患者人数飙升至 397 万。2007 年，美国的残疾率为 1∶76，是 1987 年的两倍多，

---

① R. Whitaker，2010a，同前。

是 1955 年的六倍多。"① 此外，惠特克报告的数据显示，在不易获得精神药物的第三世界国家，精神分裂症等重性精神疾病的缓解率明显较高。他从数据出发，论证了意在缓解精神疾病的药片实际上助长了"现代瘟疫"②。

[36]　　惠特克系统梳理了对被诊断为抑郁症、精神分裂症、焦虑症、双相障碍、儿童双相障碍和注意缺陷多动障碍等而接受治疗的患者所进行的长期影响研究，有力地证明了，药物在短期内可能缓解症状，但长期使用则会导致大脑异常，最终可能致使疾病发展为慢性疾病。比如说，当患者停药后出现可怕的反弹时，精神病学观点认为这是精神疾病的复发，因此，说明患者需要继续按处方服药。很少有人会想到，这种致残结果也可能是由药物本身及其对正常大脑功能的负面影响引起的医源性疾病。在书的结尾，惠特克总结了他的立场，他说：

　　　　有关精神药物益处的社会骗局并不完全是无心而为。为了向我们的社会推销这种医疗形式的合理性，精神病学界不得不极度夸大其新药的价值，压制批评的声音，并掩盖有关长期不良效果的叙述。这是一个蓄意的过程。精神病学界一直以来不得不采用"讲故事"③的手法，显示了该医疗范式的优点，这远远超出了单一研究所能

① R. Whitaker，同前，7。

② R. Whitaker, Ibid. *The Anatomy of an Epidemic* 第一章题为 "A mordern Plague"。

③ 显而易见，Whitaker 的"讲故事"和我在本章中的"讲故事"一词有不同的所指。在这段引文中，"讲故事"指虚构的意思。

显示的。①

　　可以确定的是，在批评精神病学过度依赖药物的人中，很少有主张决不用药的。毕竟，药物确实能帮助重症患者更轻松地度过困难时期。上面几页提到的批评者一致认同，应该以侵入性最小、最保守的方式治疗精神疾病。他们认为，只有在多次旨在更好地了解患者生活独特情况的面谈之后，才能做出诊断；即使做出诊断，医生也要"等待观望"才能开出强效药物；应该采用"针对个案的"方式对待患者的痛苦，而不是迅速诉诸近乎套路式的药物治疗。他们还提出患者和治疗者之间应该是合作关系，而不是等级关系。这种更人道、侵入性更小的治疗方法的基础是仔细聆听患者的故事。[37]

　　对精神疾病生物学简化解释越来越多的批评中隐含着对另一场革命的呼吁。如果说目前的治疗范式主要是经济和意识形态利益的产物，那么，对那些基于精神疾病其他形象及对其恰当反应的政治变化和社会运动，我们同样也应该高度注意。如若不然，精神疾病患者就会被边缘化，而我们需要倾听他们的声音，以便更好地理解个体的痛苦如何反映病态的社会结构。我们需要采用社会学的视角，看到精神疾病既是"大脑化学变化"的产物，也是"文化化学变化"的产物，而这正是贯穿《诉说忧伤》一书的视角。在本章的最后一节②，我将考察另一种声音，它们出现在"精神病解放运动"

---

① 　R. Whitaker，同前，312。

② 　下一节表达的观点与我早期一篇文章中讨论的观点相似。参见 D. Karp and L. Birk，"Listening to voices: Patient experience and the meanings of mental illness," In C. Aneshensel et al., *The Handbook of the Sociology of Mental Health*（New York: Springer Publishing Company，2013）。我的合著者 Lara Birk 大力帮助我更充分地认识了女权主义、残疾、种族和精神幸存者运动之间的概念联系。

(psychiatric liberation movement) 中，当精神病学界和制药公司联
手不断宣扬其叙事时，这种声音则呈现了一种反叙事。我相信，我
们也必须聆听这些视角不同的故事，这不仅仅是为了精神疾病患者，
也是为了更好地理解有害的社会结构对每个个体情感健康的潜在
危害。

[38]

呼吁变革的声音

本质上说，社会运动寻求结构性变革，旨在为历史上被征服、
被弱势化、被污名化和被压迫的群体争取民主、平权、自治及完整
人格。无论是旨在争取种族平等、同性恋权利、残障人士的平等权
利、女性权利，还是旨在力争精神疾病患者的人道待遇，这些社会
运动都需要培养一种"阶级"意识，它植根于对共同境况的共建叙
事中。换句话说，个人叙事及其共性的最终确认催化了社会运动。
处于边缘化地位的个体分享个人故事是构建新的"集体"叙事的核
心。这些新"集体"叙事挑战了那些控制叙述者生活的掌权者的合
法性。简而言之，社会运动植根于种族、性别和残疾理论家等所说
的"反叙事"(counter-storytelling) 中。

反叙事是指"讲述那些经历不常被讲述的个体故事的方法"①。
这些故事通常与支撑社会主导群体权力和特权的意识形态叙事相对
立——社会主导群体包括：白人、男人、中产阶级与上层阶级、异

---

① D. Solorzanon and T. Yosso, "Critical race methodology: Counter-storytelling as an
analytical framework for education research," *Qualitative Inquiry* 8（2002）: 25.

性恋者，以及本书中的无精神疾病者。一些社会学家指出 ①，主导群
体诋毁和压制那些不符合他们建构的社会规范的群体，给这些群体
贴上各种标签，诸如局外人、越轨者、劣等人和危险分子等，从而
维护他们的霸权。在任何社会中都有许多群体被边缘化，而精神疾
病患者则是被如此恶毒地污名化了。因为"精神正常"和"精神错
乱"之间的界限很模糊，那些被认为患有精神疾病的人引发了绝大
多数人的恐慌，后者也必须经常质疑自己的"正常性"。将精神疾病
患者固化为与常人不同、有缺陷、有危险的群体是一种心理必需，
以下观察很好地描述了这一点： [39]

> 我们需要疯子是可辨识的，是与我们自己不同的；而
> 精神疾病的平常性与我们的这一需求相冲突。疯子事实
> 上和我们一样，这总是让我们震惊。当我们说"他们和
> 我们一样"时，是最令人沮丧的一刻。之后，那个尽
> 可能消除我们恐惧的、可靠的正常世界与那个潜藏着忧
> 虑、恐惧和侵略的世界之间的分界线就更模糊不清了。
> 我们想要——不，我们需要——让"疯子"与我们不
> 同，所以我们用他们的现实经历编造出他们异于常人的

───────────────

① Howard Becker 是最先提出越轨的"创造"须考虑权力因素的社会学家之一。作
为"标签理论"的发展核心，他的观点认为，那些制定社会规则者，同时又决定哪些
违反规则者应被定义为越轨者。参见 H. Becker, *Outsiders: Studies in the Sociology of
Deviance* (London: Free Press of Glencoe, 1963)。也有学者提出，所有的社会现实，
包括越轨的定义，都是社会建构出来的。参见 P. Berger and T. Luckman, *The Social
Construction of Reality: A Treatise in the Sociology of Knowledge* (Garden City, N.Y.:
Doubleday, 1966)。

谬论。①

新的社会运动及其鼓舞人心的反叙事不是自发地出现在社会舞台上。它们往往是断断续续，常受内部的观点分歧和目标的不确定性所干扰。有时，抗议精神病学霸权的群体获得了一些推动力，但随后，对手强大的意识形态使运动无法进展，成员们因此希望幻灭，群体运动也随之终止。社会运动可能时断时续地往前推进，但总是建立在发出类似呼吁的早期运动的基础上。从这方面来说，我们应该承认，即使是最可怕的早期收容所中的所谓"疯子"有时也在努力表达他们的生活。

[40]　　即使到了 19 世纪后期，妇女也可能因为违背其丈夫这样的"疯狂"行为而沦为医院的"囚徒"。住院病人被系统地去人格化、物化，并且在很大程度上被工作人员和医生忽视。在这种残酷的历史条件下，被强迫关入精神病院的人几乎没有机会说出或记录自己的想法。在同时期的英国，病人的信件一旦被精神病院工作人员发现，均在法律上被归类为"疯子文学"（insane literature），并被没收。此外，还禁止被困在精神病院的人拥有笔和纸。② 面对这样的做法，住院病人有时还能想到巧妙的方法来记录他们的经历，真是不可思议。盖尔·霍恩斯坦在《艾格尼丝的外套》③ 一书中，描述了女裁缝艾格尼丝·里

① 该引文出自 Sander Gilman 的著作，*Disease and Representation：Images of Illness from Madness to AIDS*（Ithaca，N.Y.：Cornell University Press，1988，11），此处转引自 O. Wahl，*Media Madness：Public Images of Mental Illness*（New Brunswick，N.J.：Rutgers University Press，1995），125。

② 参见 G. Hornstein，*Agnes's Jacket：A Psychologist's Search for the Meanings of Madness*（New York：Rodale，Distributed to the trade by MacMillan，2009），p. xii.

③ G. Hornstein，Ibid.

克特将其偷偷记录的文字缝入号衣中，直到她去世后才被发现。霍恩斯坦没有把这份作品视为艾格尼丝精神错乱的证据，而是把她的创作理解为她在决意摧毁其人性的机构中，为维护自身尊严和身份做出的绝望的努力。

精神病院问世以来，已产生了数百份手写记录，一些是像艾格尼丝一样隐藏的，另一些则是以回忆录或纪实报道的形式出版，这反映了曾经的病人强烈希望讲述他们通常十分悲惨的住院经历。然而，直到 20 世纪 70 年代初，这些曾经的病人才开始进行有组织的集体努力，一致质疑精神病学界毫无限制的权利，反对非自愿住院和强迫性"用药"以维护自身人权，建立完全由曾经的病人管理的自助团体，并促进政治变革。也就是说，精神病解放运动与六七十年代广泛的激进主义同时发生，并与争取黑人、妇女、同性恋者和残疾人权利的运动平行发展。那个时代不同的变革呼声协同作用，推动那些相信自己已经被"精神病化"的个体获得意识觉醒。 [41]

某些个体能够以一套词汇清晰阐述边缘化群体遭受苦难的原因以及应对变革的恰当反应。所有社会运动都必然受到这样的个体的推动。例如，贝蒂·弗里丹《女性的奥秘》① 极大地推动了妇女运动的发展。同样，许多人认为朱迪·钱伯林的著作《依靠自己：替代精神卫生系统的患者自治方案》②，为那些感觉受到精神卫生系统伤害的个体提供了一套话语，让他们能更加清晰地说出他们共同的心声。

钱伯林创造了"精神歧视"（mentalism）这一术语（类同性别歧

---

① B. Friedan, *The Feminine Mystique* (New York: Norton, 1963).

② J. Chamberlin, *On Our Own: Patient-Controlled Alternatives to the Mental Health System* (New York: Hawthorn Books, 1978).

视或种族歧视），用以描述那些盲目施加在贴有精神疾病标签的个体身上的歧视、羞辱、不平等和人权丧失。这一术语旨在驳斥一个盛行观点，即那些被认为患有精神疾病的人"疯了"，完全失去理性，如果没有精神病学的强制干预，完全无法康复。相比之下，钱伯林坚信，她和其他曾经的病人可以"靠自己"活得更好。钱伯林将曾经的病人的运动与女性运动比较，明确指出，如果不分享个人故事，两项运动都不会出现，也不会向前发展：

> [42]　意识觉醒的过程就是人们分享并审视自己的经历以了解自己生活所植根的环境。正如女性运动中所体现的，意识觉醒帮助女性明白，性、婚姻、离婚、就业歧视等问题不是个别的个人问题，而是显示出社会对妇女的系统性压迫。同样，当精神病患开始分享生活故事，便能明白看到压迫的清晰模式始终存在，我们的问题和困难不仅仅是个人的内心世界问题，虽然我们被告知是那样的。①

在应对自身精神痛苦的方式上，每个个体越来越寻求有更多的发言权。不过，我们应该注意到，从结构和意识形态上来说，患者解放运动是多种多样的。个体患者的反应和患者群体的反应也有很大的不同，有极其保守的，有谨慎质疑精神病学专业知识的，还有主张绝对脱离精神病学专业人员的侵入性掌控的。受情绪问题困扰的人对自身与心理健康系统之间的关系的看法差异不小，他们用来

---

① J. Chamberlin, "The ex-patient movement: Where we've been and where we are going," *The Journal of Mind and Behavior* 11（1990）: 323—336. 该文章转载于以下网站：http://www.power2u.org/articles/history-project/ex-patients.html，引文在第 3 页。

描述自己状况的词语体现了这一点。研究精神病运动的学者分析最彻底的词语包括"患者""消费者"和"幸存者"。① 每一个词都反映了疾病故事构建方式的变化。自称为"患者""消费者"和"幸存者"的个体分别采用不同的方式来谈论精神疾病和医疗保健系统。

在每周三晚上的 DBSA 聚会上，谈话的开始一般是"报到"（check-in），在此期间，自助小组的参与者描述自己的近况以及希望集体讨论的问题。他们通常还会告诉大家自己接受的一项或多项诊断。个体自我介绍的不同方式呈现了小组成员不同的疾病身份。某个成员可能这样自我介绍："我叫乔，我是个抑郁症患者。"有时，另一个成员可能会质疑这样的自我身份认同模式。他或她可能会指出，说"我是一个抑郁症患者"会贬低定义我们个人身份的许多其他重要的方面。发问者可能会温和地建议，"我是乔，我受到抑郁症的困扰"会更准确。还有一些参与者可能会说："我目前很稳定，但有时抑郁症会发作。" [43]

小组成员谈论自己以及他们与精神科医生和心理健康系统关联的方式呈现出连续性的变化，有人直接自我定义为"病症仓库"②，有人质疑"官方"诊断，还有人彻底拒绝明确的疾病标签。每个成员对个人问题的回应都反映了不同的叙事，也反映出他们对如何正确处理自己的问题以及过"正常"生活的前景有不同的想法。那些只把自己视为"患者"的成员接受精神病学对其痛苦的诊断，也不质疑护理人员提出的治疗方案；部分成员受到社会运动团体的观点和反叙事的影响，认为自己是"消费者"，虽然接受心理健康从业

---

① 例如，E. Speed, "Patients, consumers, and survivors: A case study of mental health service user discourse," *Social Science and Medicine* 62（2006）: 28—38。

② Ibid., 30.

者的治疗，但他们希望拥有更大的自主权，来确定他们身上的医学标签以及决定对其痛苦的最合理治疗；最后，那些接受"幸存者"话语的成员则完全拒绝给自己贴上"患者"标签，也不接受精神病学的医疗模式。这三类叙事分别代表了接受、协商和抵抗这三种反应。①

　　有情感问题的个体的生活经历更加复杂，因为他们有时会在可选择的几类叙事中来回穿梭。例如，他们可能从接受治疗"患者"叙事转变为协商治疗"消费者"叙事，然后又转变为抵抗治疗"幸存者"叙事。我自己就有这样的经历。受到那些放弃药物治疗的患者故事的影响，我曾停服氯硝西泮，踏上了一次灾难性的旅程。我在本章前面描述了此经历。我想采取"幸存者"的抵制态度，但很难停药，加上持续的抑郁和焦虑，迫使我不得不保持与精神病学专业人士的联系。我觉得自己无法摆脱"消费者"角色，痛苦地遵从一种我如今严重质疑的精神疾病医疗模式。因此，在 DBSA"报到"环节做自我介绍时，我会说："大家好！我叫戴维，我患有抑郁症和焦虑症，但我最大的问题可能是精神药物成瘾。"

[44]

　　本章的核心是要肯定认真倾听被贴上精神病患标签者的叙事具有重要意义，即上文反复提到"发出心声"。本章开头就呈现了《诉说忧伤》部分读者的心声，呈现了他们是如何从本书后面章节中将出现的 50 位采访对象的叙述中获益的。这一做法似乎颇为得当。"训练出来的专家"和"经验为本的专家"总有各种潜在的摩擦，本章中，我也讲述了我自己与抑郁症和精神病学打交道的经历如何逐渐改变了我对这种摩擦的看法。考虑到本书的目的，我对患者解放运动的政治目

---

① E. Speed，同前，29。

标颇费了一番笔墨，却没有让读者听到"精神疾病幸存者"如何谈论他们对自主和个人赋权的追求，这似乎有点不恰当。简单在谷歌搜索一下，就可检索出数百份"精神疾病幸存者"的叙事，例如：

> 许多人努力抵制心理健康系统的压迫，许多人被迫接受电击和药物，许多人被视为低人一等，但他们现在成为作家、机构负责人、社会活动家等，生活充实，也颇有成就。他们的经历赋予我们力量，鼓舞我们前行。我只希望公众最终会倾听我们的故事，并把它们当成自己的故事。

[45]

> 临床医生没有让我的情况好转。我情况好转是因为我周围都是关心我的人。

> 有很多原因让数百万的人不能表达自己的心声，我们必须为他们说话。在我看来，这就是我们的运动需要在社会中扮演的角色——大声说出我们的心声，告诉大家我们所知道的真相，我们每个人的生活经历。

> 医生说，我，一个聪明、有天赋的人，将永远不能工作，不能完成学业，一辈子都得服药，并且要无限期地依靠社会保障、残疾保险维持生活。为什么？任何事情，只要做了，我就能做好，但是有人告诉我，除了拿一张社会保障支票，我什么都做不了。

> 有时候我会极其悲伤，因为我感觉，我可以活在比现

在更宽阔的天地里。我对自己的生活很满意，但我也51岁
了。如果一切都没有发生，那么20年前我可能就取得现在
的成就了。我想我是克服了心理健康医疗系统，才成为了
现在的自己。

尽管这些声音已经足够尖锐、有力，我还想再补充一个。我第
一次和劳拉·德拉诺（Laura Delano）交流时，她在哈佛大学读本
科，一边与情绪痛苦做斗争，一边完成了优等学位论文。在网站
"美国疯子"（Mad in America）里她的主页上，劳拉称自己是一名精
神疾病解放活动者、作家和社区组织者。她说13岁时第一次接触心
理健康医疗系统，之后多次住院，接受了许多她不想要的治疗。她
说，阅读罗伯特·惠特克的《解剖一种流行病》[①] 鼓舞她开始了近五
年来摆脱精神病药物的历险。我想请读者看看她在"美国疯子"上
一段很典型的文字，因为她的文章充满力量，文笔优雅，意义重大，
且勇气可嘉。以下摘自《我还活着》一文：

[46]

> 这个周末，我将在纽约抗议美国精神病学协会，原因
> 之一是：我还活着。
> 今天，当我的脚踏着桌子下的地毯时，我的脚底感觉
> 到我还活着；当我坐着写下这些文字时，夕阳轻轻掠过我
> 的右脸，我的右脸感觉到自己还活着。活着的感觉无处不
> 在，在我鼻子、喉咙和肺部的空气里，在我起伏的肚子
> 里，在安静时听到的心跳里，在我内心的情感涌动中，在

---

① R. Whitaker，2010a，同前。

我今天所有的快乐、痛苦、恐惧和悲伤中。这些快乐、痛苦、恐惧和悲伤无时无刻不在提醒我，我还活着，生活是真的，我和世界是紧密相连的，我是人。（有时，我仍想掐自己一把，以确认这是否只是一场梦。）最重要的是，闭上眼睛，我意识到今天我对自己的了解比任何一个词、标签或群体归类都要深刻，意识到即使在最黑暗的日子里，我的生活仍然充满意义，有明确的目标，且与他人保持良好的联系——在这样的时刻，我感觉到自己还活着。这些是人性美好的一面，但就在几年前，对我来说，这些只不过是我作为精神病患的幻想。

这一刻——这一刻我还活着——是上天赐予我的礼物，在我摆脱精神病学后的生活中，每一刻都是珍贵的礼物，这是我重生后的生活，是我人生的第二次机会。这就是为什么我要抗议美国精神病学协会，因为精神病学将我远远推离了我本来的生活，我有责任用这份礼物为那些仍被困住的人争取自由……

[47]

在我看来，周日这样的集体发声是人类的义务——我们必须大声疾呼来反抗那个张牙舞爪的怪兽——精神病学—制药工业综合体，它对人类精神的吞噬及不可抑制的欲望只会与日俱增。我们必须保持自由和身心完整，并将此作为武器和工具。尽管精神病学拼命想夺走我们发声的机会，但我们必须说出我们的心声，让大家了解精神病学行业的真正面貌：一个巧妙披着科学和医学伪装的、强大的社会和行为控制机器。如果要让我们整个人类家庭未来不再受精神病学的困扰，首先就是要抓住一切机会，站起来为人类解放而战。①

本书视角

读到此处，相信读者已理解我为何将"疾痛的声音与政治"作为绪论标题。有写作经历的读者肯定明白写作是个极其神奇的过程。刚下笔时，我带着远大的抱负，讲述疾痛故事的重要性，呈现我过去 20 年的亲身经历，并梳理精神病学领域的历时变化。但写着写着，本章在某些方面已经朝着出乎我意料的方向展开——我未曾想到，我的思考会带有强烈的政治批判视角。读者会发现，尽管我一再质疑精神疾病生物学简化解释的局限性，但《诉说忧伤》第一版中的立场更中立，语气也更温和。而不知不觉间，写作本章让我更加清晰地认识到我对精神病学当前发展的失望程度。

[48]

反复修改新版绪论时，我有点担心读者会认为，本章对精神病学的论述片面且带有意识形态倾向。我希望读者会发现，我是在仔细阅读现有文献的基础上才对精神病诊断和治疗做出如上的政治评估的。我更希望读者明白，我的目的不是要向你们说教以同意我的观点。我知道会有很多人不同意我以上呈现的某些评论。我欢迎这样的分歧。在我看来，衡量社会科学写作价值的一个重要标准是它能在多大程度上引发人们对重要问题的持续对话。如果我们的写作不能为读者提供思考人类基本问题的新框架，不能引发人们对问题

---

① 可以在"美国疯子"网站上找到 Laura Delano 的一些博文。引文的校订版可在以下网址找到：http://www.madinamerica.com/2014/05/alive/，也可查阅她的个人网站 www.recoveringfrompsychiatry.com。

的批判性质疑，那么就是失败的。

　　我最大的愿望是，读者能找到社会学视角对理解精神病学的价值。竞争似乎是不同社会科学学科之间的常态，但争论是社会学家、心理学家、经济学家、人类学家、历史学家，还是政治科学家对疾病等人类基本经历呈现了最真实或最完整的解释，是毫无意义的。相反，正是这些不同的领域，为解读重要的人类问题提供了互补的视角。

　　社会学最主要的观点之一是，我们日常交往的"微观"世界和我们行为所处的社会结构"宏观"世界之间是辩证的关系。[①] 我们的感知、思考和行动是由多重交叉的社会地位构成的。借用乔治·赫伯特·米德经典著作的标题，"心灵、自我和社会"之间的互动在不停地变化。[②] 例如，我们不仅仅是男人或女人，我们还是种族、社会阶层、民族和年龄不同的男人和女人。因此，我们多重的社会地位组合在一起，决定了人类痛苦有不同的含义、强度及反应。虽然朱迪·钱伯林（Judi Chamberlin）不是专业训练的社会学家，但她准确地阐述了社会学视角对精神疾病患者康复的适用性，我将再次引用她的话语。她在一篇题为"自我康复：精神疾病幸存者运动"的文章中总结了以下使命：

［49］

　　　我竭力主张在广义视角下看待康复。它不仅仅意味着我们损坏了，需要修复。我们生活的社会也损坏了，影响了我们的机能和健康。我们被种族歧视、性别歧视、阶级

---

① 参见 P. Berger，1963，同前。
② G. H. Mead, *Mind, Self and Society from the Standpoint of a Social Behaviorist.* Edited by Charles W. Morris（Chicago：University of Chicago Press，1934）.

歧视、贫困和压迫等所伤害。如果将我们的机能置于真空，那么这些因素就会被忽略，而我们就会被视为残缺。相反，如果综合这些因素看待我们自己，那么，帮助我们康复的各种努力就不再聚焦于我们个体的缺陷和疾病，就会更有意义。忽视我们生活的社会是不可取的。①

如果认同钱伯林的话语，读者可能会意识到，如果忽视那些经常遭受巨大痛苦的个体的心声、主观经历、个人解读和社会背景，那么任何理解抑郁症和其他精神疾病的范式都无法获得成功。我希望读者能接受本章的中心观点：愿意仔细倾听并尊重精神疾病患者艰难且时而令人困惑的疾痛故事，是一种道德行为，它使叙述者和听众都更加人性化。我也希望读者能认同，后面章节的患者声音虽是在 20 年前的，但时至今日仍然令人信服，给人启发，甚至能带来脱胎换骨的影响。

[50]

[51]

---

① J. Chamberlin, "Rehabilitating ourselves: The psychiatric survivor movement," *International Journal of Mental Health* 24（1995），45.

第一章

带着抑郁生活

没有任何东西像严重的疾痛[①]那样，能使人专注于自己的感受，认清生活的真实境况……疾痛的故事启示我们，人生问题是如何造成的，如何被控制的，又是如何产生意义的。它们还告诉我们，文化价值观和社会关系影响我们如何感知和观察我们的身体，如何标示和识别身体的症状，以及如何诠释特殊生活境况中的怨诉……

凯博文（也译作阿瑟·克莱曼），《疾痛的故事》[②]

我和抑郁症的斗争时好时坏，持续了将近 20 年。我想，即使是孩提时代，我的生活也是焦虑与快乐参半。回头看时，当时有不少信号提示我，我的生活状态不对。我难以想起我大部分的早年时光，但在高中和大学期间，我因有一种对自己的不确定感，担心自己无法实现他人对我的期望，度过了许多不眠之夜。在大学里，因我总是看起来有点失魂落魄，一个室友便以陀思妥耶夫斯基小说中的一个人物给我起了个绰号——"脆弱的心"。然而，在那些年里，我没

---

① Arthur Kleinman 在 *The Illness Narrative* 一书中，区分了疾痛（illness）和疾病（disease）。疾痛指的是难以避免的病患经验，可怕的症状、苦楚和困扰，社会意义更强；疾病则指生物结构或生理功能的变异，是生物医学模式下的术语。——译者注

② 译文引自方筱雨译，《疾痛的故事》，上海译文出版社 2010 年版。——译者注

有真正的基线来评估我的情绪是否"正常"，我觉得自己最多也只是比其他人更焦虑，是个"忧愁者"。所有这些状况似乎都不必要接受任何形式的治疗。尽管我情绪上浑浑噩噩，似乎就像一直发着低烧，但我在学校的成绩不错，这似乎证明我一切都还过得去。直到我30出头，才被迫得出结论，我"真的有问题"。

[53]

　　每一个被迫意识到自己饱受困扰的情境，患有抑郁症的人总能清楚记得。我记忆中的一个场合就是1974年蒙特利尔社会学研讨会。不管以何种客观标准评判，我都应该是感觉相当不错。我在波士顿学院有一份稳定的研究工作，刚刚签下第一本书的出版合同；我有一个好妻子，有一个帅气的儿子，还有一个刚出生的小女儿。从外部看来，我生活得很好。

　　但是，在蒙特利尔的那一周，我几乎无法入睡。没错，我在一个陌生的城市，借来的公寓——也许这就是失眠的原因。但是我外出旅行不少，从来没有如此严重的睡眠障碍。于是，我想："也许我身体不好，一定是得了流感。"但是，情况又不同于我患过的任何流感。我不仅感到又累又痛，而且每一个不眠之夜，我的脑海里都充满了令人不安的胡思乱想；而在白天，我又感到一种无法忍受的悲伤，就像有亲人去世一般。我很焦虑紧张，感觉到一种性质上与过去完全不同的忧伤。我无法集中精神，因为我的脑袋感觉好像要爆炸了。收到出版合同的兴奋已经消失，取而代之的是认定自己无法胜任的恐惧。这真是悲惨的一周！我长期的抑郁生活从此开始（我现在明确知道是抑郁症，那时还不知道）。这也是一次漫长旅行的开端，我开始努力去弄清楚我的问题，如何命名它，如何应对它，如何与它为伴继续我的生活。这是一段令人困惑、充满痛苦的旅程。

[54]

　　第一次在蒙特利尔经历的感觉在后来继续恶化，但过了好长一段时间我才把抑郁症这个词和自己的处境完全联系起来。蒙特利尔之后，我未将抑郁作为自我描述或自我身份的一部分。又一段更为痛苦，还伴有焦虑和忧伤的漫长失眠期，把我推到了医生的办公室（内科医生，而不是精神病医生）。这时，第一次听到有人告诉我，我患有临床抑郁症，需要服用"抗抑郁药"。在我逐步将自己定义为受困扰者的过程中，这也是一个决定性的时刻。

　　那些年里，我服用了大量处方药。现在看来这绝对是反复试错的过程。我服用的第一种药物是阿米替林（事实上，服药就是一次真正的"旅行"）。1978 年，我全家到佛罗里达奥兰多度假，去"享受"迪士尼世界、海洋世界和马戏世界。我就是在这次家庭度假前开始服用阿米替林。登机时就我感觉到身体极不正常：大脑极度混乱，和过去一样焦虑，强度还超过以往。我感觉极度糟糕，我早应该明白服用阿米替林就是一场灾难，但我对这些事情没有经验。也许我习惯药物治疗之前，状况就是如此。到达奥兰多后，我情况越来越糟，彻夜无眠，对任何事情都无法集中注意力，整个人被一种异常的恐慌所淹没。然而，最糟糕的时刻是在那周晚些时候，在度过了我人生最漫长的一天后，我们全家驾车回我们入住酒店的那会儿。

　　在迪士尼世界本应得到的感受和我真实的感受之间差异如此巨大，几乎把我吞没了。在迪士尼，我处在放声大哭的边缘上，但是当我们驱车离开时，我再也控制不住。我让妻子把车停在紧急停车道上，然后我下了车，像抛锚车一样，崩溃了。最后，我们还是回到了酒店。我联系了波士顿的一位医生，他告诉我停止服用阿米替林。停药后我的状况有所改善，但那是我作为抑郁症患者的"生涯" [55]

发展中极为难忘和关键的一次经历。

我回到波士顿后，内心震惊不已，但下定决心要做两件事情。我再也不会服用抗抑郁药物了，我要找出我病症的真正原因。因此，我开始精神健康的探索之路。起初，我觉得只有病情严重的人才会去看医生，既然我没有那么糟糕，就要寻找其他的方法来缓解和治疗。自助书籍似乎是一个很好的起点，但我不太认同书中提供的小故事，而且，畅销书必备的那套幸福必达七步（或八步、九步、十步）法则在我看来总是有点傻。我开始四处寻找不用看"精神科医生"的其他疗法。我最难忘的一次经历是参加互助咨询。

我是从另一部门的一位同事那里听说互助咨询的。我非常敬重他的学术能力。他坦率地告诉我是什么生活问题让他开始互助咨询，甚至说互助咨询挽救了他的生命。不管怎么说，他参加互助咨询好几年了，然后给了我一个人名及电话号码。打电话后我才发现，必须先去面谈才能被允许加入某个互助咨询小组。我至今也不明白面谈的目的，是不是为了确定我只是情绪不稳定，这样有资格成为会员，还是太过疯癫以致无可救药。和我面谈的年轻女子很吸引人。她外表迷人，友好热情，富有同情心。她瞬间就获得我的好感，让我对她和她的团队充满信心。

所谓互助咨询，就是除了全体参加的集会之外，还需与一名"搭档"单独合作。不论是在全体集会上，还是在与搭档互助时，治疗效果都是以你讲"故事"时流了多少眼泪来衡量的。我想，其中的理论是，眼泪在某种程度上宣泄了使人情绪低落的负能量。与我搭档的恰好是个二十出头的女孩子。我们认真地在她的公寓里完成了几次互助咨询，但我觉得，因为年龄差距，两人都并不自在，都没有很好做到小组领导人所谓的"释放"。虽然在组里听到各类问题令人信服，但我还是不可能随大流痛哭。六个月后我退出了。

像所有患有抑郁症的人一样，这些年来我花了很多时间思考抑郁的原因。在 20 世纪 70 年代早期，我认为我有一个很不错的解释。那时，我是一名年轻的助理教授，要努力发表足够的出版物，才不会丢掉工作。正如学术界所说的，1977 年是我"非升即走的一年"：我要么晋升，要么"走人"。简而言之，那六年里，我承受着巨大的压力，竭尽所能兼顾教学、辅导学生、参加院系和大学委员会、在专业会议上提交论文，还必须完成两本著作以通过终身职位的评估。

当时，我确信我的抑郁源于这些暂时的外在需求，一旦获得终身职位，抑郁症状就会消失。1977 年我职称晋升，却发现抑郁症状反而加重了。显然，这意味着"终身职位理论"是错误的，我需要构建一个新的理论。然而，要完全抛弃这一理论实非易事。这一理论的失败意味着我的抑郁根源需要一个全新的、更可怕的解释。现在我不得不面对这样的可能性，我的疾病可能不是源自社会环境，而是源自自我因素。

[57]

睡眠一直是我精神状态的晴雨表。到 1980 年，我的睡眠很糟糕。我可能偶尔能在晚上睡个整觉，但大多数夜晚都难以入眠，极其折磨人。我白天精疲力竭，一到夜晚就期盼能睡个好觉，以减轻一整天的痛苦。到目前为止，我已经尝过了除了处方药物以外的所有改善睡眠的方法——本地健康食品店的 L- 色氨酸、温水浴、冥想、喝一两杯葡萄酒、改变就寝时间以重置我的生物钟等。没有一个有效。有时我能睡着一会儿，但即使在睡眠最好的夜晚，也是每一个小时左右就会醒来一次，而在最糟糕的夜晚，则丝毫不能入睡。那些可怕的夜晚，我记忆深刻。

　　我一生中最孤独的时刻是在其他人都在酣睡中的夜半时分。因为我是老师，早上经常需要站在 80 名学生面前授课，所以很多晚上我都在纠结，"这一次"我该如何圆满完成教学。知道我总是能顺利上完课，这多少带给我一些安慰，但抑郁的一个潜在问题是，病中的每一刻都让人感觉是最糟糕的。我对那些睡着的人感到愤怒，尤其是我的妻子，她就在我旁边，轻松地完成了我做不到却迫切需要做的事情。我所有不好的感觉在半夜时分都加剧了，仿佛我的个人痛苦变成了震耳欲聋的声响。

　　我抑郁的两种典型感觉是悲伤和狂躁般的焦虑。这两种感觉结合在一起，造成了我对生活事件的灾难式想法，这些事件可能具体如第二天的讲座，也可能似人际关系的性质般无形。这些想法都没有积极效果，但它们就一直在那儿，无休止地在我脑海中循环。有时候，就像上帝在用一种特别讽刺的方式施加惩罚，我好不容易睡着了，又不得不起来开始新的一天。新的一天里，我要面对繁重且似乎不可能完成的任务。每天我都要努力表现自己是有能力的，然后总是惊讶地发现我通过了上一个考验，但是面对下一次考验时，我肯定会"死机"。

　　读者将在后面章节中看到一些患者讲述其经历，对他们来说，抑郁主要是一种精神痛苦，但对我而言，抑郁还伴有身体上的某些症状。我感觉，我的大脑每天都要就如何折磨我的躯体进行一番抉择。某一天，可能是喉咙里有一个可怕的"忧伤结"；另一天里，可能是易被误认为心脏病发作的胸痛；还有的时候，可能是眼睛感觉很沉重，可能是大脑昏昏沉沉，可能是双颊有忧伤的感觉，可能是手脚颤抖，还可能是所有这些症状的组合。在最艰难的日子里，我无时无刻不在感觉我的身体，关注它是在变好还是在变坏。

[58]

在这样的状态下，我感到非常孤独。其他人似乎都开心地过着平静的生活。我憎恨他们，因为他们的生活如此轻松；我感觉在情感上完全脱离了他们。我也很生气，因为他们无法理解我所经历的一切。只要他们在，我的孤独感就似乎被放大了。我从未有过严重的自杀倾向，但那些日日夜夜让我觉得生活没有价值。虽然有些日子会感觉好很多，让我偶尔希望有可能会走出困境，但我基本上是疲惫前行，苟延残喘。

[59]

我的叙述中未谈到我尝试过的治疗方法，包括整全健康（holistic health）研讨会、周末学习"放松反应"等。不过我应该提一提我见过的几位心理医生。首先是一位临床心理学女博士。因为我是一名学者，很看重各种学术探索，所以有兴趣对自己的经历进行考古式挖掘，同时也是希望，理解造成我痛苦的早期生活环境后，我能恢复健康。在这位医生的指导下，我做了一些有趣的事情，比如浏览旧相册，以激发对童年各方面的思考。但最后，这些都没有减轻我的负面情绪，因此，我不再接受她的治疗。我又尝试了其他医生的治疗，因为我那时认为扭转局面的关键是找到"正确的"路径。我多次努力寻找我生活的救世主，但都失败了。之后，我厌倦了讲述人生经历，并从根本上怀疑谈话的治疗效果。每一个新的治疗都以希望开始，却以希望破灭告终。

最糟糕的一次治疗是，有天，我在《波士顿环球报》（Boston Globe）上读到一则广告，为马萨诸塞州贝尔蒙特麦克莱恩医院的一项药物研究招募试药的志愿者。尽管不久前我发誓不再服药，但家人和朋友力劝我试试这个项目，孤注一掷的感觉战胜了我内心的不情愿。和之前加入互助咨询一样，参加这个项目也需要一个初步面谈，这次负责的是一位精神科医生。我记得来到麦克莱恩医院时的情形。这所医院被称为精神科医院中的哈佛，确实，院区内新旧建筑组合有序，绿地开阔，的确有大学校园的感觉。尽管如此，它就是一个精神科医院，我无法回避的是，只要在那儿出现，就意味着

[60]　我已越过一个重要的身份门槛。

　　在去面谈的路上，我路过一个篮球场，现在我都记得当时的奇怪感觉，因为我这样的状态是无法进行任何像样的体育活动的。难道是这里的住院患者身体状况更好？当我爬了三段楼梯去往精神科医生的办公室时，这个问题有了部分答案。每一层楼，我都经过一扇门，透过门上的长方形小窗户，可以看到这些所谓"上锁病房"里的情况。我看到了一些护理员，他们身上挂着整串的钥匙，穿着白色制服，但是没有看到任何患者，感觉有点诡异。周围很安静，看不出患者生活的痕迹。患者在哪里？他们遭遇了什么？我又为什么在这里？我会最终落到这地方吗？那一刻，我觉得自己是个精神有问题的病人，尽管我很想离开那里，但我想自己别无选择。我还有别的选择吗？

　　我在一间我感觉很熟悉的办公室里见到了这位精神科医生，因为这间办公室很像教授办公室。罗森医生 ① 30 多岁，外表英俊，不停抽着烟斗，神态轻松自如，就是一副完全掌控自己生活的姿态。我以为我要再次简短地说一下履历。因此，当我发现罗森医生对我与父母、兄弟姐妹、妻子、孩子或工作的关系一点也不感兴趣时，感到很吃惊。他只是问了一系列关于我症状的问题，比如，早上感觉最糟糕吗？下午三四点感觉情绪会有所改善吗？是不是能很快睡

---

① 　为了保护受访者，书中所有人名均为化名。可能泄漏受访者身份的地名和机构名也被隐去或修改。

着，但一小时后就醒来？是不是经常要到早上 5:30 到 7:00 之间才能入睡？等等。这些问题似乎切中我感受和体验的要害，因此让我有一丝不安，我就像一个不信神灵的人来到一位通灵者面前，通灵者说的话触及我心，消除了我的怀疑。在 25 分钟的面谈结束时，罗森医生说出了一句充满魔力的话："我想我可以帮助你。"他提问时的表现想必是源自其积累的大量科学知识和丰富的临床证据，再次让我充满了新的希望。 [61]

当时，我还没有清楚地意识到，我与罗森医生和麦克莱恩医院的联系标志着我的疾病旅程进入了新阶段。从那时起，我进入了必须选择抑郁症医学模式的社会化过程。罗森医生的治疗方案是，服用当时使用最广泛、最有效的抗抑郁药丙咪嗪能让我回归正常。此外，整个治疗显然是以我有生物紊乱为前提的。服用丙咪嗪的目的是提高我大脑中去甲肾上腺素水平，我经常进行的血液测试多少让我确信，这基本上等同于糖尿病患者需时刻监测胰岛素水平。作为一名研究参与者，我每周填写一份问卷，以确定抑郁症状是否在好转。与此同时，实验室仔细观察我的各项身体指标。正如罗森医生告诉我的那样，丙咪嗪让我觉得嘴里好像塞满了棉花。这种感受以及其他副作用很烦人，但我确实开始感觉好些了。我的坏心情哪怕稍有缓解，也会对我产生巨大的影响，让我相信，只要能让神经递质正常工作，我的治疗就能大功告成。

我服用了一年多的丙咪嗪。然而，我不得不正视这样一个事实：尽管丙咪嗪减轻了我的症状，但它无法让我恢复正常。我还了解到精神药理学家（psychopharmacologist）非常热衷于让患者尝试每一种新一代的药物，可能最终有一种能对患者有用。结果，在接下来的几年里，我服用了一系列令人眼花缭乱的药物，有时还会给我带

[62]　来如奥兰多那次一样可怕的副作用。不过，时至今日，我终于明白，如果一种药物犹如一堵玻璃墙那样把我和其他人隔离开来，或者使我丧失能力，或者使我体重迅速增加，或者带来诸多其他极不愉快的后果，我就不能再忍受这种药物。

　　我作为社会学家的专业知识和我服药行为之间有明显的矛盾，一直以来，我都不得不面对这一矛盾。社会学的一个重要观点是：文化，而非生物学，掌控人的命运。这也是我在社会学入门课上向学生传达的观点。我还很熟悉20世纪60年代一些社会学家论述中的观点，即精神疾病是一个谬论。① 他们提出，精神疾病只不过是一个政治范畴；每个人都有"生活问题"，我们应该去除武断且具破坏性的疾病标签。社会学家倾向于在社会结构中寻找个人"疾病"的根源，而不是将"疾病"看作是生物功能障碍的结果。我熟知这些观点，因此，经常对造成我抑郁的先天和后天因素之间的相互作用感到困惑。通过阅读，我了解到抗抑郁药物可能会对人的大脑造成损害，这也未能解决我的困惑。撇开学术辩论不谈，我对药物有依赖，感觉服用药物有时能帮助我入睡，也让我活得比过去更轻松容易些。

　　我具体的个人故事就讲到1986年。然而，就在我写下这些文字

___

① 在20世纪六七十年代，Erving Goffman 和 Thomas Scheff 等社会科学家，以及 Thomas Szasz 和 R. D. Laing 等精神病学家，对"精神疾病"的概念提出了挑战。尽管他们的论述很有力量，但在过去的10—15年里，精神病学革命使得情感障碍的生物学解释占据主导地位，精神病学家几乎一致认为这种障碍可以通过药物得到最有效的治疗。参见 E. Goffman, *Asylums*（New York：Doubleday Anchor, 1961a）；T. Scheff, *Being Mentally Ill*（Chicago：Aldine, 1966）；T. Szasz, *Ideology and Insanity：Essays on the Psychiatric Dehumanization of Man.*（Garden City, N.Y.：Anchor Books, 1970）；R. D. Laing, *The Politics of Experience*（New York：Ballantine Books, 1967）。

时，我仍在为情绪障碍苦苦挣扎着，因为我又度过了一个难眠之夜。大约八个月前，由于内心绝望，我再次尝试了另一种药物——多塞平。药效起初很神奇，吞下第一颗药丸后不久，我的焦虑明显减轻了。几天后，我的睡眠模式发生了变化。我开始能一觉睡到天亮，醒来后也不再焦虑，感觉精神焕发，渴望过好每一天。这太棒了！让我体验到早就遗忘的那种正常的感觉。我当然感激那些日子，但是这个奇迹是短暂的。也许精神病学的生物化学革命最终能发明出一种药物——目前有些人认为是百优解[1]——能够永久解决像我这样的问题。如果药物发明了，那就最好不过了，但我认为这不太可能。 [63]

按照某些标准，我很幸运。尽管抑郁时不时地让我觉得生活不值得继续，给我的家庭造成巨大的破坏，有时还让我无法进行教学和写作，但我没有失去我的家庭、工作，因此也没有失去我的生活。51 岁的时候，我已经屈服于抑郁"病"，因为我不相信我会完全摆脱它。对我来说，抑郁具有长期性，它就像是精神上的关节炎，是我不得不忍受的痛。我的目标是尽我所能与抑郁共同生活。我继续服药，尽管我从来不清楚药物是否"有效"，我只希望抑郁对我的伤害不会像那次在奥兰多及之后几年里那样深。

处理个人问题的一个方法是把它写出来。我相信写作有极其重要的治疗价值。作为一名社会学家，能够研究我自己生活中至关重要的话题和问题，我总是深感荣幸。社会学既是解开个人困惑的手段，其研究也有助于更广泛理解人类行为。C. 赖特·米尔

---

① 参见 P. Kramer，*Listening to Prozac：A Psychiatrist Explores Antidepressant Drugs and the Remaking of the Self*（New York，Penguin，1993）。

斯 ① 提出要深入个人问题挖掘重要研究议题，他在《社会学的想象
力》一书中主张社会科学家"将私人问题转化为公共问题"。如果你
离婚，那是私人问题，但当全国半数以上的婚姻失败时，离婚就成
了一个公共问题；如果你碰巧失业，那是你的私人问题，但当失业
率高达两位数时，那就肯定是一个公共问题。写这本书，一方面是
出于我个人的烦恼，但另一方面，我也希望能为病友以及与他们关
系密切的人提供一个社会学视角来分析抑郁症。②

　　诚然，抑郁症在很大程度上是一个公共问题。美国精神病学协
会 ③ 估计，超过 1000 万美国人患有焦虑症，近 1000 万人患有抑郁
症。报纸经常报道，将有高达 15% 的美国人因"情感障碍"需接
受治疗。从这些数字看，抑郁症正像流行病般迅速传播。作为一
名社会学家，我倾向于用批判的眼光看待这些数字。事实上，在

[64]

---

① 　C. W. Mills, *The Sociological Imagination* (New York：Oxford University Press，1959)．
② 　本书研究采用的方法可算是"自我民族志"的研究方法之一。社会学历来强调科学研究的客观性和超然性，要求以某种方式将作者的自我最小化、中立化。然而，近15—20 年来，女权主义和后现代主义框架下的作家们对这种观点提出了挑战。Susan Krieger 在她的 *Social Science and the Self* (New Brunswick，N.J.：Rutgers University Press，1991) 一书中指出，无论研究者是否承认，他们所做的每一项观察和分析都暗含了自我。与其把自己视为污染源，不如承认"每当我们讨论别人时，我们都是在谈论自己"(第 5 页)，这才是更明智、更诚实的，正如读者在本章中发现我的存在。书中的每一项分析，尽管总是受限于收集的数据，但至少在最开始的分析是源自我个人的内省。其他论证了自我民族志的重要性及社会科学写作具有自我反思性本质的著作有：S. Reinharz，*On Becoming a Social Scientist* (New Brunswick，N.J.：Transaction Books，1984)；L. Richardson，"Writing：A method of inquiry，" In N. Denzin and Y. Lincoln (eds.)，*Handbook of Qualitative Research* (Thousand Oaks，Calif.：Sage，1994)；C. Ellis，*Final Negotiations* (Philadelphia：Temple University Press，1994)；Patricia Adler and Peter Adler，"Observational techniques，" In N. Denzin and Y. Lincoln (eds.)，*Handbook of Qualitative Research* (Thousand Oaks，Calif.：Sage，1994)。
③ 　引用的数字出自 P. Breggin，*Toxic Psychiatry* (New York：St. Martin's Press，1991)。

某种意义上，抑郁症是在过去20年中才被"发现"的。浏览一下《期刊文献读者指南》（*Readers Guide to Periodical Literature*）可发现，20年前鲜有抑郁症的报道。但此后，抑郁症报道呈现爆炸式增长。而与此不谋而合的是精神病学界的革命，抑郁症被定义为最好采取药物治疗的生化疾病。由此，报纸上的数字可能是一些社会科学家 ① 所说的"社会医疗化"的产物。强大的医生团体对抑郁症的定义方式可能是造就了如此庞大的抑郁症患者人数的部分原因。撇开这个解释不谈，有大量美国人确实处于精神痛苦之中。

　　鉴于抑郁症的普遍性，医学家和社会科学家自然都试图理解其原因并提出解决方法。当我最初考虑写关于抑郁症的文章时，我在电脑上检索了相关文献，发现此前几年里有近500项相关的社会科学研究。研究者们试图将抑郁症与每一个可想到的社会因素关联起来。例如，由于女性抑郁症的发病率是男性的两倍，因此有些研究分析抑郁症与性别角色、家庭结构、权力缺失、子女养育等因素的关系。② 还有研究分析抑郁症与年龄（尤其是青春期和老年期）、失业、身体疾病、残疾、儿时受虐、种族和社会阶层等的关

[65]

① 例如，P. Conrad and J. Schneider, *Deviance and Medicalization*（St. Louis：Mosby, 1980）。

② 例如，J. Newmann, "Gender, life strains, and depression," *Journal of Health and Social Behavior* 27（1986）：161—178；S. Nolen-Hocksema, "Sex differences in unipolar depression：Evidence and theory," *Psychological Bulletin* 101（1987）：259—282；R. Schafer and P. Keith, "Equity and depression among married couples," *Social Psychological Quarterly* 43（1980）：430—435。除以上基于大规模调查数据的专门统计研究之外，Dana Jack, *Silencing the Self：Women and Depression*（Cambridge, Mass.：Harvard University Press, 1991）同样重要。该著作是基于12名女性的生活故事。

系。① 相关文献的另一个焦点是不同的社会项目或干预策略对减少抑郁症影响的效果。当然，仅医学文献就包含数百项关于不同药物对抑郁症疗效的研究。

尽管这些研究很有价值，但还缺少某些关键的东西。我的观点是，要真正理解一个人的经历，就必须从经历者的主观视角出发。借用社会心理学的说法，要理解某人的行为和感受，就必须"代入角色"。在发病率、相关性及行为的假定原因背后，是努力理解自己生活的有血有肉的人！

几乎所有抑郁症研究都有一个根本性的问题：我们听到一大群心理健康专家（医生、护士、社会工作者、社会学家、心理学家、治疗师）的声音，但没有抑郁症患者的声音。我们听不到患抑郁症是什么感觉，拿到"正式"诊断意味着什么，他们对治疗专家有何看法。我们也不知道患者服用精神药物的意义所在，他们自我评估病情时是否接受疾病隐喻，他们如何建立应对机制，如何理解抑郁症对他们亲密关系的影响，抑郁症如何影响他们的职业规划和职业抱负。

[66]

这一荒谬的疏漏是我偶然看到《情感障碍杂志》(*The Journal of Affective Disorders*) 时注意到的。波士顿学院图书馆自 1987 年以来

---

① 例如，C. Aneshensel, R. Frerichs, and G. Huba, "Depression and physical illness: A multiwave, nonrecursive causal model," *Journal of Health and Social Behavior* 25 (1984): 350—371; D. Benson and C. Ritter, "Belief in a just world, job loss, and depression," *Sociological Focus* 23 (1990): 49—63; A. Dean, B. Kolody, and P. Wood, "Effects of social support from various sources on depression in elderly persons," *Journal of Health and Social Behavior* 31 (1990): 148—161; G. Kennedy, H. Kelman, and C. Thomas, "The emergence of depressive symptoms in late life: The importance of declining health and increasing disability," *Journal of Community Health* 15 (1990): 93—104; R. Kessler, J. House, and J. Blake, "Unemployment and health in a community sample," *Journal of Health and Social Behavior* 28 (1987): 51—59。

一直订购该期刊。在我当时读到的 12 期刊物里，**没有一个字出自患者的讲述**。有人曾经把社会统计描述为流干了眼泪的人，没有什么比这更适用于描述抑郁症了。社会"科学家"将抑郁这一异常困难的人类体验简化为指数、因果模型和统计关联，是带有一些扭曲的、非人性化的成分。当然，这样的研究是有其价值，但是要实现对抑郁的同情之理解，就必须带回人这一要素。不触及人类情感的情感障碍研究，委婉地说，似乎是不完整的。

　　本书的主要目的是让患者谈论抑郁症是如何影响他们的生活、情绪、态度和个人观点的。西尔维娅·普拉斯、南希·梅尔斯、威廉·斯泰伦和伊丽莎白·沃泽尔等作家都尝试去记录自己与抑郁症的斗争。[①] 他们的叙述颇具启发性，但并非基于系统收集的数据，他们的目的也不是为了发现抑郁症的隐藏模式。我则选择了深入采访 50 名被"正式"诊断为抑郁症、因此一直在接受精神病专家治疗的患者。[②] 我认为深度访谈是一种有针对性和技巧性的对话，需要采访者有高度的敏感性，能把控何时问哪些问题、何时鼓励受访者回答、何时又尊重受访者的隐私而放弃追问等。每段采访既展现了一个独特的故事，又揭示了抑郁症患者生活中的共同主题。每次采访，患者处理这一令人痛苦不堪的异常病痛时表现出来的勇气都令我惊叹不已！

　　我采用了几种方式招募受访者。最初的受访者是我认识的有长

[67]

---

① 　S. Plath, *The Bell Jar*（New York：Bantam, 1972）；N. Mairs, *Plaintext Essays*（Tucson：University of Arizona Press, 1986）；W. Styron, *Darkness Visible：A Memoir of Madness*（New York：Random House, 1990）；E. Wurtzel, *Prozac Nation*（Boston：Houghton Mifflin Co., 1994）.

② 　有关本研究样本特征更全面的讨论，参见附录《关于抽样的思考》。

期抑郁症病史的熟人。此外，我在波士顿的当地报纸刊登广告，招募到不少受访者。最后，每次访谈结束，我都请受访者向他们的抑郁症病友描述我的研究，并推荐有意者参与。如同任何基于深入访谈的研究项目一样，本研究样本不具统计代表性。但是，我相信，受访者叙述的深度远远弥补了样本广度的不足。

　　每次录音采访一般持续一个半到三个小时，但有几个案例中，为了完整捕捉患者个人经历的复杂性和丰富性，安排了两次访谈。每次访谈开始，都要求受访者追溯其抑郁症经历史，描述"你意识到自己有问题的第一个瞬间，即使你最初并未把问题定义为抑郁症"。这个开放性问题一般都会开启以下方面的谈话：抑郁的感觉，住院治疗的经历，抑郁是否应被视为一种疾病，对治疗专家的感觉，抑郁对家庭和朋友关系的影响，抑郁对工作的影响，使用精神药物的感受，以及应对抑郁的策略等。虽然我的总体目标是获得所有这些方面的信息，但每个话题的时间是根据每个受访者生活中的特定

[68]　事件分配的。

　　虽然不可能知道受访者隐瞒了哪些信息，但我发现很值得注意的是，大多数受访者都坦率地谈论了他们的经历，包括儿时遭受的虐待、嗑药成瘾、工作失败、人际关系破裂和自杀企图等难以启齿的话题。当受访者讲述特别痛苦的事件时，访谈多次被泪水打断。每一次访谈，我都会在结束时留出时间，让受访者"处理"我们的谈话，并交流他们对这次访谈经历的感受。几乎每个人都对有机会讲述自己的故事表示感谢，很多人说访谈使他们从新的视角审视自己的生活。一些人还表示，他们之所以参与这项研究，是因为想让其他人了解抑郁症。下面这位 41 岁的面包师讲述为什么回应我在报纸上的招募广告，就很有代表性：

我想我的话或许对其他抑郁症患者有点帮助。……[我想]鼓励我们多做出些努力，多些相互回应。[我想让其他人]看到……我们彼此之间的联系以及我们彼此之间的影响。我想让人们听到，抑郁的一个困境便是孤立，任何人都可以做些什么来改变这一困境。[我想让人们意识到]他们有能力……人人都可以做一些事情；人人都可能认识抑郁的人，也都可以做一些事情帮助他们；你知道，哪怕稍微友好一点也好。这些都能让现状有所改变。[面包师，女性，41 岁]

这条评论还指出抑郁症是一种孤立的疾病。后面的章节中读者会再次看到类似叙述，其中一条将抑郁描述为"自我彻底收缩变窄……内心纠结一团，几乎就是内心破裂"。抑郁期间，患者感觉很糟糕，因为他们不仅与他人隔绝，还觉得有必要将自己隔绝。抑郁症的两难处境在于，患者渴望与他人建立联系，又因其孤独而落寞，而无法自在地与他人相处。我希望本书能通过以下三点减少抑郁症患者的孤独和寂寞：(1) 让他们意识到彼此有多么相似的经历；(2) 帮助专业人士从患者的视角看待世界；(3) 让抑郁症患者的家人和朋友更加了解他们的困境。 [69]

我认为，过去忽视了从主观的、经验的或以人为本的视角来解读抑郁症，这一不足为本研究提供了合理的动机和理由。然而，重要的选题和描述性的研究目标不是有价值的社会学研究的全部。这两个方面是好研究的开端，但是研究价值和活力还取决于它对研究主题的理论阐释。和任何社会科学一样，要深入解读某个过程或情境，需要有一个能将事实及研究者思考条理化的理论视角。

本书分析深受"符号互动论"(symbolic interaction theory) [1] 的启发。符号互动论的一个基本原则是，所有物体、事件和情境都是借由人类的解释过程获得意义的。物体、事件和情境附带的意义不是客观存在于它们自身之中，而是人们对其回应后的产物。由此说来，人类所有的经验都是一种持续的意义建构活动。但是，社会心理学家认为，一些社会情境本质上比另一些更模棱两可，因此需要

[70] 更广泛的解释。正如对多发性硬化、儿童白血病和癫痫的研究 [2] 所表明的那样，来源及结果不明的慢性疾病，其意义归因 (meaning attribution) 特别困难。

除了主题具有强烈的个人化性质，抑郁症研究还需要反思身份认同和自我转变两个问题。社会心理学中最核心的问题包括：自我的起源、自我对行为产生的后果，以及随着时间发生的自我变化等。由于抑郁症通常被定义为一种自我疾痛 (an illness of the self) [3]，实质上就构成了一个案例研究，以分析个体如何得出疾病的定义，又是如何在此基础上重建他们的身份。因此，本书中我思考的核心

---

① 例如，H. Blumer, *Symbolic Interaction: Perspective and Method* (Englewood Cliffs, N.J.: Prentice-Hall, 1969); D. Karp and W. Yoels, *Sociology in Everyday Life* (Itasca, Ill.: F. E. Peacock, 1993)。

② 参见 J. Comaro and P. Maguire, "Ambiguity and the search for meaning: Childhood leukaemia in the modern clinical context," In P. Conrad and R. Kern (eds.), *The Sociology of Health and Illness* (New York: St. Martin's, 1986); J. Schneider and P. Conrad, "In the closet with epilepsy: Epilepsy, stigma potential and information control," In P. Conrad and R. Kern (eds.), *The Sociology of Health and Illness* (New York: St. Martin's, 1986); D. Stewart and T. Sullivan, "Illness behavior and the sick role in chronic disease: The case of multiple sclerosis," *Social Science and Medicine* 16 (1982), 1397—1404。

③ D. Jack, 同前。

问题是，患有抑郁症的人如何解读抑郁这一内在模糊且难以控制的生活状况。

在我看来，试图权威揭示抑郁症病因的努力注定要失败。致郁原因实在太复杂了。不过，发现抑郁症患者如何努力让他们的生活井然有序，却是一个合理的社会学研究项目。正如我自己的故事表明的那样，如果不从理论上解释抑郁症的原因以及患者可能采取的应对方式，就无法与抑郁共存。因此，当人们谈论自身的疾病、身份与社会之间的交集时，我们就可分析其意义生成的过程和方式。

生活中，我们总在某些阶段评估我们是谁，以及我们将走向何方。据说，克尔凯郭尔 ① 说过，回首往事才能理解生活，但要继续生活，则须面向未来。当我们在不断重塑自己时，巨大的情感问题需要我们付出特别的努力，以弄清过去是怎样塑造我们的，以及我们对未来的展望是什么。后面几章的资料分析表明，抑郁经历很 [71]
大程度上受困于解释过去的自我、应对现在的自我和试图构建未来"更好"的自我。和其他改变生活的疾病一样，抑郁症的特点是患者的身份会有一些关键转折点。社会学家安塞姆·施特劳斯 ② 认为，身份转折点就是当我们以全新的视角看待自己的人生，当"重大事件发生，迫使个人认识到'我和以前不一样了'"。抑郁症反复生成这样的自我认知，我简短的个人经历也揭示了这一点。

---

① 　索伦·奥贝·克尔凯郭尔（Søron Aabye Kierkegaard），丹麦宗教哲学心理学家、诗人，现代存在主义哲学的创始人，后现代主义的先驱，也是现代人本心理学的先驱。——译者注

② 　A. Strauss, "Turning points in identity," In C. Clark and H. Robboy（eds.）, *Social Interaction*（New York; St. Martin's, 1992）.

　　上文中，我已经否认了解开抑郁症之谜的可能性。此外，亦没有一本书能够阐明抑郁经历的所有特征。在很大程度上，我的写作局限于受访者的叙述。我尝试组织好我获得的素材，最清晰地呈现出他们告知我的所有故事。在这章的结尾，我将简要描述本书将如何呈现他们的经历。

　　在第二章《抑郁症的辩证分析》中，我的目标是让读者听到患者是如何谈论他们的抑郁经历的。从我考虑研究抑郁症的那一刻起，我就决心要描绘出抑郁症的本质特征及患有抑郁症的感觉。抑郁症的困境之一是从未经历过它的人对它的不理解。最让临床抑郁症患者恼火的是，别人期望他们能够（也应该）"摆脱抑郁""自力更生""往好的方面想"。我想告诉说这些话的人，抑郁经历"事实上"是什么样的。这个想法与社会学的总体目标是一致的，即为那些声音被压制或未被很好理解的人提供发声的平台。

[72]

　　虽然第二章的主要目标是倾听患者是如何描述抑郁症的，但和其他章节一样，也有概念建构。这一章的分析关注我与抑郁症患者交谈中最常出现的主题：抑郁症是一种孤立的疾病，一种断联（disconnection）的疾病。正是悖论捕捉到了事物的复杂性，社会生活里如此，相应地，（以社会生活为研究对象的）强有力的社会学分析也是如此。第二章要探索的悖论是，患抑郁症的人强烈渴望与他人建立联结，但同时又被剥夺了建立联结的能力。抑郁症的大部分痛苦来源于患者认识到，人际联结能让自己感觉更好，但在抑郁症发作期内，患者丧失能力，无法建立这种联结。这种情形就像是，明明面前有一杯水，却够不着，结果看着这杯水渴死了。

　　第三章标题为《疾痛与疾痛身份》，聚焦抑郁即自我的一种状态这一中心观点。抑郁症患者自我意识的发展是可预测的，因此，我们可以说抑郁生涯有其明显的阶段。社会学家借用"生涯"这一概念以指代一系列的个人发展过程。埃弗雷特·休斯①对生涯的定义特别符合我的研究目的。他认为，生涯是"个人将自己的生活看作一个整体，并由此解读自己的各种态度、行为和经历的意义的动态视角"。这一定义与上文评论的观点一致，都希望人们关注抑郁症患者主观的评估，关注个体随时间推移给自身状况赋予意义的方式。

受访者的经历表明，抑郁经历呈现规律性的序列，但不同患者在任何特定阶段的时长有很大差异。比如说，像我这样的人先经历了多年不适，然后才将自己定义为抑郁症患者，而其他一些人得出这个结论则会快得多。这样的差异取决于抑郁症的"急性"发作是在儿童时期还是在这之后，也取决于抑郁症是有明显的发病期还是更表现出慢性病特征。撇开这些差异不谈，所有受访者都描述了抑郁症意识发展过程中明显的身份转折点。 [73]

如今，几乎每个被诊断为临床抑郁症的患者都接受抗抑郁药物的治疗。第四章《药物治疗的意义》将探讨服用抗抑郁药物被赋予的象征意义。正如我自己的故事表明的那样，患者决定开始药物治疗并不是不假思索就听从医生命令那么简单。事实上，患者是否愿意开始并坚持某种药物疗法包含一个复杂的解读过程，涉及服用药物和疾病的自我定义之间的关系、药物副作用的含义、对医生的态度、对专业知识的评估以及对自身问题原因的模糊性等。本研究中的大多数受访者最初都抗拒药物治疗，但最终被说服使用药物，然后逐渐接受抑郁症的生化解释。因此，第四章描述了个体转变为患

---

① E. Hughes，*Men and Their Work*（New York：Free Press，1958）.

者身份并最终接受抑郁症医学范式的社会化过程。

第五章《应对和适应》扩展了第三章对疾痛身份构建阶段的探讨。第三章重点关注抑郁症患者在试图理解自身精神不适时，其意识和认知发生的模式化变化；第五章的重点则是患者的行动，即患者对他们最终定义为临床抑郁症的痛苦做了些什么。抑郁将患者完全裹胁，情感痛苦和其他痛苦一样，执拗地要求患者采取行动去缓解。实际上，本研究进行的 50 次访谈中，每一次都是一个患者从头到尾在不断适应的故事。从他们意识到有问题的那一刻起，就开始努力减轻这个问题。个人如何应对及适应抑郁痛苦取决于他们在特定时刻如何理解抑郁症的意义。

[74]

第五章的议题为第六章《家人与朋友》中的讨论提供了平台。抑郁症是一种真正意义上的传染性疾病，会"传染"那些与抑郁症患者关系亲近的人。对抑郁经历的理解也包括理解"正常"个体对患有抑郁症的家人或朋友的反应。当然，对我来说，抑郁症的一个重要方面便是它对我妻子和两个孩子的影响。在过去的 20 年里，我非常担心一个经常不讲道理、疯狂易怒、难以接近的父亲对两个孩子（现年 23 岁的儿子与现年 20 岁的女儿）成长造成的影响。同样让我难以置信的是，我妻子竟然没有离开我。抑郁同样也是他们的故事，所以我采访了 10 个与抑郁症患者生活交织在一起的人。第六章尝试从他们的视角记录抑郁。

我在第六章中更具体的分析关注点是思考对抑郁者同情援助所应有的度。与生病的朋友或家庭成员关系密切的人面临着一项艰巨的任务，那就是要与患者协调帮助、关心和同情他们的程度。付出太少，则未尽到责任；付出太多，又会被患者的忧郁和痛苦所感染。我还认为，同情协商（sympathy negotiation）的性质会因

[75]

参与者的社会关系而异。和前面几章中的资料呈现模式不同，我在第六章将呈现四个案例研究。这四个关于关心和付出的故事将有助于揭示抑郁症对患者配偶、父母、孩子和朋友提出的不同需求。

几年前，C. 赖特·米尔斯①提出，大多数人难以将个人不适与日常生活所处的重大历史变化和制度矛盾关联起来。事实上，我的受访者显而易见将他们个人问题的根源归于日常生活中的切身体验，甚至更狭小的范围，即他们自身。他们对抑郁症根源的认识很少能延伸到整个社会的组织方式，或者文化变迁对心理健康的影响。最后一章将跳出受访者的叙述，尝试探索抑郁症与现代社会特征的关系。

我们很难仅从脆弱的自我这一角度来解释重大疾病发病率的巨大变化。事实上，如果我们变得更容易生病，那需要考虑"心理"问题激增的更广泛的社会条件和背景。许多美国人与社会机构的联结及彼此间的联结正日益弱化。例如，美国城市的中心呈现高度贫民窟化（hyper-ghettoization）②的特征，导致贫困人口和少数族裔比以往任何时候都更加孤立；传统家庭正在消失，越来越难以成为"无情世界中的避难所"③；职业结构也发生了巨大变化，出现越来越多的临时雇工，公司对他们没有任何义务和保障。此外，在美国被[76]誉为自由基石的个人主义伦理也出现大逆转，侵蚀了成员的社会依

---

① C. W. Mills，同前。

② William Julius Wilson, *The Truly Disadvantaged* (Chicago：University of Chicago Press，1987).

③ C. Lasch, *Haven in A Heartless World* (New York：Basic Books，1977).

恋（social attachment）。正如罗伯特·贝拉 ① 所说："独处的自由意味着只有一个人。"

尽管本研究中的大多数受访者没有把上文提到的社会转变与他们的情感障碍关联起来，但也有一些受访者似乎明白这些社会转变如何影响他们的困境。受访者艾尔将他的生活描述为本质上的断联。艾尔是波士顿海滨一家仓库的管理员。他形容自己一辈子孤独，总是与家人疏远，没有朋友，难以与女性建立关系，一生中大部分的时间都在换工作，住不同的福利旅馆的单人房。尽管他受的正规教育很少，但他在内心深处理解边缘化及其后果。与大多数受访者不同，艾尔似乎更倾向于将自己的困难归咎于社会。

> 在美国，抑郁症的一大特点是缺乏群体归属感。……我们不是一个民族。我们凑合在一起……没有人觉得自己对他人有责任……这就像一个糟透了的社会。你知道，如果你无家可归，惨。如果你得了艾滋病，更惨。就像英国人说的，"我很好，杰克""我有我的事，杰克"。我发现美国也是这样一个相当不文明的社会。即使是正常人，也有一种可怕的浅薄助长反社会思维。[仓库管理员，男性，33 岁]

[77]   艾尔的话表明，有必要研究抑郁经历与导致社会断联（包括个人之间及个人与社会之间）的结构性因素之间的关系。在第七章，我提出，只有通过这样的分析，我们才有希望把握个人不适与"在

---

① R. Bellah et al., *Habits of the Heart*: *Individualism and Commitment in American Life*（Berkeley：University of California Press, 1985）.

我们背后"运作的社会力量之间的关系。

　　有些读者可能会对这本书感到失望，因为我的关注点不是提供最终解释抑郁症原因的唯一那个理论以及必然能摆脱抑郁的方法。本书关注的不是病因和疗法。如前所述，我觉得，抑郁症极其复杂，而书店里那数十本关于情感困境的自助类书籍提供的是简单可笑的指令，只会造成伤害。我怀疑是否有解决抑郁之谜的办法，我也不知道我们能否彻底理清有时造成人们痛苦不幸的先天和后天因素之间的相互作用。本书聚焦受访者对抑郁症的意识和认知，只有他们自己谈到抑郁症的成因及治疗时，我才涉及这两个方面。

　　我的主要目标相对简单，即理解抑郁经历的现象——但我个人的抑郁之旅及毕生对人类行为的阅读让我感到，即使想实现这一目标也是野心过大。有人说，知道得越多，就越发现自己无知。我的社会学研究经历有力地证实了这一观点。我对人们的行为、态度和情感了解得越多，他们的做法、想法和感觉的多样性和复杂性就越让我感到震惊。社会科学家未能提出关于社会生活的定律，并不是因为他们不尝试、方法不当或思考能力不足，而在于他们必须与文化悖论做斗争，即人们创造了诸多社交场域，然后又被自己的创造 [78] 重塑。社会和个人处于一个持续不断的相互转化过程中。

　　尊重社会生活和人类行为的复杂性，意味着要严肃对待上文提到的理论观点，即任何人类事物的意义都不是自带的。人类生活在符号的世界里，他们给生活中的一切赋以意义。欧内斯特·贝克尔 ① 说得好："自然为一切生命提供 H_2O，但只有人类创造了'圣'水能带来特殊刺激的世界。"意义如此灵巧多变的象征性意味着，所

---

① 　E. Becker, *The Birth and Death of Meaning*（Glencoe, Ill.: Free Press, 1962）.

有的人类经历——疾痛是一个完美的例子——在不同的文化世界中呈现不同的形态。人类学家发现抑郁症在不同的社会有着完全不同的含义 ①，对此我毫不惊讶。理解任何疾病经历都需要观察身体、思想、自我与社会的交汇，这是我研究的前提。从表面上看，这是一项艰巨的任务。

现在，读者们可能已理解我在描述美国近年来讨论抑郁症的方式时面临的困难。报纸时常刊登关于抑郁症的故事或建议，许多社区支持在购物中心开展抑郁症的医学筛查。琼·里弗斯 ② 在电视节目中说，抑郁症是一种可以治愈的疾病，当你感到绝望时给某个号码打个电话就行。不过，最近几年最大的事件是百优解的发明。去年，我在纽约无线电城音乐厅（Radio City Music Hall）观看了贝特·米德勒 ③ 的演出，开场时的一句俏皮话引起哄堂大笑："当你服用百优解时，时间过得真快。"只有当一种药物通过《时代周刊》和《新闻周刊》等全国性杂志的封面故事进入公众意识时，才有可能表演这样的笑话。④

[79]

---

① 尤其令人印象深刻的是 Arthur Kleinman 的作品。他有一系列著作阐释情感障碍意义的跨文化差异的著作，包括：A. Kleinman and B. Good（eds.），*Culture and Depression：Studies in the Anthropology and the Cross-Cultural Psychiatry of Affect and Disorder*（Berkeley：University of California Press，1985）；A. Kleinman，*Social Origins of Distress and Disease*（New Haven，Conn.：Yale University Press，1986），*Rethinking Psychiatry*（New York：Free Press，1988），*The Illness Narratives*（New York：Basic Books，1988）。

② Joan Rivers，美国喜剧女王，成名于 1965 年的电视节目 *The Tonight Show*。——译者注

③ Bette Midler，美国著名歌手、演员以及笑星。除本名外，她在舞台上还有个绰号"了不起的 M 小姐"（The Divine Miss M）。——译者注

④ 1992 年 7 月 6 日 *Time Magazine* 的封面故事为"Pills for the mind"。1994 年 2 月 7 日 *Newsweek Magazine* 的封面故事"Beyond prozac—How science will let you change your personality with a pill"。

这些媒体报道经常声称，抑郁症的治愈即将由医学实现。显然，报道将抑郁症描述为一种生物学疾病，最好用百优解等抗抑郁药物进行治疗，而且，这些报道实际上勾画了一个"美丽新世界"，身处其中，人们能够像在百货商店货架上选择衣服一样，选择自己的性格。百优解和其他药物对一些人来说有很好的效果，但是，说抑郁症完全是生物学疾病就言过其实了，这是一种我难以接受的决定论。简单的处方式理论是很有吸引力，因为它们为抑郁症提供简洁明了的解释。但问题是社会现实非常杂乱，如此简单的处方难以阐释它的全部。事实上，我认为本书是对抑郁症过于简易的生物学解释的解毒剂。诚然，人类的负面情绪有其生物学基础，因此，生物功能不佳导致抑郁的假设貌似有理。而作为社会学者，我描述抑郁症所要传达的一个信息是：务必谨慎，不要人云亦云将疾病归于单一根源。

我不是说所有医学人士都已屈服于抑郁症的生物学简化理论。为避免这一误解，我想引用评阅本书早期计划的一位匿名评审的话。出版公司把我的样本章节主要发给了一些社会科学家，但其中有一位评审是精神病学家，他完全同意我对当前抑郁症医学思维方向的保留意见。他认为，分析抑郁症患者的主观体验"早就应该"受到重视。以下是他的评语：

> 精神病学家经常忘记神经递质研究仅仅是一种启发式的工具。它呈现的药物知识让我们能够干预人类最极端的痛苦，减轻其最坏的后果。这种部分缓解可能会让患者在社会及个人意义、人际关系组成的世界中发现对他们病情更强有力的解释。精神病学的错误不在于其强调抑郁症的

[80]

生物学研究以及使用有益的药物来治疗重性抑郁障碍等疾病，而是在其逐渐将人们对抑郁症真相的普遍理解简化为单纯的生物学和药理学因素。我并不是否认，有一天我们会发现不同形式的抑郁症有共同的生物学特征（例如，某些大脑皮层区域 5-羟色胺水平降低），但是我相信生物学特征只是表征抑郁症的"迹象"，而不是其"含义"。为了找到抑郁症的含义，我们将不得不观察生活经验不断变化的相互作用，这经验总是随社会变化而发展，在它的众多来源中，神经科学家的发现只是其中之一。

我对自己作为研究者和写作者还有一点要说。我认为，我的首要责任是让受访者说出心声——他们的想法、感受和经历是本书的核心。显然，我只能呈现他们部分的故事。大量的资料迫使我选择他们故事中的哪些部分最值得一说。在选择时，我尽量尊重他们丰富、多样、复杂且细腻的生活。他们每个故事中的智慧也帮助我更轻松地过好我的生活。出于这个原因，我要感谢那些分享了时间、思想和经历的受访者，我对他们的感激远远超过一般的学术感激。

[81]

第二章

抑郁症的辩证分析

抑郁是隐而不见的真空。它爬进你的大脑，赶走你的理智，理性思维完全缺失。它让你感觉浑身冷得刺骨，感觉有一股令你毛骨悚然、惊恐万状的雾气弥漫在残存的意识中。

失业管理人员，女性，27 岁

有 30 人从报纸上看到我的研究项目后来到我波士顿学院的办公室与我交谈，尼娜是其中一位。我们约定的时间到了，她准时出现在我办公室，身着保守的套装，很有魅力。一般认为，只有工作不成功或生活在极度不健全的家庭的人才会患抑郁症。如果说有人能够打破这种刻板印象，那就是尼娜。经过交谈发现，尼娜的父母是成功的职业人士。虽然她形容她的父亲"有点古怪"，但她认为她的父母都是善良且有爱心的人。尼娜和她的姐姐都被认定是有天赋的孩子，从三岁开始，尼娜就被送入私立学校，在那里她的天赋才能得到更好地培养。不幸的是，尼娜原本乐观的童年被一种罕见的疾病打破了。因为此疾病，她现在仍需要每年接受几次手术。她有自身免疫病，这导致她频繁患上癌症，尤其是在口腔和下颌部位。因此，她需要经常接受检查，一旦发现潜在的致命癌细胞，就要接受手术将其切除。事实上，我们谈话前不久，尼娜得知她需要再次住院治疗。因为这种病，她小时候经常缺课。加上手术引起的外貌变化，尼娜经常是那种孩童特别喜欢恶毒攻击的受害者。所以，她"如饥似渴地阅读，努力培养不同寻常的兴趣和爱好，并避免大型社交聚会"。

　　我们交谈时，我就在想，考虑到尼娜的这个病，我们当然很能理解她患抑郁症的原因。然而，当她讲述自己的故事并从理论上解释她抑郁的原因时，却说她的抑郁与这段病史没有什么关系，而是与她去欧洲探望她哥哥和嫂子时遭遇的性侵经历有关。性侵者是她家的朋友，当尼娜将此事告诉她父母以及兄嫂时，他们都不相信。每个人都告诉她，这位亲密的家庭朋友不可能这样做，也许她误解了当时的情况。尼娜和我探讨了这件事对她意味着什么。她详细描述了这件事如何影响了她与家人的关系。

　　我们谈话后大约一个月，我收到了尼娜的一封信。之前，我给过她本书一个章节的初稿，她在信中分享了她对书稿的看法。她还表示，她在我采访时问她："你如何向没有得过抑郁症的人描述抑郁的感觉？"她觉得当时没有给出足够清晰的答案。尼娜不愧被认为有天赋，她很巧妙地表达出抑郁的感觉。本着完整保留她的叙述的精神，我在此呈现她信件的全部内容：

　　　　我之前和你说过，在欧洲的那场灾难之后，我感觉一切开始分崩离析。我开始意识到我小时候错过的一切，以及我成年后的情感局限。我用"有东西掉了"这个短语来描述我对自身问题的认识。

　　　　每个孩子都有的"红色小拖车"也许是个更好的意象。我的拖车在欧洲的某个地方丢了一个开口销。我知道它掉了，但不知道该怎么办，不知道该怎么修。我只知道它不见了，我要它回来。我仍在往前拖，但有个轮子开始松动了。

[84]

当我拿到了工商管理硕士学位却在两年后被某公司解雇时，维系我世界的重要结构崩溃了。我的轮子掉了。我什么都做不了了，我什么都**不是**了［强调，为尼娜所加］。我再也不能用专业和学术责任当盾牌，抵挡情绪和记忆的影响。我陷入了抑郁。

抑郁是隐而不见的真空。它爬进你的大脑，赶走你的理智，理性思维完全缺失。它让你感觉浑身冷得刺骨，感觉有一股令你毛骨悚然、惊恐万状的雾气弥漫在残存的意识中。一开始，我试着忽略它；尽管有头怪物入侵，我还是强迫自己的眼睛和头脑去阅读、打扮或做早餐。后来，我累了——又抑或是它更强了——我停止了努力。我头脑的基底在我面前瓦解、蒸发，我却无法阻止、改善或施加影响。

［85］

当置身其中时，就变得缺乏同理心，没有智慧，没有想象，缺乏同情心，也失去人性，不再抱有希望。连在床上翻身也不可能，因为难以掌握制定和执行计划所需步骤的能力，也失去了所需的身体技能。对我来说，丧失阅读、流畅写作、数学等学术技能，尤其让我难以面对，因为我一直在这些领域表现出色，也一直为自己的智力感到自豪。

抑郁偷走了你过去的身份，也阻止你预见将来的自己，并用黑洞取代你的生活。你就像一件被蛾子吃掉的毛衣，没有留下任何最初的东西，只有些许残片，暗示你曾经的才干、能力和潜力已经不复存在。人类所珍视的一切都不再重要——音乐、欢笑、爱情、性、孩子、烤百吉饼和《纽约时报》周日版——因为没有任何东西、任何人能够触摸到被困在真空中的人。你不知道接下来会发生什么，什么时候会结束，甚至不知道你现在哪里。自杀听起来很棒，但是策划并完成太难。

　　周围没有人理解你正在经历什么，只会说你"扫兴"，因为你不社交、不洗澡、不上班。我躺在那里为自己难过，我实在应该意识到我自己有多幸运（白人，单身，没有孩子，受过良好教育，职业能力强），应该出去找一份工作，而不是郁郁寡欢。我无法倾诉自己的烦恼，因为我不信任我在本地的朋友，不敢和他们倾诉，甚至不知道到底发生了什么。我也不知道接下来会发生什么，或者什么时候抑郁会消失。

[86]

　　这无疑是我一生中最糟糕的经历。在"现实世界"的时间里，这个最糟糕的阶段只持续了几个星期，但在我的内心，却如历万劫。我不知道我怎么能活着度过了这一难关，也不知道它什么时候或者是否会回来。我也不知道如果它再来，我会怎么做。

　　你的文章讨论了人们在走出深度抑郁后如何看待他们自己及曾经的状况。有些人谈到"抑郁后重生"，但根据我自己的研究和经历，我不确定能否使用"后"这个字，因为我认为我会始终容易受到抑郁的影响。我的经历也给我带来了深远痛切的影响，我不确定能否"克服"或"超越"这些经历。抑郁成为我的一部分，我不可能像摆脱重症流感那样摆脱它。

　　我不知道应该或者可以做些什么来避免再次陷入抑郁。我试着对我的生活和目标保持正确判断，试着不对自己期望过高。

　　当我感到忧伤，或者有令我忧伤的事情发生时，我要正视它们，而不是压抑它们；试着学会偶尔依赖朋友，记住尽管他们不能理解我生活中的许多事情，但这并不意味着他们不关心我；努力避免贬低和迂回的消极想法；确保我的"休息时间"用来阅读周日的报纸，或者陪我的猫玩，给电池充电。

　　自从最近被某公司解雇，我非常担心自己会再次陷入抑郁的炼狱中。如果再次陷入，我不确定会如何应对。我列出了不应该放弃的理由（例如，我的猫、祖母等），并提醒自己，无论发生什么，情况确实在变好。你文中提到一位受访者曾经相信自己不会再抑郁，但再次发作时，他丧失了信心，他的经历引起了我的共鸣。我不总是能确定我的生活质量是否能让我承受住抑郁带来的那种反复的心理虐待，所以我努力保持高品质的生活，以确保我抑郁再次发作想钻到垫子下求死时，我还能挺过去。

[87]

　　这会有效吗？我不知道。在更悲观的时刻，我对此是怀疑的。但是，我也没有太多选择。抑郁至少教会我如何看待生活，并迫使我忽略过去和将来，而专注于当下的这一秒、这一分、这一天。

　　我希望上面几页对你的研究有所帮助，如果能收到你目前研究成果的任何文章，我将不胜感激。在我第一次联系你之前，我驻足了很长时间，想弄清楚我希望从我们的会面中获得什么，以及为提高学术界对抑郁症的理解，我愿意放弃些什么。

　　在我看到过的所有学术或临床资料中，似乎遗漏了一点，那就是抑郁的真实感受。似乎没有人关心受抑郁症影响的人的经历、他们在经历抑郁时的需求（除了药物需求）、他们从最糟糕的阶段出来后的感受，以及抑郁症对他们生活复杂而又难以预料的影响。

　　我一次又一次地搜索关注抑郁症患者感知的文章或研究，但搜到的结果极少。如果我能看到其他人描述自己如何穿越这个内心地狱的描述，以及如何不顾一切地继续前行，我想，那会让我受益良多。这就像斯泰伦的《看得见的黑暗》(Darkness Visible)的故事一样，并不需要一个美好、简单、几乎不可能的"幸福结局"。我认为抑郁症不会有一个幸福结局，至少现在还没有。

[88]

　　我确实认为抑郁症患者需要接触那些康复者的真实经历。这无法从心理学家、精神科医生、药物或医院那里获得。康复者的故事有助于客观判断，能冲淡对药物和"治愈"的大肆宣传，可提供相关信息和背景以帮助其他抑郁者理解他们自己的经历，并证明你不是孤独面对抑郁症这一怪物。康复者的故事带来希望。

社会学与社会联结

　　尼娜的来信是一份有价值的文件，因为它用优美的文字传达了我样本中所有受访者共有的抑郁特征。这一章的余下部分将在她评论的基础上展开，为临床抑郁症现象学提供社会学解释。我的分析从医学社会学的基本前提出发，即疾病和社会经验之间存在着辩证的关系，[1] 对抑郁症，这种关系尤其密切。正如塔尔科特·帕森斯（Talcott Parsons）在数十年前所说 [2]，患者在康复期间不履行正常的社会义务是可以接受的，但如果他们不履行工作和家庭义务的时间过长，就可能被视为越轨、装病。情感障碍是独特的疾病类别，因为社交退缩（social withdrawal）既是病症的结果，也是其定义性特征之一。不妨举例说明，癌症患者很可能会发现很难进行社交互动，但这种困难不是决定癌症是否存在的因素。社交退缩不是诊断癌症的相关指标。与此不同，社交退缩是诊断抑郁症的核心指标，因为缺乏维持社会联结的能力是抑郁症造成的主要后果。 [89]

　　每次访谈中反复出现的一个主题是人际联结。每个人的抑郁故事都不可避免地涉及孤立、退缩和缺乏联结等方面的问题。抑郁的痛苦部分是因为与他人分离，因为缺乏与他人建立联结的能力，即使患者极度渴望这样的联结。

　　断联（disconnection）、孤立和退缩等相关主题与社会学本身最基本的问题是一致的。随着农业社会转变为城市化的工业社会，社会不断融合，古典社会学理论家对社会融合变化的本质有着共同的兴趣。我们与社会日益弱化的联结几乎困扰着我们所有的人，社会学理论家埃米尔·涂尔干就这项研究的核心问题著书立说，探讨了社会融合和自杀之间的关联。[3] 遵循这一传统，近年来社会学家已

---

[1]　例如，W. Cockerham, *Medical Sociology*（Englewood Cliffs, N.J.: Prentice-Hall, 1992）; and P. Conrad and J. Schneider, *Deviance and Medicalization*（St. Louis: C.V. Mosby, 1980）。

[2]　T. Parsons, *Essays in Sociological Theory*（Glencoe, Ill.: The Free Press, 1954）.

[3]　E. Durkheim, *Suicide*（Glecoe, Ill.: The Free Press, 1951）.

经考虑了以激进个人主义为特征的社会对个体造成的不良影响。①
这些研究都有一个假设，即个人的情绪健康——最终也是社会健
康——与个人感受到的被大大小小的群体接受的程度密切相关，也
与个人与群体联结的紧密程度密切相关。

　　涂尔干及他同时代的社会学研究者论述了社会大型机构的结构
以及它们的变化方式。在一个更社会化的心理层面上，一个经久
不衰的社会学观点是，我们的人性是社会联结的产物。乔治·赫
伯特·米德、查尔斯·霍顿·库利（Charles Horton Cooley）和
W. I. 托马斯（W. I. Thomas）等社会学家确立了这样一个理念，即我
们通过人际互动从生物人转变为社会人。从这点来说，他们的名望
是当之无愧的。我们都是通过社会化过程被塑造成人，这一过程使
我们与他人及社会结构的联系越来越多。社会学家普遍认为，如果
儿童被剥夺了人际互动的机会，远离人际联结，他们就无法获得我
们普遍认可的人类特征。反过来说，如果我们被剥夺了与他人接触
的机会，我们的人性很容易受到侵蚀。诚然，关于孤立的研究证明
了社会融合和心理健康之间的关系。② 还有研究详细说明了孤立与一
系列情感障碍的关系。③ 简而言之，关于牢固的社会联结的重要性，
社会学的相关研究历史悠久，且一直持续不断。

[90]

---

① 例如，C. Derber, *Money, Murder and the American Dream: Wilding from Main to Wall* Street（London: Faber and Faber, 1991）; R. Bellah et al., *Habits of the Heart: Individualism and Commitment in American Life*（*Berkeley: University of California Press, 1985*）; R. Bellah et al., *The Good Society*（*New York: Alfred Knopf, 1991*）。
② 参见 P. Thoits, "Multiple identities and psychological well-being: A reformulation and test of the social isolation hypothesis," *American Sociological Review* 48（1983）: 174—187。
③ 例如，K. Erikson, *Everything in Its Path*（New York: Simon and Schuster, 1976）。

受访者的话表明，在抑郁症发作期间，社会联结磨损最严重，被侵蚀，甚至完全被切断。尽管抑郁症以多种方式改变人们的认知，但对绝大多数患者来说，失去的似乎是社交世界中正常的时间维度。他们被当下的坏心情彻底捕获，导致塑造未来愿景的希望及安全感被摧毁。对一些患者来说，世界失去了它的多维度性，没有纵深，变得没有色彩，没有生活气息。然而，最根本的是，自我本身就是人和社交世界之间的纽带。于是，当人际交往的痛苦导致退缩和孤立时，自我便失去了它的社会基础，开始凋谢，在此过程中，社交世界变得更加陌生。绝望、退缩、自我侵蚀的螺旋式下降，导致更强烈的绝望感，甚至更强烈的退缩冲动等——正是在这样的恶性反馈环中，我们见证了自我与社会的辩证关系中最负面的形式。 [91]

以上段落概述了激发我对此辩证关系思考的基本观察。和许多社会生活一样，也和许多令人信服的社会学分析一样，最能表现事物复杂性的是嘲讽和悖论。本章余下部分所探讨的悖论是，抑郁症患者非常渴望与他人的联结，但同时却被剥夺了建立联结的能力。抑郁症的大部分痛苦来源于患者认识到，人际联结能让自己感觉更好，但在抑郁症发作期内，患者丧失能力，无法建立这种联结。对这个想法进行更细致的阐述之前，我们先听听其他人是如何讲述与抑郁相关的感受的。

描述抑郁症

抑郁症难以理解的部分原因是它内在的模糊性。与大多数我们患过或没患过的疾病不同，每个人都会周期性地感到"抑郁"。大多数不时会感到"忧郁"的人不会将这描述为临床抑郁症。还有些人早上起不了床，但否认自己抑郁。相比之下，体育迷在最喜欢的球队刚刚输掉一场重要比赛时宣告，这场失利让自己陷入重性抑郁障碍，他们可能是认真的。

由于精神障碍的诊断类别未必准确，且受文化制约，① 研究人员相当重视这些类别产生和运用的社会／政治过程。② 因此，尽管人们渐渐认识到抑郁症具有多重含义，但受访者讲述其抑郁经历的方式仍呈现出明显的规律。正如文学家通过隐喻将难以形容的情感转化为文字，一些受访者，比如尼娜也是将隐喻作为描述手段。事实上，引人注目的是，许多受访者将抑郁体验比作溺水、窒息、坠入无底洞或身处黑暗无光的隧道中等。这些意象暗示了无助和绝望的强烈程度，以及在最糟糕的抑郁时刻所经历的恐惧。我们来看看这个隐喻思维的例子。

[92]

> 如果你想向某人描述抑郁的感受，你会怎么做？我知道这很难。

> 是的，很难。嗯，我以前这样做过。我把它称之为海上的黑暗风暴。大海会和无安全感关联在一起。感觉自己会沉下去，会失去自己，失去生命，失去一切，然后沉入死亡。我想，也许大海就是死亡，黑暗风暴就是无望。大

---

① 例如，P. Brown, "Diagnostic conflict and contradiction in psychiatry," *Journal of Health and Social Behavior* 28（1987）：37—50；A. Kleinman and B. Good（eds.），*Culture and Depression：Studies in the Anthropology and the Cross-Cultural Psychiatry of Affect and Disorder*（Berkeley：University of California，1985）。

② S. Kirk and H. Kutchings, *The Selling of DSM：The Rhetoric of Science in Psychiatry*（New York：Aldine de Gruyter，1992）.

海在你下面，你上方还有暴风雨。这是你大脑里的一场黑暗风暴。我就是这么看待抑郁的……我的意思是，这是末日，是无望，往下是死亡，往上是一场黑暗的风暴，你想逃离，但却无法逃离……这就是让我有末日感的原因。这会导致瘫痪……末日感实际上已让你瘫痪了……它使你丧失能力。［仓库管理员，男性，33 岁］

　　我认为重要的一点是，不要和［抑郁的人］失去联系。他们在某一刻之后就没有能力联系你了。黑暗、灰雾，然后是黑洞——就是这样一整组意象。另一个意象是溺水。你知道就是一连串过程——现在海水已淹没了我膝盖，海浪冲刷着我，我踩着海水，然后我就溺水了。［图书管理员，女性，43 岁］

［93］

　　你会如何描述它？
　　感觉自己有点像只被困住或关在笼子里的动物，像是在笼子里踱步的老虎。这就是我的感觉。我感觉自己被困在笼子里了，我出不去，感觉总是黑夜，白天再也不会来了。因为如果天亮了，我就能想办法逃出笼子，但我逃不出……有时候我觉得自己被什么闷住了，无法呼吸。我窒息了……这就像掉进井里，自由落体一样地下坠。就是这样的感受。我无处可抓，无法阻止下落。我不知道落到底会发生什么。有点像落到井里，我该怎么爬出去呢？［护士，女性，37 岁］

　　我会说，感觉就像被人拿着一根点燃的火柴烤着，火焰真的很热，你试图忍受住；它就耗着你，越耗越厉害，一直到最后火焰燃尽，你也耗尽了。而那样耗着就是完全的绝望。一开始你还是个完整的人，然后所关心的东西一点一点地开始飘走，它们不再重要，也变得更难以抓住。它们变得越来越不重要，也越来越难做到，最简单的就是躺下，让它把你耗尽。[保姆，女性，22岁]

我能想到的[日常忧伤和严重抑郁之间的]最佳类比，你知道，就像是感冒时抽鼻子和喉咙沙哑一样。当然，我患了超级重的感冒，你知道，我会有一周或更长时间不能上学。但是接下来你就像是得了肺炎，那种让你感觉快死了似的病，这让你整整一周都处于这种状态。在这种状态下，你只能勉强上洗手间，然后再回去躺在床上。也许你有过这种经历。你知道，就是这种关系，就像抽鼻子和流感，让你觉得还不如去死。[失业者，男性，58岁]

有时，受访者将抑郁的感觉等同于颜色，比如，很多人能想到的黑色。而一位女性受访者却说："半夜醒来，一切都是白色的。"她接着说："我永远无法[向任何人]解释这种感受。我绝对是醒着的，一切都是白色的。周围都是这一种颜色，可怕的白色。"另一位受访者描述的是一种"没有光亮的令人沮丧的黄色"。在其他案例中，受访者描绘世界突然变成扁平的二维。死亡和垂死挣扎经常出现在描述中，正如一位受访者所说："我死了。你可以说我在那一刻已经死了。"当患者苦苦挣扎，努力用各种各样的意象表述自己的感受时，他们几乎一致认为，在最无望的时刻，抑郁会完全夺走他们的注意力、动力与活力，哪怕最简单的行为也可能变得无法完成。

[94]

当你真的很抑郁的时候，你知道，如果你在卧室里，然后有人说卧室的另一边有 100 万美元，你所要做的就是抬脚下床，走过去拿走那 100 万，但你就是没办法去拿。我是说你真的没办法。[兼职教授，男性，48 岁]

我的治疗师和医院里的人总是说："如果你感觉不好，就打电话给别人。"[但是]我想说："当我觉得很糟糕的时候，我甚至不能下床。"我想说："电话在那边呢。"（笑）我只是看着它。我想我可以和别人聊聊，但是我绝不会去拿电话。[现在]实际上，我可能会带着电话上床睡觉，在床上给人打电话，然后含糊地说："救命!"[保姆，女性，22 岁]

[95]

此外，患者通常非常清楚自己病情的恶化。他们知道自己会走向何处，却对此无能为力。

有问题的[是]我的头，我觉得有点头晕，感觉它像是停止运转了。这会非常令人沮丧，尤其是当你在工作并试着要做些什么的时候。整个脑袋，就感觉……糟糕透了。我知道我什么时候开始抑郁的。当我开始有些抑郁时，[我开始有]黑暗的想法，觉得即将发生一些不好的事情……你要死了，怎么死并不重要，重要的是你就要死了。这些就是我的想法。就是这类事，你知道。知道自己将要[死了]，这难道不可悲吗？这有点像一个黑色的思维过程，刚刚开始接管你的生活，然后变得焦虑、头晕，不想吃东西。这些都是症状……但是当这些最初的想法开始有规律地出现时，它们就基本上接管了我的生活。生活似乎毫无意义，

为什么还要费心起床呢？［销售员，男性，30 岁］

上面几条叙述说明了一个共同的主题，即抑郁症患者有一种无力阻止的螺旋式坠落感。一位受访者说，这是一种"下滑，我无法扭转"。那些偶尔出现抑郁的人最终也识别出一些症状，意味着这种下滑的开始。失眠通常是其中的一种，其他迹象还可能包括加剧的焦虑和不安，或者不断地反思自责。抑郁症反复出现后，他们必然开始从理论上解读抑郁症的原因、导致抑郁症的情境或刺激因素，然后进一步思考如何防止抑郁症再次发生。

［96］

修过社会学或心理学基础课程的人都了解有关先天／后天的争辩。对大多数人来说，这一争辩仍停留在远离日常生活的抽象层面。但对患有抑郁症的人来说，导致这种状况的是生物因素还是环境因素，始终是一个难题。到最后，几乎所有患者都更认同抑郁症的生物学病因理论。我们将在第四章更充分地探讨这一现象的原因，这部分是由于患者逐渐接受对抑郁现实的医学解读，同时也是抑郁症内在的性质造成的结果。一次又一次，受访者以几乎相同的方式说到，一旦"下滑"形成势头，他们就无法控制它。以下叙述说明了抑郁经历的一个标志性特征——无助感。

　　我的病最可怕的是有时不得不依赖他人……疾病让你瘫痪。它真的会让你瘫痪。它使你丧失能力。无论如何，我很难接受有些事情超出了我的控制。有些事情会发生在我身上，但我却无法控制。［对这些事情］我没有能力，我没有办法阻止、预防、［或］减缓它们的发生。这真的很可怕。［失业者，女性，23 岁］

［97］

　　你知道，如果你在情绪低落时对别人说"我再也不能享受快乐了"，他们以为那就像吃了块曲奇饼干觉得没味道。但这不是真正的失乐症（anhedonia）。当你对过去喜欢做的事情——吃饭、做爱，甚至看书，去树林里散步——都提不起任何兴趣时，那才是失乐症。你甚至不能……记不得做某件事并从中感到快乐是什么样的感觉。你看着这个世界，看着你可以做的许多事情，但它们对你来说却毫无意义。你就像是条蚯蚓，它们对你来说毫无意义。因为如果你不能从某事中获得快乐或满足，你就没有理由去做这件事。你来到这个可怕的静止点，没有前行的理由，因为那里没有你想要的东西。[软件质控经理，女性，31岁]

　　那种不可预测的感觉，那种事情自行发展、不由我控制的感觉与我希望掌控的想法相冲突。我现在明白了。我有这种体验已经很久了。[我知道]我的情绪会上下起伏，我想这可能让事情变得简单一点。我是说，我知道是会有情绪起伏，它超出了我的控制范围，因此当它真的发生时，我不应该感到那么可怕，因为这只是我生活节奏的一部分。[教授，男性，48岁]

　　[存在]悲伤和抑郁的区别。[抑郁]带有一种强烈的绝望情绪。我的意思是，抑郁似乎压倒一切，[绝望]是我唯一的感觉。然后……上一次被收进[医院]，我有一种难以置信的绝望感，似乎没有尽头。你知道，就像是一片无法跨越的海洋……此外，一段时间后，抑郁开始有自己的生命。你无法控制自己的想法，无法控制自己的绝望，或者控制自己的郁闷。它更严重了。你需要一些干预或缓解

[98]

的措施，因为你无法再忍受疼痛了。[残疾失业者，女性，39岁]

当我精疲力竭时，什么也都不上忙。[图书管理员，女性，43岁]

埃里克·埃里克松（Erik Erikson）曾提出，人的本质是"希望"；即使在最糟糕的情况下，人类也能保持希望。对集中营等不可忍受的生活状况的记录①表明，希望可能是人们生存的必需品。当然，对于希望是否真的是区分人和其他动物的特征，还存有争议。但毫无疑问的是，抑郁侵蚀了希望；同时，也使患者与他人的持续交往变得困难尴尬，甚至完全不可能。在最糟糕的情况下，这种经历影响力强大，影响的范围也十分广泛，以致无论患者曾多少次从抑郁中走出来，都不可能相信这次复发后会再次获得重生。在我与受访者的谈话中，"绝不"这个词经常出现，比如，"我绝不可能再回到让我感觉能掌控一切的稳定期了"，或者"我身陷其中，不敢相信我又陷进去了。它来了，又回来了。它总是回来。我不知道什么时候才能摆脱它。也许这一次我绝不可能再摆脱它了"。是抑郁症特有的持续痛苦导致了患者的绝望。

那些年里，我一直很抑郁。这不像是好日子结束或坏日子开始。事实上，当我回顾那些年，我甚至不记得有什么特别的大事。好像一切全是黑色的，全是黑色。你知道，

---

①　参见 B. Bettelheim, *Surviving and Other Essays*（New York：Knopf, 1979）；J. Rosenberg, "Female Experiences During the Holocaust"（Master's thesis, Boston College, 1993）。

不是说我一天过得好，一天过得不好，而是……经常感到抑郁，还有时候感到非常抑郁，想自杀。就是这样。[研究生，女性，24岁] [99]

抑郁总是在那儿。人们没有意识到，我虽做着这些事情（旅行，参加聚会等），但内心仍然痛苦。这是他们无法理解的。我每时每刻都在忍受痛苦。七年来，我感觉从没有过快乐的时刻，片刻的快乐都没有。我是说，我去旅行，去欧洲，但我还是很痛苦，而别人不理解我。太可怕了。我是说，所有这些美好的东西，我都讨厌。对我来说，它们只是痛苦。这让我很痛苦。[旅行代理人，女性，64岁]

对我来说，我想……持续不断就是抑郁的根本特征……还有那种无法缓解和单调不变。[治疗师，男性，45岁]

第一次在麦克莱恩医院听到一个人说他患抑郁症两年了，我差点晕倒。我想我是不可能[忍受这一切的]。我真的不能。我到那不久后，我就有自杀的念头。我是说，我写了遗书，然后拿了片金属，打算去树林里割喉自杀。我过去常常在去见医生前去那片树林。到了树林，我拿着金属片站在那里，我真的很想割破自己的喉咙。唯一阻止我的是，我害怕我做不好，怕只割了一部分，然后就只能在某个病房度过余生。这会比死亡还更糟糕。我只想结束痛苦。我愿意赌另一边可能会有地狱之类的。我只能接受虚空。只要能终止疼痛，我会接受虚空。如果在那之后有天堂和宽恕，那更好，但我从未想过。我只是在想，要么是虚空，要么是地狱。你知道，我希望是虚空。就像关了灯 [100]

一样。[失业者，男性，58 岁]

上面几页的叙述只表现出抑郁困境的一部分。我首先阐述了人类交往对我们个人幸福的重要性这一理论观点。听抑郁症患者讲述，就不可能不惊讶地发现，"孤立""退缩"和"断联"等主题出现的频率是这么高。和其他的感觉和情感一样，孤立有不同的程度及表现。有些患者觉得必须退出几乎所有的社会生活领域，但大多数患者，除非他们住院治疗，会在日常生活和工作中苦苦挣扎，有时还英勇地保持"正常"的外表。还有一些患者可能会继续与朋友和家人交往，但实际上，他们感到不自在、不舒服、被边缘化，且极度孤独。众所周知，在他人面前例行公事地进行互动，有时会严重放大孤独感和孤立感。下一节中，我们将放大抑郁经历，重点探讨抑郁体验的核心悖论：退缩的必要与孤立的痛苦。

抑郁症的悖论

目前为止，我们将与抑郁相关的感受拆分开来讨论，因此，尚未合理对待抑郁症的复杂性。患者同一时间的感受不止一种，更典型的是，抑郁同时产生多种感受：忧伤、孤独、焦虑、被边缘化以及危险等。不过，患者提及这些感受的频率以及表述的强度表明，不同感受是有等级的。与社会联结紧密相关的一个普遍感受是**安全**。为了生活舒适，人们必须相信，他们会得到构成他们日常世界的个人及社会结构的保护。一种文化会为其成员提供一套生活指导原则，使他们能够应对生活中的不确定性和模糊性。但是，本研究中的许

[101]

多受访者并不觉得得到了社会的接纳。相反，他们感觉生活不安全。
我应该补充一点，这种感觉在女性受访者中表现得尤为突出。

　　　　我在家里完全感受不到安全。我觉得到处都不安全。
我在学校感到不安全……就像先有鸡还是先有蛋的问题。
但是我觉得很不安全。这只是一种深层的感觉。［失业者，
女性，22 岁］

　　　　我确信，我曾有过许多焦虑抑郁的表现，但不知道这
就是所谓抑郁症……我的大半辈子都可能是抑郁的……［但
是］我是在一个破坏性的环境中长大的，患抑郁症对我来
说是件奢侈的事。焦虑沮丧可能是抑郁症的表现形式，但
我认为，必须在一个安全的环境中才有资格抑郁。在我家，
如果你抑郁，你就死了。我的意思是，在我家，要活下来，
你就得动作快（边说边连续打响指），脑子快。实际上，我
不是说真的死了，不过那是一个极具破坏性的环境，我总
是感觉不安全，从来没有人支持我，我不得不依靠自己。
［大学教授，女性，49 岁］

　　　　我想我［在家里］会发疯的。有些夜晚，如果有人发
疯，我是说，完完全全发疯，我想那就会是我。如果我父
母不停止争吵，或者发生别的什么，那我可能就疯了。我
想知道这是怎么发生的。就像有人就坐在那里，然后就疯
了。［所以现在］我对世界的看法变了。我看待事物态度悲
观，且感觉非常不稳定。整个世界危险重重，且充满敌意，
所以我走得非常……小心。［护士，女性，37 岁］

［102］

　　从这些叙述可以看出，患者试图从理论上探讨家庭结构、基本信任或不信任、长期断联的感受与抑郁症最终发作之间的因果关系。艰难的家庭生活与抑郁症相关，从常识来看，这个观点很正确；诸多研究也证明了二者之间的关联。[①] 但是，家庭功能障碍与抑郁症之间的联系既不简单，也并非一成不变。有些受访者认为，从他们自己的经历来看，抑郁症的演变无法追溯到不快乐的童年或糟糕的养育方式。事实上，50 位受访者的经历也存在巨大的差异。这也表明，不太可能确定抑郁症有一成不变的原因。不过，抑郁症似乎有一成不变的后果，其中最主要的便是社交退缩。抑郁的感觉使人际互动变得艰难，有时，虽然意识到自我孤立只会加深痛苦，但仍会被远离他人的需求压倒。

　　　　这真是个"第二十二条军规"式的悖论，因为你感觉不好，而你觉得如果见到你的朋友，你也会让他们感觉不好，或者你不会过得开心，或者你只会抱怨，只会呻吟，所以你想一个人待着，但是如果你一个人待着，情况只会越来越糟。[研究生，女性，32 岁]

　　　　我就想从身边的人、地方和事务中退出来。最后，我就坐在电视机前或者坐在家里床上……我现在的状态就只

[103]

① 例如，J. Puig-Antich et al., "The psychosocial functioning and family environment of depressed adolescents," *Journal of the American Academy of Child and Adolescent Psychiatry* 32（1993）: 244—253; I. Miller, G. Keitner, and M. Whisman, "Depressed patients with dysfunctional families: Description and course of illness," *Journal of Abnormal Psychology* 101（1992）: 637—646; K. Sternberg, M. Lamb, and C. Greenbaum, "Effects of domestic violence on children's behavior problems and depression," *Developmental Psychology* 29（1993）: 44—52。

想一个人待着，离别人远远的。我只能说，我发现自己和别人在一起很不舒服。［兼职办公室职员，男性，37 岁］

我感到异常孤立，即使在自助餐厅吃饭，也是一个人。我住在宿舍里，到了第二学期，我就不再和任何人说话了。［失业者，男性，26 岁］

有身体上的症状吗？身体上有什么感受？

我想到的与身体有关的是……无法入睡，然后由于没有睡好导致第二天一整天都无法正常工作。感觉昏昏沉沉的，无法集中精神，有时不愿意接电话，不想看到任何人，感觉很想退缩。这些是我感觉到的身体症状。你知道，有时这种退缩甚至延伸到我与家人的相处上，尽管我当然和他们的关系要比与其他任何人的都更亲近。我妻子对我的退缩抱怨颇多。她感觉我一走进小书房，关上门，就无法接近和沟通了。自然，她对我行为中的这种倾向非常不满。［教授，男性，48 岁］

我躲避电话。当电话响起时，我会想："妈的！谁给我打电话？我不想和他们说话。"但是你必须接听，因为正常人都这么做……当别人走进房间时，你感到不安。你不想被打扰。我宁愿只看电视，喝苏打水。你不能维持一段恋爱关系，你知道的。你做不到，你不想出去。你不想见她的朋友，也不想见你自己的朋友，就像你不在那里一样。恋爱也不重要，那种感觉就像如果分手你就不会给她添麻烦了。那就是我的想法。［失业服务员，男性，33 岁］

［104］

就像有人描述与他人互动困难时说的"连说话都痛"，这时退缩、独处的冲动似乎是合理的。然而，退缩其实并不是一种处理情感问题的适当方法。虽然可以从无法履行的社会义务中暂时抽身，但退缩的长期代价却是负面的。就像抗抑郁药物有良好的短期效果，但长期服用会造成患者虚弱，社交退缩亦是如此。长此以往，退缩将使恐惧和自厌融合，催化出绝望，而绝望又会反过来使退缩的冲动更加强烈，就这样形成真正的恶性循环。我所描述的这个过程的矛盾之处在于，受害者非常清楚他们为自己制造的两难境地。他们退缩，孤立自己，同时又意识到这样的反应只会让他们变得更糟。

　　　　哦，我是如此孤独。我打篮球，是篮球队的一员。我有个室友，但我很孤独。我有很多朋友，但我完全孤立无援。这就是，就像，我相信抑郁症是一种孤立的疾病，它告诉你要退缩，要远离他人，不要成为一个社会人。**远离那些会让你变得更好的人**［强调为我所加］。是啊，需要独处，想要退缩。那是一种症状。但我吗，就这么孤独。我记得，有一天我在雨中走，心里就想："搞什么鬼？我到底怎么了？我怎么了？"［销售人员，男性，30 岁］

［ 105 ］

从以上分析来看，抑郁症的特征似乎是其病程与社会进程无关。对患者来说，抑郁似乎有自己的生命力，会有特定的行为反应，尤其是退缩和孤立。这样的描述抓住了抑郁症特征的部分"真相"。如果认为孤立和断联是抑郁症不可避免的"自然"结果，充其量只勾勒出了抑郁症全景的一半。如果不考虑他人对患者行为的反应，则很难真正理解患者个人是如何赋予自己行为以意义的。莫里斯·罗

森堡 ① 敏锐地发现，至少需要两个人才能创造出一个精神疾病患者——一个人以特定的方式行事，另一个人则为此贴上精神疾病的标签。接下来的章节集中探讨抑郁症患者和其他人之间的互动。这些互动将揭示加深抑郁症患者孤立感的社会过程。

断联加深

建立人际联结显然与同理心有关。社会心理学家会说，我们与那些不愿或不能与我们进行"角色互换"的人保持距离；他们不能站在我们的位置上看世界。当然，所有的角色互换都不精确，因为我们永远不可能成为另一个人；我们只能试着站在他人的立场上，想象对方是如何看待和体验事物的。我们都有必要根据人们理解我们内心世界的能力来区分他们。因此，当我们决定不公开抑郁痛苦，他人就成为陌生人，成为既近又远的人；② 也许空间距离近，但情感距离远，因为我们不和他们分享最能定义我们经验世界的感知和情感。由于抑郁完全主宰着一个人的"日常生活世界"③，保守这个秘密会大大疏远患者与他人的关系，包括可能会与他们有大量日常交谈的家人和朋友。　　　　　　　　　　　　　　　　　　　　　　［106］

　　1994 年初，总统比尔·克林顿"最亲密的"助手之一文森

---

① M. Rosenberg, "A symbolic interactionist view of psychosis," *Journal of Health and Social Behavior* 25（1984）: 289—302.

② G. Simmel, "The stranger," In K. Wolff（ed.）, *The Sociology of Georg Simmel*（Glencoe, Ill.: The Free Press, 1950b）.

③ Lived world，出自 A. Schutz, *Collected Papers*（The Hague, Netherlands: M. Nijhoff, 1962）。

特·福斯特（Vincent Foster）自杀的消息震惊了全美国。人们问："他如此痛苦，为何却无人知道？"媒体对谁应该为"没有发现他抑郁迹象"负责进行了各种猜测。但极有可能的是，没有人应对此负责，因为患有抑郁症的人经常将自身的痛苦隐藏起来，而任何"泄露"出来的自我困扰迹象都不能清楚地说明它们就是威胁生命的情绪障碍。当然，如果个人经历一场危机，一场"崩溃"，让他们的痛苦立刻显现出来，就不可能继续保守抑郁的秘密了。不过，抑郁症患者通常选择保护自己的情感秘密，特别是在他们抑郁的早期阶段，原因有三：（1）他们自己没有恰当的词汇准确描述他们的问题；（2）他们认为他人根本无法理解他们的境况；（3）他们意识到"精神疾病"是种污名。接下来，我将探讨这三方面的社会因素是如何共同加深了最初定义抑郁症经验中的孤独感。

界定抑郁症

　　不同职业路径的具体情况、可预测性和持续时间差异很大。比如说，遵循组织化职业生涯的人能获得非常清晰的正式和非正式的发展时间表，详细规划了职业生涯的不同年龄阶段"应该"在哪个位置。受访者的经历表明，他们的抑郁经历是有规律的序列，但每个人停留在某个特定阶段的时长有很大的差异。与本研究目的紧密相关的是，有几位受访者描述先有多年的痛苦，然后才将自己的症状定义为抑郁症。本研究所有的受访者都经历过因缺乏词汇而无法将其症状描述为抑郁症的早期感受阶段。

　　受访者的年龄从 20 岁出头到 65 岁左右。每个人都描述了一个无法给其问题贴标签的阶段。许多人将情感不适的感觉追溯到三四岁的时候，但直到多年后才把自己的感觉与所谓的"抑郁症"联系

[107]

起来。他们都有好些年一直感觉和他人不同，尴尬、被边缘化、不自在、害怕及痛苦，却未给自己的境况贴上抑郁症标签。

　　大多数提到儿时就有负面情感的受访者都不能断定是否存在"不正常"，因为他们没有正常的比较基线。如前所述，一些受访者生活在他们现在描述为严重失调的家庭环境里，经常遭受家人酗酒、身体虐待及情感虐待等。上文中那些在家感到不安全的受访者想了各种办法，尽可能待在其他地方。有些躲在朋友家。有一名男性受访者则将学校视为避风港，于是，他一定要和学校门卫混熟，这样他就可以在放学后和他们待在一起，而不用回家。这些孩子知道他们在家里很难受，但没有足够丰富的阅历明白自己的生活不寻常。

　　　　我跟你说哦，我没办法想到"事情不对劲"，因为我没有评判的参照物。我这辈子都很孤独……我只能对我所处的境况作出反应或者不作出反应。我从没想过用我不知道的术语来描述它，和某个标准比照。我不知道标准是什么……对我来说，那才理所当然是一种不自然状态。[仓库管理员，男性，33岁]

[108]

　　对大多数受访者来说，早期感受阶段在他们的疾病意识发展过程中历时最久。就个人身份而言，特别突出的是，对他们问题的最初解释侧重于他们的环境，而不是他们的自我。他们新得出的定义是，逃离他们所处的环境就能纠正一切。他们一次又一次地讲到，他们幻想着逃离家庭和从小长大的社区。不过，至少在最初阶段，他们感觉到自己被困住了，却不清楚将来会如何变化。

　　我感到有点被环境压垮了。过着现在这样的生活，我
有点难过，我不知道如何摆脱它……我想是一种被困住的
感觉。这是我的一种认识，也是一个事实：我认识到这不
是我想要的生活方式，但事实上，我也不知道如何摆脱它。
所以感觉有点被困住了，有点恐慌。现在我该怎么办？［护
士，女性，37 岁］

　　在这个阶段，患者面临的困境是，他们清楚地感觉到有些事情
不对劲，但是他们无法解读自身的问题，除非他们拥有赋予问题以
意义的概念工具。在他们疾病意识发展过程的某个点上，患者把他
们的困境和抑郁症关联起来。他们可能会阅读有关抑郁症的书籍，
在报纸上看到的症状列表正符合他们的感觉；或者更常见的是，他
们会遭遇一场危机，把他们推到医生的办公室，有时是医院，然后
他们的问题被诊断为抑郁症。在那之前，他们生活在令人沮丧的困
惑和惊恐中。一位年轻女性受访者讲述了她 10 岁时经历了第一次抑
郁发作，她讲到了痛苦的性质与缺乏标签之间的关联。

　　这件事的糟糕之处［在于］我不知道怎么描述它。我
不明白［它是什么］。这绝对就像是一个深渊，你知道，在
这个深渊里，我曾经指望的一切不知怎的都消失了。是的，
这对我来说很可怕。你知道，我丧失了正常的行动能力。
我以前从未这样过。你知道，这痛苦对我真的有点新，因
为你没有相关词汇来描述它，而且你以前从未经历过。我
是说，那个时候，你还没有精疲力竭。［精神健康工作者，
女性，27 岁］

不论患者以何种方式将他们的坏心情定义为抑郁症，我们都发现，当他们告诉家人和朋友"我患上抑郁症了"后，孤立感会随之降低。然而，这样的宣告或解释很少会有后续的描述，因为光有抑郁症标签还不能准确表达他们的内心体验。抑郁症仍然只是一个无法弥合情感鸿沟的暗语，这种情感鸿沟将患者的世界与他们眼中"正常的"朋友及家人分割开来。

抑郁的不可沟通性

当交流者能准确地理解对方所有表示（言语、举止、行为）的意图，就是完全"成功"的交流。然而，在几乎所有的互动中，言语和行为的意图和观察者对它们的编码方式之间都有"意义的滑移"（meaning slippage）。当然，在每一次交流中，我们既是演员也是观众，既是观察者也是被观察者，会不断地根据我们对他人行为的解读来构建我们自己的"表演"。这种互动观点表明，传播"噪音"不可避免地导致个体在相互交流中错过很多双方本欲表达的意义。然而，如果我们不假定对方"似乎"理解了我们的意思，社会生活将无法继续。也就是说，大多数时候，我们假设主体间有"足够多"的共同现实，从而让他人从根本上理解我们的意思。不过，正如任何婚姻顾问、劳工谈判代表或外交官所知，有时，人们经历的现实迥然不同，会使有意义的交流彻底中断。

日常生活中的沟通协商要求我们用心把握与不同受众的交谈内容。为了最大限度地减少误解，我们只和某些特定的受众谈论某些特定的话题。我们需要评估哪些个人或群体最能在某些特定话题上与我们互换角色，也相应地对其他人或群体实施会话隔离（conversaitonal segregation）。为人父母者会兴高采烈地谈论孩子迈

[110]

出的第一步或说出的第一句话，但与单身朋友交谈时，则会避免这样的话题，以免被视为没意思。职业相同的人可能会没完没了地"谈本行"，但如果和配偶及朋友交流时也这样，就可能会因话题狭隘而疏远对方。有时，年轻人不相信父母能理解他们生活中的重要事情。

[111]　　向没有第一手信息的人传达自己的生活经历，这样的交流相当困难。而当自己对希望他人理解的感情和情绪也只是一知半解时，交流就更是难上加难。人们很快就会发现从未经历过严重抑郁的人根本就不"明白"抑郁的感受。

　　　　这是世界上最糟糕的感觉。这种感觉就在我心里。我不知道你是否能感觉到……嗯，你会感到空虚。好像那里有个黑洞。我跟你说，这是最可怕的事情……我带着它生活了几年，你知道，从九年级到十一年级，我就带着这种感觉，带着抑郁生活了那几年。但这都是个人的隐私……我没有说出来，但心里有感觉。我没有怎么和别人说起过。我可能和一个朋友谈过，但是没人能理解。你不能和没有抑郁经历的人谈论你的抑郁。他们不明白。你要怎么提出来？每个人都很开心，而你却要开始谈论这个深黑的秘密，深黑的洞？［研究生，女性，24 岁］

　　　　我妈妈［常挂在嘴边的］话是："为什么你不能振作起来？"几年前，当我真的感觉病了，我打电话给她说："我想自杀，我不想死，但是我再也受不了了。"我告诉我哥哥，他却回答说："你为什么不帮你自己和其他人一个忙，现在就这么做。我厌倦了每隔几年就要听你说这些。去做就好了。"所以我也告诉他我要去哪里，我说："我真的很想听听这个。"你知道，这是我的家人。我妈妈求我回家："请回家吧。我会照顾你的。"我说："妈妈，你不知道我在说什么。"直到我父亲去世，她才理解什么是抑郁症。她生平第一次说："我很抑郁。"她花了两年时间才把它说出来。我说："感谢上帝，你终于说出来了。"她回答："现在我明白你的意思了。"[实验室技术员，女性，49岁]

[112]

我最好的朋友，她能理解我。她从不对我评头论足，把我当普通人。她说："我不会对你有任何不同。"这就是我想要的。但是我的其他朋友……需要一些时间来适应。我是说，这的确很难接受。在过去的三年里，我在五家医院住过院，遇到了一些严重的问题。我已经不再试图强迫他们理解，我知道他们不会理解的。[失业者，女性，23岁]

真正得过[抑郁症]的人知道你在说什么，你不必努力去解释。起床、洗澡这样的事都让你感觉力不从心，如果你没有到这样一个地步，你就无法真正理解它。我是说，洗澡是一项很费力的事。你甚至没法去想："我需要做什么才能[洗澡]？"我需要怎么做？正常人去洗就是了，连想都不用想，就只管去做。但[对有抑郁的人来说]，这是很沉重费力的事。我哥哥容忍了我上次的发作，他帮了很多忙，但他并不理解我。他就是无法理解。[失业者，男性，58岁]

那些从未有过抑郁经历的人不能"明白"，对这一点或许我们不应该感到惊讶。他们无法理解，如同男性参议员就是不明白安妮塔·希尔（Anita Hill）的控诉 ①，或白人就是不明白黑人的痛苦和挫折，或异性恋者就是不明白一些同性恋者的捍卫态度，或者就此而言，如同最善意的中产阶级马克思主义者也无法完全体会到穷人的痛苦。任何人想要完全理解某事，唯一的途径就是亲身参与，体验当事者的感受，仅靠对某状况的认知是无法完全理解的。此外，当涉及人类的痛苦和苦难时，为什么有人会在情感上倾向于真正理解？会有可能特意去经历那种导致千百万人自杀的无法承受之痛吗？就连那些最执着于马克斯·韦伯（Max Weber）所谓"有意义的充分解释"的社会科学家会把自己置于如此境地吗？

[113]

虽然无法与家人和朋友分享抑郁的感觉不幸地加深了患者的孤独感，但至少他们的不理解是可以理解的。不过，当社会的专业听众——各类治疗师——似乎也无法理解患者的问题有多严重时，他们的回应就可能是愤怒的了。

> 我要疯了。我什么也做不了。它把我吓呆了。我记得某大学的那个心理学家……我觉得"我不能正常工作"。我有些歇斯底里了，她却对我说："嗯，你知道你要处理森林里的兔子什么的，还必须学会处理狮子。"我想说："哦，上帝呀，帮帮我。我的天呀，你还不明白吗？"我对她说："我得住院。我不能再这样下去了。"她就是不明白。[失业

---

① 1991 年，时任美国总统布什提名黑人法官托马斯（Clarence Thomas）出任联邦最高法院大法官。托马斯的前任助理、俄克拉荷马州立大学法学教授安妮塔·希尔指控托马斯性骚扰，在听证会上遭到 14 名白人男性参议员轮番质问。这个事件激怒了美国女性，促使更多女性投入国会选举，结果进入联邦参众两院的女性议员数量突破历史纪录。史学家还把这一年成为"女性之年"（Year of the Woman）。——译者注

者，女性，22岁]

在其引人入胜的《被管理的心》① 一书中，阿莉·拉塞尔·霍克希尔德探讨了美国从生产型经济向服务型经济的转变。② 她认为，"后工业"社会的出现导致新的工作异化形式。霍克希尔德研究了两个职业群体——航空公司空乘人员和收账员。两种职业都需要付 [114] 出高度的"情感劳动"。空乘人员的专业培训要求他们满足乘客的需求，不管乘客的行为有多粗鲁，都要以友好和尊重的态度对待他们。收账员的工作要求则是讨债，因此必须对债务人采取恶劣的方式。霍克希尔德估计，大约有33%的男性和50%的女性从事高情感劳动的工作，而且这个数字还在增长。卡尔·马克思认为，工厂的工人仅仅是流水线上的工具，他们与劳动的关系被异化。然而，新兴服务经济中的工人则必须压抑自己的真实情感，他们要经历新的异化——自我异化。如果工作要求工人压抑自己的真实情感、采取不真诚的行动来"管理好自己的心"，就会产生极具破坏力的情感衰竭和情感疏离，其破坏力不亚于工业时代新兴工人的身体衰竭和身体疏离。

我们所有人都经常被要求以一种与我们主观内心感受相反的方式行事。面对一个不理解他们的世界，有抑郁经历的人不断经历刻骨铭心的情感异化。他们无法表达自己的感受，有时甚至无法向精神科医生表达，在日常生活中他们必须进行高强度的印象管理。他

---

① *The Managed Heart*，现有中译本将此书名译为《心灵的整饰》，此处采用了更直白、更符合此处行文逻辑的译名。——译者注
② A. Hochschild, *The Managed Heart*: *Commercialization of Human Feeling*（Berkeley：University of California Press, 1983）.

们的经历不同于霍克希尔德笔下的空乘。空乘人员会下班，选择保守自己情感秘密的抑郁症患者则会经历长期、持续的情感异化。"假装"正常的每一秒都会加深由抑郁带来的断联感。从这方面来说，抑郁症几乎完全可以作为印象管理的案例。对于抑郁症患者来说，社会要求"摆出快乐的面孔"，其实是要求他们压制一种特别强烈的内心体验。不过，几乎令人难以置信的是，许多严重抑郁的人居然长期坚持"完成了表演"，而表演的代价就是让本就痛苦不堪的生活状况进一步恶化。

[115]

　　让我时不时陷入麻烦的一件事是，我有本事显得很有能力。我可以坐在这里，然后就变得非常紧张；我可以坐在这里和你讨论，然后我回家，就感觉很想自杀……我可以晚上去跳舞，你知道，完全正常地社交，然后回到家，直接掉进深渊。[面包师，女性，41 岁]

　　当我在大学的时候，我就有这样的感觉：我不能再这样下去了。我讨厌它。我厌倦了明明不开心却还试图表现得很开心。人们问我："你好吗？"我会说："很好！"但我真的想说的是："糟透了，我感觉要死了。"（笑）所以几乎是用尽了所有力气才说出："没错，我患上抑郁症了。我再也装不下去了，人们会知道发生了什么。"[保姆，女性，22 岁]

　　从我大约 17 岁或 18 岁开始，每隔几年，我就会出现非常糟糕的抑郁感。在我看来，我的整个生活都要分崩离析了，我完全无法控制。这一切都太可怕了，以至我甚至都不认为我还能在乎什么。为克服这些[抑郁状态]，我做的只是假装一切都正常，像正常人一样继续生活下去。但

是要做到这一点，得去工作，去做我必须做的事情，这需
要大量的能量，而我不会做比这更需要能量的事情。我会
做我必须做的。上次发作时，我担心我会丢掉工作，因为
这似乎超出了我的承受范围。我只是不知道如何继续做我
必须做的事情。［失业者，女性，35 岁］

　　我上大学时加入了一个乐队。开学第一周，乐队就有
一场很棒的演出。这可能是我在大学里最开心的事了。第
一周，我是宿舍的大英雄。但后来发现我根本不是那种人。
我非常内向，自我意识很强，所以我不得不接受表演时的
我和真正的我之间的天壤之别。［失业者，男性，26 岁］

　　正如迈克尔·道格拉斯（Michael Douglas）主演的电影《城市
英雄》（Falling Down）所描述的那样，美国社会可能正在突破人们
保持公开姿态的能力极限，而他们的公开姿态与个人情感大相径庭。
在某种程度上，内在主体性和外在表现之间的差异变得难以维持，
造成强烈的情绪爆发，进而导致社会认可的外表消融。这正是道格
拉斯扮演的角色最终"疯了"的原因。与此相似，大多数受访者最
终到达无法维持正常面具的临界点，于是"崩溃"。在本研究中，50
名受访者中有 29 人有住院治疗的经历，有几位受访者因企图自杀而
住院。他们的叙述表明，自杀有时可能是孤注一掷，为了让身边不
理解他们的人知道他们的焦虑有多严重，是他们希望"被听到"的
最后一次尝试。

　　我认为第一次自杀是……想说："听着，你不明白。事
情确实不对劲，但这不是你想的那样。"这就是我希望达到

［116］

［117］

的效果。我希望他们后退一步，然后会理解"的确有很严重、很严重的问题"。[自由作家，女性，41岁]

有几位受访者证实了上文所分析的，"精神崩溃"反映了他们已无法维持正常的外在表现。我一次又一次听到他们用不同的话语表达："我真的瘫痪了，我的情绪不正常了。"住院治疗让他们不必继续挣扎着假装正常。不过，要在适当的语境中理解住院治疗的内涵。尽管有时有助于患者"安全地崩溃"(safely crash)，但大部分受访者同意一名受访者说的"住院的经历对我来说是毁灭性的"；还有几位受访者说，住院让他们感觉自己像是"残次品"。无论人们是高兴还是不情愿地接受住院治疗，这一经历都是一个关键的"身份转折点"①，因为不可否认的是，"收治入院"让他们相信了自己病情严重，并促使他们接受新的自我定义——"精神病人"。还有一点，不管对住院治疗的总体评价如何，受访者确实找到了能理解他们经历的他人。一名受访者的话很有代表性，和其他抑郁的人在一起，"就像[你]不需要解释自己是怎样呼吸的，哪怕是最小的行为，[你]也不用解释。他们就是能懂你。他们理解"。

与同病相怜的人在一起时会产生共鸣，这有助于解释"自助"团体的吸引力。在某些方面，自助革命反映了菲利普·里夫所说的治疗文化(therapeutic culture)②的全面发展。在自助团体中，人们求助于其他遭受同样困扰的人，并试图通过对话来治愈他们认为是共同的问题。描述疾病的修辞（通常暗指生物学起因）有时与描述

[118]

---

① A. Strauss, "Turning points in identity," In C. Clark and H. Robboy (eds.), *Social Interaction* (New York: St. Martin's, 1992).

② P. Rieff, *Triumph of the Therapeutic* (New York: Harper and Row, 1966).

精神的词汇（如匿名戒酒会等互助项目的用语）相结合，提出"康复"需要屈服于更高的力量。因此，自助现象的吸引力部分来自治疗元素与宗教和科学元素的结合。除此之外，自助团体吸引人的一个关键是，成员有机会被理解，有机会和能理解彼此困境且不妄自评价的人沟通交流。

污名、隐私及自憎

从欧文·戈夫曼[1]开创性地阐述了污名问题开始，社会科学家[2]研究了离婚人士、肢体残缺者、侏儒和老年人等诸多群体如何处理信息，如何采取相应的行为策略，以最大限度地保护已经被玷污的身份。尽管围绕抑郁症展开了广泛的公共教育，但患者知道他们的病在传统上被定义为精神疾病。因此，他们属于"他者"的范畴，有戈夫曼所说的"个性瑕疵"。自己的感受别人无法理解，也无法接受，促使患者隐瞒自己的情感，因此，抑郁症患者通常会像污名化状况隐而不见的其他个体那样采取"假装"的策略，也就不足为奇了。

> 当然，你永远都不能告诉任何人，因为［有］污名……抑郁症是一种精神疾病，嘘！别说话。不要告诉任

---

[1]　E. Goffman, *Stigma: Notes on the Management of Spoiled Identity* (Englewood Cliffs, N.J.: Prentice-Hall, 1963b).

[2]　例如，G. Frank, "Beyond stigma: Visibility and self-empowerment of persons with congenital limb deficiencies," *Journal of Social Issues* 44 (1988): 95—115; N. Gerstel, "Divorce and stigma," *Social Problems* 34 (1987): 172—185; P. Luken, "Social identity in later life: A situational approach to understanding old age stigma," *International Journal of Aging and Human Development* 25 (1987): 177—193; J. Moneymaker, "The social significance of short stature: A study of the problems of dwarfs and midgets," *Loss, Grief and Care* 3 (1989): 3—4, 183—189。

[119]　何人……没有人说出来，因为污名，抑郁症是一种精神疾病。[销售人员，男性，30 岁]

我只知道我不可能去参加政治竞选（笑）。[兼职办公室职员，男性，37 岁]

我仍然怕人。我感觉，如果我不告诉他们［我的抑郁症］，我永远都不能真正亲近他们。如果我真的告诉他们，我又觉得离他们更远了。我真的进退两难，事实是我甚至不能交到有趣的朋友。我太需要和人交谈，让每个人都知道这件事，但我不能，因为它的伤害性太大。[家政清洁工，女性，23 岁]

我只是到哪都带着它。我从未想过要和任何人谈论这件事……是的，我从没告诉任何人我在想什么。我想，人们是不可能接受的（笑）……我想，谈论不好的事情或不好的感觉是一种禁忌……我有一种感觉，如果我告诉别人我的感受——我身上发生了什么——他们会利用我，或者他们会说我疯了之类的。我必须保持我外在的门面，这样人们才会尊重我。如果他们知道了，就不会［尊重我］了。[失业者，女性，35 岁]

虽然自我管理可能只是表现为对自己不被接受的身份进行保密，但社会学文献中有许多研究关注被污名化的个人如何对自己的处境做出更积极的定义。当然，不被重视的群体的亚文化有一个普遍功能，即支持他们为群体共有的状况提供其他非污名化的定义。但面对他人的负面标签，这种亚文化对维持积极的自我评价（有时是自尊）的作用微乎其微。此外，许多群体应对负面定义时有更大的目

标，即改变它们。可以肯定的是，即使是那些行为被社会上绝大多　　[120]
数人认为完全应该受到谴责的人，也可能会集体寻找树立积极自我
形象、证明自己生活方式正当性的途径。

尽管不同类型的精神疾病患者也进入了"身份政治"[①] 舞台，但
抑郁症有其特殊性，因为对抑郁症患者最尖锐的自我攻击来自患者
内心。他们可能都希望公众对他们的"疾病"有更多的理解，但是
在抑郁发作的过程中，他们对自己的憎恨远远超过了他人对他们表
达的憎恨。如前所述，随着患者陷入越来越深的情感困境，抑郁会
继续恶化。在此过程中，自我和社会的辩证交集最为明显。

抑郁演化过程始于一系列不好的感觉，其中最主要的有个人拥
有一个问题重重的自我，一个在社会中感觉不舒服的自我。发展到
某个点后，它变成了一个被认为是完全不值得公开展示的自我。正
如我们所见，这种感觉会导致社交退缩，社交退缩反过来又使个人
难以，甚至有时完全无力履行社会职能。无力履行社会义务会加深
个体对自己的鄙视和憎恨，进而维持甚至助长了他们的退缩需求。
就这样，抑郁症形成了其独有的特征：由自我和社会共同造就、不
断共同强化的双重污名。几乎每一个受访者都有自我憎恨的感觉，
这种感觉最初助长了断联，然后因社会孤立而加剧。

[有] 很多自我监管，很多自我怀疑，而最糟糕的是，
会自我憎恨，有点责备自己。如果面对的是很容易找到答案
的问题，那我就不会有这种感觉。[理疗师，女性，42 岁]　　[121]

---

① R. Anspach, "From stigma to identity politics: Political activism among the
physically disabled and former metal patients," *Social Science and Medicine* 13A
(1979): 765—774.

当我感觉糟糕的时候，我想一半的原因是我为自己感到羞愧，这导致我不能做我该做的事来摆脱抑郁，能做到，抑郁就克服了一半。我应该可以去上舞蹈课，因为我知道舞蹈课会让我摆脱抑郁。但是我起不来床，所以我就是废人一个。完全是自己憎恨自己。[失业者，女性，22岁]

我现在正试着为你回忆过去。[是]内心的自我批评，内心的自我憎恨。抑郁主要是因为没有能量。[但是]在我生活中却有一个地方全都是能量，就是用来憎恨自己的。自我憎恨有无穷无尽的能量，它是一种强大的能量。……我无法与人交往。我责怪自己，在最消极的背景下重新评估我的一生。我有无穷的能量[来自我批评]。我醒来就在做这件事……[而且]我每天花10个小时做一件事，那就是责备自己。[治疗师，男性，45岁]

结　语

上面的最后几条叙述说明，对自我本质的感受是抑郁风暴的正中心。抑郁的感觉似乎是从一个被认为没能力、不恰当、被厌恶或被损坏的自我身上发出，又反射回自我身上。仅仅出于这个原因，对于研究自我的社会起源及其持续影响力的社会心理学家来说，抑郁症就是一个重要的话题。上一句话中"持续"一词很重要，因为人的自我不是不变的、确定的或静止的。相反，由于我们与他人的接触，自我不断被修改。

[122]

我的分析表明，抑郁症患者的孤立感有很大一部分来自真实或想象的他人对自己的反应。一旦我们把自我想象为一个过程而非一件事物，我们就必然会认为疾病身份是随着时间的推移而逐渐出现的。我在第一章的叙述和本章的资料表明，人们可能要多年后才会认为自己是抑郁症患者。事实上，据估计，只有四分之一患有临床抑郁症的人被确诊。大量患有抑郁症的人可能还在生活中跋涉，对如何看待自己的不适还懵懵懂懂。当然，本书只叙述了那些将自身问题定义为抑郁症的患者病史。因此，请读者们记住，我的访谈可以说是受访者个人从现在的视角对过去的重建。不过，第三章的阐述将说明，这些病史清晰揭示了"疾病身份"的演变模式。

　　我还在本章呈现了社会学方法对抑郁症研究的价值：当某个视角注重个人在不同社交世界中的嵌入将塑造其主观疾病体验，该视角的效用如何。最终能说出"我是抑郁症患者"，需个体带着发现自我本质这一目的，经过长途跋涉方能获得。此外，获得患者身份对于个人决定如何应对痛苦有着至关重要的影响。在下一章，我将描述参与本研究的抑郁症患者是如何认识到他们有一个需要治疗的病态自我。第三章的访谈资料将解释个体如何接受抑郁症病因和治疗的医学模式，尤其是，我将使用"身份转折点"这一概念来思考抑郁"疾病"的社会建构特征。

[123]

第三章

疾痛与疾痛身份

你知道，我是个精神病人。这就是我的身份……抑郁是非常个人的事情，但突然间，变成公开的了，我成了一个精神病人……这不再只是我个人的痛苦。我是个精神病人。我是个抑郁症患者。我是个抑郁症患者［话说得缓慢而沉重］。这就是我的身份。我不能把自己和它分开。当人们了解我时，他们必须了解我的精神病史，因为那就是我。

研究生，女性，24 岁

凯伦的话拉开了本章的序幕。访谈前的两年多时间里，凯伦一切都挺好的，但访谈时她描述说，最近两周里，她极为熟悉的抑郁情绪开始重现，她吓坏了。除了对可能发病的恐惧之外，凯伦意识到，如果抑郁再次出现，那就意味着她将再次重塑自己的身份。之前的两年里，只有"正常"的生活起伏，她开始觉得自己有可能摆脱之前认为永远无法摆脱的精神病人身份。在我采访她时，只有她的家人和几个老朋友知道她有过几次住院经历。在现在的室友眼里，她就是合住一栋大房子的八个学生之一。她告诉我："我周边没有人知道……我很想［在此次访谈中］和你谈谈它，因为我不能和别人谈。"我说："不能谈你人生中如此重要的一部分，一定很难受吧。"凯伦回答道："是的，但是我不想冒险和别人谈它……［如果我告诉他们]他们可能不会说什么，但他们对我的看法会改变。"

　　凯伦愿意接受我的采访，因为我是了解她抑郁症病史的人之一。多年前凯伦选修了我的一门本科课程。那时她告诉我，她发现完成功课很艰难。多次试探性的讨论后，抑郁症这个词终于进入我们的谈话中。承认有抑郁症时她似乎很尴尬，不过我打开书桌抽屉，给她看了我正在服用的一瓶抗抑郁药片。之后我们开始交流抑郁的经历，从而建立起同病相怜式的紧密纽带。她读本科的那些年里，定期来我的办公室，和我谈论抑郁症。同为抑郁症患者让我们跨越了年龄和地位差异，建立了深厚的友谊。和第二章中尼娜的叙述一样，凯伦的故事也值得一提，因为反映了大多数受访者的经历：他们经过一个长期过程，最终将自己的状况定义为抑郁症，并进而解释这种身份的含义。

　　虽然我们之前经常分享想法，但采访凯伦时我才第一次完整地听到她的抑郁故事。随着采访的深入，凯伦也说这是她唯一一次"讲述这段经历"。她偶尔不得不停顿一下，解释说："很难[叙述这些事情]。它让我窒息。当我讲述这段过去时，[我意识到]这太糟糕了。"再次停顿时，她加重语气重申："多么可怕的经历！"对凯伦的采访是本研究的第二个访谈，当时我对她的叙述感到极为震惊。由于我自己发病最严重的时候是在30岁出头，所以对于凯伦的童年痛苦以及青春期早期就有的自杀企图，我并没有心理预期。不幸的是，当所有50个访谈都完成后，凯伦的故事不再显得不寻常。[126]

　　本研究几乎所有的访谈对象都能明确指出其抑郁生涯的开端，凯伦也一样。根据她的描述，尽管从记事起，她就身处一个"充满悲伤情绪的家庭"，但是她"到九年级时才开始……十年的抑郁经历"。她进一步描述道："我总是感到悲伤或不安，但我很忙，经常参加社交活动［所以悲伤或不安的感觉被减弱了］。你知道，虽然家里的情况不太好，但在学校，没人知道我家里有多糟糕。"她描述说起先家庭生活还算稳定，但六年级时父亲生病了，生活发生了变化。她说："他从医院回来后就变得和以往非常不一样，情绪不稳定，［且］极其暴力。"此时凯伦还能把家庭生活的痛苦与学校世界分开，学校是她的避难所。但是，到了九年级，她"再也无法将两个世界分开了"。在这两个世界里，同样烦扰的问题、情绪及想法占据了她的脑海，她觉得世界上任何地方都不安全，还没完没了地想："我很痛苦，［有］一种空虚的感觉。我到底在干什么？我的生活是什么？有什么意义？"她说，"它基本上就是这样开始的。"

［127］

    在九年级的时候，凯伦没有对应的词来描述已经开始的"它"。当我问她当时是否认为自己的痛苦是抑郁症时，她回答说："我说过［当时］是抑郁症吗？我知道［它是什么］吗？是痛苦，但我想我不会称之为抑郁症。我想我会称之为我个人的痛苦。"还有另一个因素使她的痛苦不为人知，也使她的痛苦没有名称——凯伦决心隐藏她的痛苦。她说："我带着它生活了几年……从九年级到十一年级，我就带着这种感觉……但这都是个人的隐私。我没有说出来，但心里有感觉。我没有怎么和别人说起过。我可能和我的一个朋友谈过，但是没人能理解。"

    不过，在此期间，凯伦对"它"的思考发生了微妙的转变。以前，凯伦觉得她的痛苦完全来自她的家庭，但是到了十一年级，她开始怀疑它的症结可能在别的地方。她告诉我："我的家庭生活可能是地狱，但我之前总是想：哦，［我有这种感觉］是因为我父亲疯了。原因在我自身之外。但这次是第一次感到是自己很糟糕。"到了十一年级，凯伦有了新的自我意识，她感到真的是她自己有问题。

她对痛苦的感觉发生了关键的转变，她开始对自己说："我不能这样生活。我活不下去了。我不要像这样。我不能忍受这痛苦。如果我不得不忍受这种痛苦，我最终会自杀。"尽管想法发生了这样的转变，凯伦仍然成功地保守了自己情绪上的秘密，直到她经历了一场公开的危机。准确地说，这是一次"崩溃"，她把它理解为自己身份的一个主要"转折点"。她是这么说的：

> 　　我整个家庭生活都崩溃了。生活不牢靠了。生活不牢靠了……［现在］我能够定义它了，能够说，我十一年级崩溃并住院那次，是得了抑郁症。我告诉过你，我九年级的时候意识到自己很痛苦，但是没有别人知道……这有点像我现在的生活。我不能告诉别人这件事。你怎么能告诉别人？你能说什么？……但这就像我十一年级的时候，两个世界相撞了。我不想住院，因为那就意味着我不能再否认我得了抑郁症。每个人都会知道，我班上的每个人……知道我是个精神病人……我告诉你，十一年级的那次抑郁发作……事情到了紧要关头，我从来没有这么崩溃过。首先，来到医院，住进医院，在某种程度上这是一种解脱，因为我不必再遮遮掩掩了。但我感觉真的要崩溃了。整整三天我甚至没有下过床。我记得自己蜷缩成一团。我想死。就像是要死了一样。

［128］

然后我们的谈话转到了对精神病医院、医生和权力的讨论——凯伦对所有这些的感受都是负面的。她对希望她"敞开心扉"的医生以及显得独裁、武断的制度规则都表现出敌意。她说："精神科医生和心理健康工作者有权决定你什么时候离开，是否要离开，是否可以拿到通行证出去，是否健康或不健康。"第一次住院（她总共四次住院），她开始了服用各种药物的漫长历史。当我问她是否服药治疗时，她回答说："是的，总是要吃药。那是最重要的事……天啊，我吃了太多了……我不认为它们真的对我有很大的作用。我离开医院时，我一切都还好。但我的这些问题解决了吗？没有，[但是]我还多了一个问题。现在我觉得自己疯了。"我接着她"感觉疯了"的描述，询问她是否觉得自己病了。我问："你现在认为自己患有医学意义上的疾病吗？"她回答中体现出的矛盾和困惑，在后来其他受访者回答我相同问题时，经常能听到。

[129]

　　我认为与其说它是一种疾病，不如说是社会定义出来的东西。症状是它的一部分，但这是身体上的。那这难道不是一种疾病吗？我经常问自己这个问题。抑郁症是一个特殊情况，因为每个人都会抑郁……我想我不会把它定义为一种疾病。这是一种状况。当我听到"疾病"这个词时，我想到了生病 ……［但是］在我看来，"精神疾病"一词非常消极，也许是因为我把它和住院治疗联系起来了……我把它和人们对住院病人的定义联系起来。我在精神病院看到很多人……就像你和我一样的人。让他们不同于我们的只是诊断。有时诊断会使人病情加重，有时候诊断让人待在医院，你知道。嗯，我身体有问题。嗯，它影响了我的情绪。我能处理这些。我可以带着它一起生活。我不必把它界定为问题。但是精神疾病的问题是它会一直持续………一旦做出了诊断，那诊断就一直在。这就是我

［早些时候］所说的，直到最近两年，我才能说出"我不仅
仅是精神上生病了"。

我对凯伦的采访还涵盖了她的其他情绪问题，包括一次自杀未
遂、多次住院治疗、多次住进过渡疗养所（halfway house）、一次带
来创伤性痛苦的大学经历、与治疗师关系的不融洽、找工作参加面
试需要就自己健康史撒谎以及个人精神转变等。正如本章开篇所说，
在我们访谈时，凯伦的情况已经有所好转，她相信自己已经将抑郁
症的困扰远远地抛在身后。她告诉我："几年前，三年前，或四年
前，我觉得有必要向别人倾诉，因为我仍然感到抑郁，我仍然感到
精神不正常。但现在我不再那样看待自己了。我的身份还体现在其
他事情上，我是研究生凯伦，是喜欢园艺、对很多事情感兴趣的凯
伦；我不仅仅是精神病人凯伦。"尽管如此，令人沮丧的是，认为抑
郁症会痊愈的乐观情绪常常会被削弱，因为时不时会有不良情绪并
担心"它"会以最怪异的形式全面复发。

［130］

疾痛身份的社会建构

凯伦的疾痛故事虽然叙述简要，但预示了许多问题。作为一名
社会学家，我发现这些问题对疾痛，尤其是对抑郁症，在理论和实
践上都很有价值。特别是，她认为抑郁症是一种"特殊情况"，因为
正如她所说，"每个人都会抑郁"。事实上，"我很抑郁"这句话在日
常话语中非常普遍，人们可能会认为抑郁是正常的，而不是病态的。
西格蒙德·弗洛伊德也提出了"正常疼痛"这一议题。他认为，心

理治疗的目的是"将歇斯底里的痛苦转化为日常的不快",这是他最常被人引用的话。没人怀疑凯伦遭受了很大的痛苦,而且,她的经历,还有我自己以及本研究中其他受访者的经历,都提出了一个难以解答的问题:"生活中不可避免的不适究竟什么时候会严重到可以被称为疾痛?"作为一个社会学家,我倾向于将现实看作一种"社会建构"①。在我看来,这个问题的答案要考虑医学因素,也要考虑政治和文化因素。

[131]

在第一章我简要提到过,在 20 世纪六七十年代,社会科学界出现了一场"反精神病学运动",认为精神疾病本质上是一种任意的政治标签。显然,提出这一论点的人致力于一种激进的相对主义认识论(a radically relativistic epistemology)。他们认为,我们所接受的社会事实——此处即精神疾病的事实——只不过是这个或那个强大团体成功构建出来的某一特定版本的现实。他们的观点实际上类似于今天那些自称后现代主义者的观点。持此观点者认为,精神疾病是幻觉、是不存在的。

当然,对精神疾病的界定、精神正常的定义与政治意识形态密切相关。②精神疾病的医学"圣经"[即《精神障碍诊断与统计手册》第四版(DSM-IV)]确定诊断类别的任意性也表明,大部分我们所说的精神疾病只不过是打着科学旗号的政治标签。③

---

① P. Berger and T. Luckmann, *The Social Construction of Reality* (Garden City, N. Y.: Doubleday, 1966).
② 参见 A. Solzhnitsyn, *The Gulag Archipelago, 1918—1956*; *An Experiment in Literary Investigation* (New York: Harper and Row, 1974); T. Szasz, *Cruel Compassion*: *Psychiatric Control of Society's Unwanted* (New York: John Wiley and Sons, 1994)。
③ S. Kirk and H. Kutchins, *The Selling of DSM*: *The Rhetoric of Science in Psychiatry* (New York: Aldine, 1992).

　　疾病定义与权力之间的关系不仅仅是一个有趣的理论问题，因为疾病标签会对个人产生深远的影响。即使对疾病的存在没有争议，如艾滋病，对患者的治疗也不能忽略个人的恐惧、他人的偏见及完全源于社会的道德评判。而当被称为疾病的人类状况和行为没有明显可见的生物病理症状时，社会期望和道德评判会发挥更大的作用。这就是精神疾病界定模糊不清的原因，这也使得我们需深切关注精神病学是否具有唯一合理性，能够决定谁应该被贴上精神疾病标签，怎样才是对患者最好的治疗。回顾历史得到科学和精神病学辩护的种种作为，我们的谨慎是明智的。在不同的历史时期，那些被认为患有精神疾病的人，曾遭受阉割、非自愿监禁、放血、残酷的"电击"治疗、导致永久性神经损伤的麻木药物以及各种脑部手术等的摧残。[①]

[132]

　　我的观点是，社会学对精神病学的批判是有价值的。与此同时，我认为反精神病学理论家的论点走得太远，削弱了他们观点的可信度。当人们精神紧张，明显有精神问题，无法理解或执行社会生活必不可少的最基本的行为时，断然声称精神疾病不存在似乎是荒诞不经的。但是我在本章的目的不是解决关于精神疾病现实的争论，我更愿坚持从采访材料中得出可证实的分析路径。凯伦这样的叙述让我可以追踪个人最终是如何意识到自己的"问题"就是所谓抑郁症。换句话说，我可以描述受访者是如何接受抑郁症这一现实的。

　　本章余下部分将探讨人们如何逐步认可他们的痛苦是病理性的，又是如何判断他们的痛苦达到需要医疗干预的程度。换句话说，本

---

① 参见 M. Foucault，*Madness and Civilization：A History of Insanity in the Age of Reason*（New York：Vintage Books，1973），由 Richard Howard 译自法语。

[133]　章主要探讨抑郁症身份的形成及其演变的方式。凯伦的故事及后面
将出现的其他案例表明，抑郁意识的形成及演化呈现出高度规律化
的模式。因此，将抑郁症体验作为有明显身份转变的"生涯"序列
进行分析是可行的。

抑郁症经历的生涯观

　　在社会生活的许多领域中，"生涯"似乎是一个极其有用又极为
敏感的概念。埃弗雷特·休斯在其多本有影响力的著作中，展示了
将生涯概念化的价值。他将生涯定义为"个人将自己的生活看作一
个整体，并由此解读自己的各种态度、行为和经历的意义的动态视
角"①。休斯的定义关注生涯发展过程中的主观方面，关注人们如何
理解并评价自身生涯发展路径的典型序列。在这里，我将描述抑郁
症这一特别模棱两可的疾痛生涯特征。

　　休斯的定义还表明，生涯中的每个阶段（stage）②、节点
（juncture）或时刻（moment）都需要重新定义自我。抑郁经历对研
究生涯与身份的交集极有启发意义。以下资料分析表明，抑郁生涯
的大部分时间里，患者都在评估自我，重新定义自我，重新解释过
去的自我，以及努力构建一个能"运转"更好的未来自我。尽管所

---

①　E. Hughes，*Men and Their Work*（New York：Free Press，1958）.

②　虽然"阶段"的概念很难避免，但我想说，在许多社会科学文献中，"阶段"这
个术语传达了一种决定论，我觉得这很可惜。无论描述什么过程，这都暗示每个人都
必须按照可预测的时间顺序经历不同的"阶段"。因此，我更常用"时刻"、"基准"
（benchmark）或"节点"来描述抑郁生涯，旨在表述一个比"阶段"更具流动性的
过程。

有生涯都需要定期对自我进行重新评估，但身份有关键的"转折点"是疾痛生涯尤为显著的特征。安塞姆·施特劳斯[①] 在论及身份转变时这样评论生涯和身份转折点的交集的：　　　　　　　　　　[134]

> 在每一次的身份转变中，个人都变得不同于过去。这样的转变需要对自己及他人、对事件、行为及物体进行新的评估……感知的转变是不可逆转的；一旦转变，就回不去了。人们可以回顾过去，但只能从新的状态进行评估……某些关键事件的发生迫使个人认识到"我不同于以前的我，不同于以往的我"。这些关键事件构成了人们生涯向前发展的转折点。

不同生涯路径的发展方式、可预测性和持续时间差异很大。比如说，遵循组织化生涯发展的人能获得非常清晰的正式和非正式的发展时间表，上面详细规划了职业生涯的不同年龄阶段"应该"在哪个位置。[②] 因此，那些遵循组织化生涯发展的人可以清楚地感觉到他们的发展是"准时""不准时"，还是"时间不多了"。受访者的经历表明，他们的抑郁经历是有规律的序列，但每个人停留在某个

---

① 　A. Strauss, "Turning points in identity," In C. Clark and H. Robboy（eds.）, *Social Interaction*（New York：St. Martin's, 1992）. 在接下来的几页描述中，身份转变与 Norman Denkin 在多部重要著作中提出的传记性的"顿悟"概念有相似之处。详见 N. Denzin, *The Alcoholic Self*（Newbury Park, Calif.：Sage Publishing Co., 1987）; N. Denzin, *Interpretive Interactionism*（Newbury Park, Calif.：Sage Publishing Co., 1989b）; N. Denzin, *Interpretive Biography*（Newbury Park, Calif.：Sage Publishing Co., 1989a）。

② 　D. Karp and W. Yoels, "Work, careers, and aging," *Qualitative Sociology* 4（1981）: 145—166.

特定阶段的时长有很大的差异。例如，一些受访者描述先有多年的
不适，然后才将自己的症状定义为抑郁症；其他一些人则在几年内
就经历了下面描述的生涯序列。当然，在很大程度上，这些差异取
决于抑郁症"急性"发作是像凯伦那样首次发生在童年，还是像我
一样发生在晚些时候；也取决于抑郁症是有明显的发作期还是慢性
[135] 发展的。我的分析也关注人们生活的社会和结构特征，这些特征影
响了他们识别、命名和应对"问题"的能力。

　　虽然具体事件发生的时间有很大的不同，但本研究的所有受访
者都描述了与凯伦经历极为相似的身份转变过程。在对自己及自身
抑郁问题的看法上，每位受访者都经历了以下这些身份转折点：

　　（1）早期感受阶段：在此期间他们缺乏词汇，未将他们的经历
贴上抑郁症的标签；

　　（2）确定"我真的有问题"的阶段；

　　（3）将自己推入治疗专家世界的危机阶段；

　　（4）直面疾痛身份的阶段：在此期间，他们从理论上解释自身
困境的原因，并评估摆脱抑郁的前景。

　　每一个生涯时刻都假定并要求个体重新定义自我。

早期感受

　　第二章提到过，本研究中受访者的年龄范围在 20 岁出头到 65
岁左右之间。所有受访者都描述了一段没有词汇来命名他们的问题
的阶段。许多人将情感不适的感觉追溯到三四岁的时候，但直到多
年后才把自己的感觉与所谓的"抑郁症"联系起来。他们都长期感
觉和他人不同，有不适感，感觉被边缘化、不自在，感到害怕及痛
[136] 苦，却未给自己的境况贴上抑郁症的标签。以下是一些描述早期模

糊体验的例子：

> 嗯，我知道我不同于其他孩子。我应该说，从很小的时候起，就有这种阴沉的感受。像是自我的阴影，我总觉得它不会那么容易消失，它就像是我的战斗。所以，从很小的时候起，我感觉还过得去，"这里发生了点什么，[但是][关于它]一个字也别问"。它让我痛苦。我很难过。我父母对我的帮助没有[我希望的]那么多。在某些方面有一种无助的感觉。我知道我太小，没法明白发生了什么。我知道随着年龄的增长，我更能理解。我总感觉我以后能理解。[旅游代理人，女性，41岁]

> 上高二时我显然有了更理性的认识。那时，我醒来时候心情沮丧，然后艰难地拖着自己去上学。……我不知道那种状况是什么。我只知道我起床很艰难，整理床很艰难，去上学也很艰难……我只是觉得有些不对劲……[它]就像是我胃里的一个结，总是让我揪心。但我认为那不是焦虑。我只是觉得不舒服，你知道（笑）。[失业残疾者，女性，39岁]

> 如果要我想，我真的无法确定是哪一刻[我意识到自己抑郁了]……我感觉，它是我生活的一部分，或者是我必须熬过的经历。也许可以追溯到我读研究生的时候。[教授，男性，48岁]

[137]

大多数从小就有糟糕感觉的受访者并不能断定有"不正常"，因为他们没有正常的比较基线。正如我所料，本研究中的一些受访者生活在他们现在描述为严重失调的家庭环境里，经常遭遇家人酗酒、身体虐待及情感虐待等。这些受访者描述说，他们在家里感觉不安全，经常想办法尽可能多地待在其他地方。有些躲在朋友家；第二章提到的一名男性受访者说自己和学校门卫交上了朋友，这样他就可以放学后和他们做伴，继续留在学校里；另一名女性受访者则每天放学后去图书馆，"图书管理员都认识我……开始关心我"。这些孩子知道他们在家里很难受，但没有足够丰富的阅历明白自己的生活不寻常。

对大多数受访者来说，早期感受阶段在他们的疾病意识发展过程中历时最久。就个人身份而言，特别突出的是，对他们问题的最初定义集中在他们生活的"结构性状况"，而不是他们的自我结构。他们解释自身问题的焦点是外在情境，而不是内在自我。他们新得出的定义是，逃离他们所处的情境就能纠正一切。他们一次又一次地讲到，他们幻想着逃离从小长大的家庭和社区。不过，至少在最初阶段，他们感觉到自己被困住了，却不清楚将来会如何变化。

[138]

> 我记得大概是从五岁开始。十八减去五，看看我还要捱多少年才能离开［我家］。所以，我想说，我最强烈的感觉便是无能为力。我很小的时候就有很多感受。我觉得我被困在这个房子里，这些人控制着我，对此我无能为力。我就是被困在那里。所以我在大约四岁半或五岁时，就开始画图表，计算我什么时候能出去。［面包师，女性，41 岁］
>
> 我脑子唯一的念头是："嗯，我的家庭有问题，它给我压力。所以我必须起床，整理床铺，穿好衣服，吃好早餐，

然后去上学。然后，至少我可以暂时逃离它，直到再次回家我才需要面对它。我就是有点不停地想："我必须去上大学，因为如果我去上大学，那就意味着我可以离开这里。"［失业残疾者，女性，39岁］

　　我感到有点被现实压垮了。过着现在这样的生活，我有点难过，却又不知道如何摆脱它……我想是一种被困住的感觉。我想，这是我的一种认识，也是一个事实：我认识到这不是我想要的生活方式，但事实上，我也不知道如何摆脱它。所以感觉有点被困住了，有点恐慌。现在我该怎么办？［护士，女性，37岁］

　　上大学时，我搬到了我们家的三楼。这是阁楼，但它曾是一套公寓，我们把它粉刷好了。这确实非常好，但我认为这也有象征意义。自从我上学后，这仍然是我逃离的一种方式，我可以关上楼下的门。当我很小的时候，我会去爷爷奶奶那里过周末……我认为这是我当时应对的一个方法。［图书管理员，女性，43岁］

　　当然，并不是每位受访者都认为自己的童年不快乐。然而，即使是更晚才出现不良情绪的受访者，最初也会把他们的困难归咎于他们直接的生活环境。一位教授认为争取终身职位是他情绪问题的根源；一名27岁的男子起初认为自己的不良情绪完全是由不稳定的职业环境造成的；一名女子认为，一旦她结束了一段失败的关系，她的抑郁感就会消失；另一位受访者则认为商业交易失败引发了抑郁症，等等。在这些案例中，受访者都认为一旦环境发生变化，他们的不适也就会消失。 ［139］

　　因此，当人们认为困扰他们生活的环境发生变化，但情绪问题却依然存在时，"疾痛"自我定义演变的关键节点就出现了。在缺乏假定原因的情况下，如果问题持续存在，那就需要对问题进行重新定义。当人们意识到问题可能源自自身而不是环境时，当他们断定问题超出了当前状况时，他们的认知就会发生巨大的转变。

我真的有问题

　　1977 年，罗伯特·爱默生和谢尔登·梅辛杰发表了一篇题为"困难的微观政治"的论文，[①] 分析了个人逐步发现自身困难发展为棘手问题而需要采取措施解决的一般过程。本章呈现的访谈材料证实了他们分析的这个过程。过程的开始阶段，个人对事情的体验是"困难的、不愉快的、恼人的或难以忍受的"[②]。起先，患者会尝试非正式的补救方法，有时会奏效。如果无效，他们会寻求其他的补救方法。通常先是一个"发现问题、设法解决、解决失败、更多问题、另寻方法的循环过程，直至问题解决或有问题的人放弃继续努

---

① R. Emerson and S. Messinger, "The micro-politics of trouble," *Social Problems* 25（1977）: 121—133. 有关困难的其他阐释，可参见 Charlotte Schwartz 的早期作品，如：她的博士论文研究了 30 名在大学精神病服务机构寻求帮助的人将他们的问题概念化的方式和过程。她的访谈材料表明，受访者区分出三种相互排斥的主观困境，她分别称为生活的迫切需要（或短暂困难）（exigencies of living, or momentary difficulties）、正常困难（或普通困难）（normal trouble, or ordinary trouble），以及特殊困难（或严重问题）（special trouble, or serious problems）。对这些分类的详细阐述可参见其未出版的博士论文 *Clients' Perspectives on Psychiatric Troubles in a College Setting*（Brandeis University, 1976）；另参见她和 Merton Kahne 的文章 "The social construction of trouble and its implications for psychiatrists working in college settings," *Journal of the American College Health Association* 25（February, 1977）: 194—197。

② R. Emerson and S. Messinger, 同前, 122。

力"①，之后才是断定自己有重大问题需要正式的解决方法。爱默生　　[140]
和梅辛杰描述了人们从模糊的早期感受发展到清晰感觉到他们的问
题需要寻求解决办法的过程：

> 问题源于人们认识到存在麻烦，必须解决。用这些术
> 语来说，问题既包括定义部分，也包括补救部分……刚开
> 始，问题只是隐隐的不安……只有当有问题的人思考问题、
> 与他人讨论问题并开始实施补救措施时，才能开始理解问
> 题的不同维度。②

尽管很难将自己的感受命名为问题，但所有的受访者最终都得
出结论，他们确实有些问题。诚然，许多受访者在描述他们的状态
时使用了相同的表达："我真的有问题"及"我觉得我不能再这样生
活了"。这些话语一遍又一遍被重复。受访者以几乎相同的方式，评
述"我真的有问题"这一强烈的感受。

> 我真的感觉自己变得一团糟是在 1989 年 1 月。1988 年
> 底，我匆忙决定去某四年制大学上学，和我父亲、继母住
> 在一起，每天走读。我把所有的东西都打包上车，然后就
> 去了。我很痛苦。我每天都哭，每天都哭。我想，我只去
> ［新学校］上了两次课，只在那里待了一个月。我绝对很悲　　[141]
> 惨。有很多不同的原因，［但是］我就是感觉不对劲。你知

---

① R. Emerson and S. Messinger，同前，122。
② Ibid.

道，我有点不对劲。[失业者，女性，23岁]

　　我想我是在1990年秋天完成家庭治疗的。我感觉很好。我回到哈佛，工作进展还行。我爱我自己，爱我丈夫，一切都很好。[但是]我想死。我对任何事情都不感兴趣。最终让我明白我自身状况的[是]我看着树叶变色却毫不在意。我简直不敢相信。我会看着一棵火红的大枫树，然后想："这就是了。这是一棵枫树，是鲜艳的橘色和红色。"我一点也没被触动。于是，我回到治疗师那里，说："我真的有问题。"[软件质控经理，女性，31岁]

　　嗯，你就是那么着动不了，没法去工作了。这时候你就突然明白了[真的有问题]。你要么一直不睡觉，要么一直在睡觉。这就多少让你明白了。[失业服务员，男性，33岁]

前面提到，一位努力争取终身职位的教授不能再以此来解释他的坏情绪：

　　拿到终身职位是一场艰苦的斗争，你知道，在某种程度上，它压制了其他事情。现在[获得了终身职位]，我不再有寄托。我无法向自己解释我的情绪。从某种意义上说，我没什么好担心的事情了。这些情绪一定另有来源，而不是因为争取终身职位。[教授，男性，48岁]

[142]　　　其他受访者描述道：

　　我隐隐觉得对我母亲和哥哥有责任，我想我知道自己有问题……有些事情真的不对劲，我想那是挣扎的开始……意识到我有问题……而不仅仅是因为我妈妈。［大学教授，女性，49 岁，强调为我所加］

也许我当时是感觉事情有些不对劲。当我回头看时，基本上，你知道，我当时的一个挣扎是，真的是我有问题，还是他们有问题？我是说，那仍然是一场挣扎，内心深处真的知道我有些不对劲……你知道，肯定有些不对劲。［理疗师，女性，42 岁，强调为我所加］

这些引文表明，在抑郁症意识发展的这个点上，受访者的感知和身份发生了根本性转变。现在，受访者把他们问题的根源定位在他们自己的身体和思想上，定位在他们的内心深处。这样的想法意味着，他们的身份问题比那些与社会地位相关联的身份问题更基本、更不可改变。比如说，如果某人不喜欢自己的职业身份，是有可能改变其职业身份的；如果职业责任变得过于繁重，可以选择辞职。同样，如果结婚了，可以选择离婚；可以改变宗教信仰；当下，如果有足够的动力，甚至可以改变性别。然而，认识到自我内在有问题会让身份转变或补救变得更难，因为这牵涉到个人的整个人格。摆脱病态的自我比放弃某些社会地位的难度更大。重要的一点是，不再认为负面情绪源自环境，这是患者身份的一个关键转折点。完 ［143］ 全接受自我受损需要承认"我不同于以前的我，不同于以往的我"。

在抑郁生涯发展过程的这一关键点上，另一个重要方面是，对自己的问题是保密还是公开，特别是在面对家人和朋友时。在受访者描述的整个抑郁症经历中，保密／公开是他们谈话的主要主题。是保密还是公开，当然是自我身份发展的核心。彼得·伯格和汉斯弗里德·凯尔纳①描述了"婚姻的社会结构",黛安娜·沃恩②分析了"解偶"(uncoupling)恋人关系的过程。他们在分析中指出,新状态被公开的时刻是个人巩固其新身份的决定性时刻。无论是建立还是脱离关系,人们通常都非常小心谨慎,在确定自己已准备好接受新状态和新身份之前,一般不会公开宣告。人们即使在公开一些相对向好的改变,如节食或戒烟时,都会慎重考虑。这足以表明,是否公开自己生活方式的变化,哪怕只是小的改变,也都有重大意义。

当然,如果要传递的信息是负面的,或是像情绪问题中的信息,有可能是被污名化的,那么是否"公开"的决定会被大大放大。正如爱默生和梅辛杰指出的那样,寻求解决办法必然涉及与其他人共享信息。尽管如此,在这个处理不良情绪的早期关键节点上,大多数受访者选择对自己的痛苦保持沉默。正如第二章所讨论的,他们保持沉默的原因是精神疾病带来的污名和受访者内心感觉的不可沟通性。不过,在本研究的一个案例中,保持沉默是政治上唯一可以接受的选择。一位多年参与南非抵抗运动的男性受访者说道:

[144]

> 我没有机会谈论它[抑郁感觉],因为我周围人的注意力都被这场运动所占据和吸引。我总觉得如果我把所有这些问题都说出来……他们会有点嘲笑我;我只是有些惊慌失措或者有点崩溃。这些想法阻止了我表达我的情绪……

---

① P. Berger and H. Kellner, "Marriage and the construction of reality," *Diogenes* 46 (1964): 1—25.

② D. Vaughan, *Uncoupling: Turning Points in Intimate Relationships* (New York: Oxford University Press, 1986).

他们注意到我很紧张，尤其是面对警察的询问时。我经常容易崩溃。用他们的话说，这不符合革命者的身份。[失业簿记员，男性，51岁]

不管他们是否公开自己的情绪，在抑郁生涯的第二阶段，受访者都认识到他们有一个在任何情况下都很糟糕的自我。尽管每个人都依然能发现造成他们过去及现在的不良情绪的各种社会情境，但此阶段的认识发生了质的变化，即他们的关注焦点从外部原因转到了内部原因。在这个节点上，受访者忍受不堪的痛苦，挣扎着生活。但是，当事情变得不可控时，这一阶段就结束了。

每位受访者在某个时候都经历了某种危机。对大多数（29名）受访者来说，这场危机意味着住院治疗。在危机时刻，无论他们是否想公开，他们都无法阻止家人、朋友和同事知道他们的情况。不管是否住院，每个受访者都觉得，必须依靠精神病专家来解决他们的困难。接受抑郁症的"正式"诊断及紧随其后的药物治疗，大大加快了患者从疾病角度重新定义他们的过去、现在及未来的进程。[145]危机使他们更明确地认识到问题就在自己内心。不仅如此，问题现在已超出他们自己能控制的范围。

危机阶段

受访者从认识到自己有些不对劲，逐渐发展到意识到自己病得很重，几乎每个受访者都可以指出发生这一变化的准确时间、具体情境或遇到的一系列事件。他们通常都清楚地记得事情完全失控时的具体细节。

所以我在秋天去了法学院。我在哥伦比亚，在最好的时候，哥伦比亚也是个令人沮丧的地方。我是说，这是个鬼地方。你知道，我到那儿的时候情绪已经非常糟糕了……我记忆中，哥伦比亚是个噩梦……所以，我对去上课已经到了偏执的地步，所以有人跟院长说："嘿，您得对这个家伙做点什么，他很不正常。"[管理人员，男性，54岁]

我认为那个关键时刻就是我在高中怯场的时候。以前也有觉得不对劲。我记得，八年级时，我在舞台上感到头晕。但是那个关键时刻是在高中，我完全被恐惧包裹住了。这种恐惧是如此可怕，以至我不能告诉任何人。我不能分享它。这超出了我的交流能力。太可怕了，没人能理解。[教授，男性，66岁]

[146]　只要活着，我都忘不了这一幕：我被解雇了，去拿最后一张工资支票。我看着它，我都能感觉到我的瞳孔在扩大。我能感觉到自己的生理变化。这是什么？这是什么？我记得我给父母打了电话，我记得我告诉他们我失业了，然后就哭了起来。[失业服务员，男性，33岁]

有那么可怕的一刻，我意识到背部[问题]会好转，但也并不一定能改善抑郁。它是独立存在的。而我在此之前的整个人生都在那一刻被改写了。[治疗师，男性，45岁]

嗯，当它变得如此强大的时候……大约是在我读高三的第二周……我好像感觉到一种冷刺激头痛，我高二时就开始有这种头痛。你知道，吃了太多冰淇淋，头就会剧烈疼痛。没人能找到原因。我以为是我的眼睛引起的。后来他们拔了我的智齿，我又认为可能是那个原因。但都不是，没有原因。我整个儿崩塌了。就好像我得了肺炎。你知道，我跌入抑郁。这就像一场激越性抑郁症（agitated depression）。我吃不下，睡不着。你知道，［我总是］会无法控制地大哭。我不知道见了什么鬼。［失业者，男性，58 岁］

　　我丈夫会开车，我们一起开车去上班，途中他会把我放下来……我坐在车里，努力鼓起勇气打开车门下车，强迫自己爬上楼去［工作］……我像是被冻僵了一样，动弹不得。我会说："好，我现在要开门了。"我会看着我的一只手，说："我要把手移到门把手上，然后打开门。"但这只手不动！所以我必须用另一只手把它抬起来放在门把手上……然后我会强迫自己上楼。我不能每天都这么做。所以我开始尖叫，来回摇摆。所以在那个时候，事情变得很糟糕。我开始想伤害自己。［软件质控经理，女性，31 岁］　　　　　［147]

　　在危机时刻，人们完全进入了医院、心理健康专家和药物治疗构成的世界。对许多受访者来说，进入这个世界也意味他们首次接受抑郁症的"正式"确诊。[1]正式确诊和标签的重要性怎么强调都不为过。确诊是疾病生涯中双刃剑式的一个基准。一方面，知道自己"患有"医生视为特定疾病的东西，就给一系列以前没有名称的行为和感觉强加了定义和边界。对那些多年来无法界定自己状况的患者

---

[1]　社会科学家一直对精神病学诊断的意义及诊断类别建立的过程持批评态度。此类研究可参见 P. Brown, "Diagnostic conflict and contradiction in psychiatry," *Journal of Health and Social Behavior* 28（1987）: 37—50; M. Rosenberg, "A symbolic interactionist view of psychosis," *Journal of Health and Social Behavior* 25（1984）: 289—302。

来说，能对自身有个清晰的概念，并给混乱的感觉和行为贴上标签，意义尤为重大。确诊也意味着疾病可以治疗，痛苦可以减轻。但另一方面，"抑郁"被归入精神疾病范畴，具有负面作用。受访者对抑郁症确诊的负面作用做出如下评论：

> 我看了一个又一个的医生，所有这些新术语被强加在我身上……我的家庭功能失调，我酗酒，患有进食障碍、贪食症和抑郁症，所有这些标签被贴在我身上。"哦，上帝呀！"［失业者，女性，22岁］
>
> 我父亲去找了他的过敏症医生，他给我们介绍了一位医生，后来发现他是个通情达理的精神科医生。我永远也不会忘记。他说："你女儿患有临床抑郁症。"我记得我坐在他的办公室。他是在一个星期六大约六点钟的时候见我们的。他帮了我们一个忙。我记得我只是坐在那里，那是一间昏暗的办公室。我第一次在别人面前哭。［社会工作者，女性，38岁］

［148］

又对抑郁症确诊的释放自我作用做出如下评论：

> 他们给我验血，检测血液和大脑中某种物质的含量。他们宣布说："史密斯先生［化名］，你患了抑郁症。"我则说了句："谢天谢地。"我没有我想象得那么疯狂。就像无意间泄漏了自己的秘密一样。你知道吗？这是一次突破……［在那之前］我的词汇里没有抑郁症……从那时起，我开始能够理清我一生的感受和事情……我整个一生的。

这是一个新开始的机会。［销售人员，男性，30 岁］

　　它［确诊］是一大解脱。我说："你是说我有问题，而不是某种奇怪复杂的心理状态。"我就像把自己捆住，试图找出头脑中什么奇怪的机制在这些情景下产生不快乐……然后，我听到："不，是你病了！"（叹气）这是一种巨大的解脱。［软件质控经理，女性，31 岁］

　　如果不关注患者的住院经历，就无法深度探讨精神疾病带来的深刻的身份变化。独自面对抑郁恶魔，或者私下去看精神科医生是一回事，但是一旦整个人"关机"了，并寻求住院庇护，或者非自愿地被收治入院，他们的抑郁履历中就添加了不可磨灭的医疗机构的印记。社会科学家一直关注住院治疗对精神病患者身份的影响。①

［ 149 ］

　　D. L. 罗森汉题为"精神病院中的正常人"的研究② 开展了一项引人注目的实验，直面精神病医院的标签问题。为了弄清精神正常者和不正常者之间是否有区别，他让八名同事扮成"假病人"（pseudopatients），申请进入 12 家不同的精神病院。这八个人都没有精神病史，但是实验要求他们在医院的入院办公室里抱怨自己经常听到一些声音。除了这个是谎话外，生活中所有其他方面他们都据实相告。一旦入院，他们会说，他们感觉很好，不再有那些症状。

---

① 例如，A. Stanton and M. Schwartz, *The Mental Hospital*（New York：Basic Books，1954）；E. Goffman, *Asylums*（Garden City, N.Y.：Doubleday Anchor, 1961a）；W. Gove, *Deviance and Mental Illness*（Beverly Hills, Calif.：Sage, 1982）。
② D. L. Rosenhan, "On being sane in insane places," In C. Clark and H. Robboy（eds.）, *Social Interaction*（New York：St. Martin's, 1992）.

他们要通过自己的行为让精神病院的工作人员相信他们是正常的，从而安排他们出院。

　　实验者很容易且立即就被接纳入院了；除了一人外，其他七人皆被诊断为精神分裂症。然而，他们随后表现出的理智并不能让工作人员相信这些"病人"是假的。唯一质疑过他们病人身份真实性的是病房里的其他病人。一旦被正式诊断为精神分裂症，实验者做任何事都无法甩掉这一标签。事实上，工作人员根据这一标签解读实验者的一切行为。比如说，作为社会科学家，他们会书面记录所看到、所经历的事情。出院后，他们从护士的记录中得知，他们的记录行为被看作"强迫症"表现，"写作行为"被视为他们患病的证据。

　　这些假病人的住院时间从 7 天到 52 天不等，他们出院时的诊断是处于精神分裂症"缓解期"，但精神病院认为，他们精神错乱，自申请入院以来就没有正常过。罗森汉总结道："一旦个人被认定为不正常，他所有的其他行为和特征都会染上这个标签的颜色。"[1]他得出了"精神诊断标签的黏性"（the stickiness of psychodiagnostic labels）的结论：

[150]

> 　　精神疾病标签有自己的生命力和影响力。一旦患有精神分裂症的印象形成，人们就会预期患者将继续精神分裂……这种由心理健康专家赋予的标签，对患者及其亲戚朋友都有极大的影响力。对他们来说，诊断就像是一个自然应验的预言，这一点丝毫不令人惊讶。最终，病人接受

---

① D. L. Rosenhan，同前，333—334。

了诊断，也接受了附加在标签上的不必然的意义、期望，并会表现出相应的行为。①

一些受访者表示，精神病院是真正的避难所，让他们解脱，还允许他们"崩溃"。住院让他们可以不再苦苦挣扎，力图表现出自己很正常。事实上，有一名受访者说医院是一个"非常好的地方"，在那里"我得到了照顾，完全得到了照顾"。另一名受访者在住院后松了口气，因为在那里"我不用对自己做任何事，可以接触到这个"。还有一名受访者解释说："我很高兴能在那里，绝对高兴。这隔离了外界的一切。"有时人们很高兴住院治疗，因为家人和朋友都不理睬他们的倾诉，而住院治疗则清晰地证明了他们确实有问题。不过，更常见的回答却如一名受访者说的"住院的经历对我来说是毁灭性的"，或者像几名受访者说的那样，住院让他们感觉像自己像"残次品"。

就我而言，在所有与抑郁症相关的棘手问题中，没有什么比住院更让我害怕的了。这些年来我一直阅读揭示精神病院惨无人道行径的社会科学民族志研究，除此之外，我还看过弗雷德里克·怀斯曼令人极其痛苦的纪录片《提提卡失序记事》。该片描述了 20 世纪 60 年代马萨诸塞州州立医院残酷可怕的状况。好莱坞将精神病院描绘成"蛇坑"，由像《飞越疯人院》(*One Flew Over the Cuckoo's Nest*) 里的护士长那样卑鄙、独裁的人物管理着。毫无疑问，现在精神病院的情况普遍有所改善。此外，始于 20 世纪 70 年代的"去机构化"进程使得许多最糟糕的医院被关闭。尽管如此，近年来有

[151]

------

① D. L. Rosenhan，同前，336。

关住院经历的书籍，① 以及我有时在访谈中听到的令人毛骨悚然的故事，让我决心永远都不要住院治疗。

我发现，萨姆的经历特别令人不寒而栗。萨姆是我参加一个抑郁症支持小组讨论时认识的。他58岁，似乎急于讲述"还未有抗抑郁药时"住院治疗的情形。从我们之前的几次闲聊和他独特的口音中，我知道萨姆是在南方长大的。在访谈中，我对他成长的宗教背景有了更多了解。他的父亲曾是一名牧师，母亲虽然很严厉，但也很"值得信赖"。萨姆上高三时第一次接受住院治疗。他记得，在医院待了两个月后出院，"你是带着污名回去的，因为只有发疯的人才去某州立医院。你知道小孩子会怎么样，他们拿疯子开玩笑……警察也知道我的情况，并从那时起把我列为疯子"。然而，令我吃惊的不是他出院回家后的这些回忆，而是他对住院治疗本身的描述，几乎让我听不下去。萨姆没有责怪任何人，他说："不是说他们残忍什么的。他们只是不明白。"尽管如此，我无法想象一个17岁的孩子会有萨姆那样的经历。以下是他告诉我的一些细节：

[152]

　　你第一次住院是什么时候？
　　你知道，我现在是回头看。我住院之前，我甚至从未

---

① 参见 S. Kaysen, *Girl, Interrupted* (New York：Vintage Books, 1994)；N. Mairs, *Plaintext Essays* (Tucson：University of Arizona Press, 1986)；L. Shiller, *The Quiet Room* (New York：Warner Books, 1994)。Jeffrey Geller 和 Maxine Harris 最近出版的著作 *Women of the Asylum：Voices from Behind the Walls, 1840—1845* (New York：Doubleday, 1994) 呈现了诸多第一人称叙述的故事，记录了被强迫送进精神病院的妇女遭受的困境，为解读患者的住院治疗经历提供了更广阔的历史视角。如想深入了解马萨诸塞州麦克莱恩医院的生活，参见 Lisa Berger 和 Alexander Vuckovic 所著的 *Under Observation：Life Inside a Psychiatric Hospital* (New York：Ticknor and Fields, 1994)。Vuckovic 是精神病院的一名内科医生。

听过这个词（抑郁症）。1952 年没有相关资料，也没有药物治疗。那时候有电休克（ECT）、二氧化碳治疗（CO_2 treatment）和胰岛素休克（insulin shock）等。

什么是二氧化碳治疗？

就是在你脸上戴上面具，然后向你喷二氧化碳……你得不到足够的氧气，所以会导致休克。

天哪，我以前从没听过这个。

那就像窒息一样。那是他们对我做的第一件事。我当时想："天哪，他们就因为我很忧伤，想杀了我。"这发生在某大学附属医院。不愉快的经历……在他们放我出院前，还给我做了电休克……他们上来就直接给我做。没有麻醉。

没有麻醉？

你躺在那里，他们把电极放在你头上……就像等着被电击一样。我没法用其他方式来描述。你往后靠，看着他们，他们把机器放在那里，他们按下开关，我想你什么都感觉不到，什么也不知道。它立刻就把你击倒。但是，等着它。……我不是一个会害怕的人。我害怕的事情不多，但这个让我害怕。我承认这一点。那个拿着电极的女人的脸就像吸血鬼德古拉一样。哦，她看起来比电影《科学怪人的新娘》（*Bride of Frankenstein*）中的爱尔莎·兰切斯特还可怕得多。我永远也忘不了。你看着你旁边的人接受这一疗法，全身痉挛，大声喘息，然后全身变得青一块紫一块。你看着他

[153]　们接受治疗后躺在床上被推出去，相信我，他们看起来就像是溺水了一样。而你是下一个，你知道。这很不好，很可怕。我记得，我再次醒来，刚刚才和某个护士或其他什么人谈过，但是你已经再也记不起她的名字了。你醒来看到他们，但不知道发生了什么。然后最终它又回来了……哦，是的，是天花板。一切开始回到你脑海里，近期发生的事情又回来了。但是，你知道，你很难记住名称了。

　　我不想让你重现这情形……

　　哦，是的！我终于受不了了。在我接受了，我不知道，大约10或11次这些疗法后，我终于说出来"我再也受不了了"。那些日子里，一周大约有三次治疗。但是［然后］他们还有治疗日，我感觉一团糟。

　　我们现在说的是你第一次接受这种治疗吧？

　　不，我现在说的是第二次。第一次没那么糟糕。第二次更糟。当时，你知道，我一开始感觉这是我这一段时间的命。因为我很高，所以他们给我准备了一张超长的床，就像轮子外面伸出的大块，所以当他们推着这张床在走廊里走的时候，轮子会发出"咯咯，咯咯，咯咯"的声音。我永远也忘不了［这声音］。反正有一天我终于说："我不要再做这个了。"我知道他们会找一群人，让我继续做。但我就是不能……

　　那个时候对医生说"不"一定很难，病人必须服从吧？

　　　　是的，你不会那么做［说"不"］。我正和一个要好的
　　黑人看护打完乒乓球。旁边有扇门，我甚至不知道它通到
　　哪里。但那是一个三个房间的小套房，难对付的患者就被
　　送去那里。他们把门打开，把我围住。嗯，我本可以反抗
　　的，你知道。但是我对那个看护没有意见。他只是在做他
　　的工作。所以，我就进去了，他们就在那儿给我治疗。［失
　　业者，男性，58 岁］

　　萨姆的故事是最令我不安的。不过，在谈到住院经历的 29 名受
访者中，许多都自发地承认住院经历对他们认识自我的方式产生了
非同寻常的影响。有时他们对自己居然住院治疗感到震惊。好几位
受访者提到，住院治疗让他们第一次知道自己的情况有多严重。

　　　　我记得我被分到可能是给情况最糟糕的患者住的那一
　　层，因为那是被锁起来的一个楼层。所以我想我的情况相
　　当糟糕。［管理人员，男性，54 岁］

　　　　所以我住进了某医院，我记得当时我就祈祷能出
　　院。当时在我看来，门好像要关上了——门是一个安全设
　　施——我永远也不会离开。我知道，我现在这种情况就是
　　个废人……患有严重的抑郁症。住院治疗，最重要的是接
　　受了休克治疗……这让我觉得……我就像是残次品，某些
　　方面残废了，所以我就不正常了。这确实让我觉得自己残
　　废了。［兼职教授，男性，48 岁］

　　在这些讲述住院经历、与身份相关的评论中，有一组引起了我

［154］

[155] 的注意，尽管有此评论的受访者不多。这些受访者住院后就开始观察周边的环境，包括医院的压迫性特征及"同院病人"可悲的样子。在他们看来，许多住院病人注定会被收治。不管自身情况有多糟糕，这些受访者还是认为自己的问题和那些明显的精神病患者是不同的。他们认为自己不同于那些不幸的人，他们还有选择。他们要么完全屈服于他们的抑郁症，并可能因此屈从于心理健康系统，要么他们会想方设法尽快离开医院。

完全屈从也确实有一些吸引人的优点。完全屈从意味着他们可以从一场精疲力竭的战斗中解脱出来，也免除了个人责任。一位女性受访者说："我看到这些人一辈子都在进进出出［入院、出院］，我也可能成为［他们中的］一员。如果我朝那个方向发展，在某种程度上免除了我的责任。我在此边缘徘徊了很长时间。这涉及一个有意识的决定……［决定我是否会］成为医疗体系中［永久］的一员，因为那是安全的，也是我的归属。"另一位受访者形容，完全屈从是很诱人的，因为"你不必走出去，不必按照生活的规则生活。你永远不必出去冒险，因为你在一个安全的环境中"。实际上，住院治疗对这些人来说是一次重大的身份选择：一种"生存还是毁灭"的时刻，他们要么将自视为无可救药的精神病患者，要么认为自己可以挽救。下面的评论抓住了这个选择的艰巨性。

我在那里待了一个月……我看到了真正疯了的人。他们想过自己的生活，但又不得不回到这里，生活被打断。我看到了生活被夺走后会是什么样子。因为头一两周，他
[156] 们总是让你待在封闭楼层，确保你没有疯到会伤害自己。当时我没有疯到那种程度。但是，我应该去的非封闭楼层

已经满了。我就在封闭楼层待了大约十天到两周，身上的尖锐物都被拿走了。去吃午餐和晚餐也得经过允许才能出入我待的单元。我开始意识到……我不得不重新定义我的选择。这就是代价。代价就是要直接面对疯子的生活……［就是］看到精神病人的生活是什么样子，然后说："这不适合我。"［软件质控经理，女性，31岁］

这一生涯节点的另一个关键特征是建议他们这些"患者"开始服用抗抑郁药物。服用抗抑郁药物的意义将是第四章的主题。现在，我们应该注意到的是，受访者的叙述有一个明显的共性，即他们最初对服用药物的负面反应都十分强烈。一位受访者"对此心存疑虑"，有些则用不同方式描述对服药建议的感受："恶心""当然不是我的首选"及"尴尬"等。还有一些受访者详细阐述了对建议他们开始药物治疗的看法。他们的看法类似于这位护士的观点："我不想被告知，我的某些状况会影响余生，只能通过吃药来解决。其中有一些反抗的意味，'不，我不是那样的。我不需要你，也不需要你的药片'。"在这些共同反应的背后是他们共同的感受，即服药是另一个令人沮丧的标志，证明了他们自己无法控制的问题有多严重。危机、住院治疗和开始药物治疗等事件协同作用，证明了他们的病症需要治疗专家作持续治疗，具体化并强化了他们作为疾病患者的身份。 ［157］

直面疾病身份

无论是否住院，开始和精神病学专家及药物打交道就意味着过渡到若干同步进行的过程，意味着疾病身份的重塑。这些过程包括：(1) 根据当前的经验重建并重新解读自己的过去，(2) 寻找自己处境的原因，（3）构建关于抑郁症本质的新理论，（4）建立自我应对行为的模式。所有这些活动都需要判断什么样的隐喻表达适合描述个人的情况。对于正在进行的身份建构来说，尤其关键的是，受访者是否赞同用于描述其经历的疾病隐喻。一些受访者显然愿意将自己的病情定义为精神疾病：

> 我知道我有精神疾病。我开始感觉到了。［但是］事实上，这是一种真正的解脱。这是一种"噢！好吧，我没必要伪装了"。我是说，我工作时当然要伪装，因为，听着，我得赚钱糊口。但在别的方面我就不必伪装了……在某些方面，这有点像精神病患者……就是和我一样的人。在［她工作的某医院］里有相当多的慢性精神病患者。他们都在服用大量的药物，我的想法就是："我知道你服药是什么感觉。"我是说，我能想象那是什么感觉。我知道有点痛苦。我肯定我不了解全部情况，因为，你知道，我并没有那么糟糕，但是我感觉，他们可以理解我，我也可以理解他们内心非常非常痛苦。［理疗师，女性，42 岁］

> 我现在确实认为它……是一种疾病。我不知道它的基础是什么，也不知道它的起源是什么……是因为我有一个糟糕的家庭，还是因为我的神经元突触有问题？但是我想，你知道，我有病……这是我余生都无法摆脱的东西。我不得不围绕着它来构建自己的生活，而不能把它冲进下水道，然后说："好，终于摆脱了它。"正因为如此，我把它视为一种疾病，与我的意愿或愿望没有任何关系。［精神卫生工作者，女性，27 岁］

［158］

然而，大多数受访者又同时希望认可他们的问题本质上是生化障碍，而不接受他们患有"精神"疾病的观点。

我不认为这是一种疾病。对我来说，这似乎是我成长的一部分，我个性的一部分。我的意思是，这听起来很疯狂，但它几乎就像双重人格，我快乐的一面和悲伤的一面。我是说，这就是我成长过程中经常提到的。我的意思是，从生物学角度来说，我不得不说："是的，我患了一种长期疾病或诸如此类的。"但是我不喜欢那样看待我的问题。我不希望这样想。我是说，如果还有别的词，我就不会用"疾病"。我想，可以说"障碍"吧。（停顿）我能接受"精神障碍"的说法。[保姆，女性，22岁]

你［在电话里］说："我和这个疾病打交道已经有20年了，我正在写一本这方面的书。"看，我不喜欢想自己会一辈子得这种病。我就觉得一旦生活变好了，我就会更快乐……我只是认为，这是我对生活中不好的事的一种自然反应，通过咨询、药物治疗和改善生活状况，我能达到一种可持续状态的愉快。[法律系学生，男性，32岁]　［159］

嗯，你觉得自己生病了吗？自己有什么问题？
我倾向于把它看作一种状态。我认为它不是一种疾病，尽管有时它感觉像一种病。我认为这是我自己的一个未融合的维度，它有自己的生命，有自己的力量。在某些方面，我认为这就是一种人类状态。我认为，在某种程度上它确实有意义，只是我还没有真正弄明白（笑）。我不想从疾病的角度去理解它，认为是我自己的一部分出问题了。我认为，它是我的一部分，对我理解生活的意义或诸如此类的事情是非常有效的。［失业者，女性，35 岁］

　　如果你说生病，那意味着你有问题……尤其是精神病标签。那意味着我有缺陷。如果你告诉我我有糖尿病，我不会认为它很糟糕。那是可以接受的，我会尽我所能忍受的。但是你告诉我，我有精神疾病，这让我觉得自己有缺陷。［护士，女性，37 岁］

　　认为自我深受生化疾病之害，让个人能够坦然接受困难和失败历史的"叙述"，且免除了自己的责任。然而，从消极的一面来看，接受受害者角色，虽减轻了个人责任，但也使人变得更衰弱。承认自己是无法控制的生化力量的受害者，会让他人把自己定义为无助、被动的受伤害对象。詹姆斯·霍尔斯坦和盖尔·米勒评论道："受害论（victimization）……为减轻受害者对其命运的责任提供了描述话语及解释框架，但受害者要付出代价。这代价包括对象被赋予受害者形象，并会以各式各样的方式被削弱。"[①] 受访者的解释困境必须在生化决定论的话语修辞和个人效能感之间找到方向。

［160］

　　当我发现药物有帮助时，有一种如释重负的感觉，因为那时，我可以说这是一个化学问题。我不是疯子，你知道，对我来说这不是一种听起来很糟糕的精神疾病……因此，从

---

① J. Holstein and G. Miller, "Rethinking victimization: An interactional approach to victimology," *Symbolic Interaction* 13（1990）: 103—122.

某种意义上说，能够使用"化学失衡"而不是"精神疾病"
这个词，是很令人宽慰的。[销售人员，男性，30 岁]

　　我想，对于疾病这个概念，我在某种程度上是用了点
技巧……我的意思是，当抑郁严重到需要住院治疗时，我
会说我有病或有情感疾病，但我基本上不认为自己是病人。
我认为自己表现良好，只是偶尔有此类经历。[兼职教授，
男性，48 岁]

　　就受访者对摆脱抑郁症的希望而言，可将他们分为两大类。第
一类受访者认为，抑郁症是他们永远无法摆脱的终生状态；第二类
则要么认为自己已摆脱了抑郁症，要么认为努力后能够摆脱抑郁症。
正如我们所料，这两类受访者中，一部分经历的是长期持续的慢性
抑郁症，而另一部分则在恢复正常后又多次复发。对一些人来说，
药物的作用很有意思，药物帮助他们形成抑郁症是可以摆脱的想法。
受访者对抗抑郁药物的评论中，反复出现的词是"奇迹"。如前所
述，尽管大多数受访者起初是不情愿服药的，但有数位受访者说， [161]
通常在药物"起作用"后，他们患病后第一次感觉不错。一般来说，
这些受访者可分为两类，第一类认为虽然抑郁症有复发的可能，但
他们基本上可以摆脱它；另一类则接受抑郁症是他们一生中不可避
免的常态。以下评论总结了这两种立场：

　　我已经不再想了。好吧，我会克服抑郁症的。我终于可
以做发泄情绪的尖叫了……[曾经]我确实认同追求幸福和
成就[的想法]。我恨那个词。精神健康的成就感就是填补
你内心的空白，感觉一切绿意盎然。那就是[精神病学]真

正努力的目标……那是应该过的标准生活……但后来我终于意识到，也许我身处在沙漠中。也许你周围的风景是绿色的，但是，你知道，我在撒哈拉沙漠，我已经不再想努力出去……如果我有选择的话，我宁愿治愈它，但我认为那不会发生。我的选择是把它融入我的生活。所以，不，我不认为它会消失。我只是看到我自己变得，你知道，更能应付它，能更从容地面对它。[精神卫生工作者，女性，27 岁]

　　我会说，我生命中的这个特殊时期里，我不恐惧或没有感觉到[抑郁症会再次发生]。至少对我来说，这就是为什么我现在更倾向于把抑郁症当作一种失常，把我更开朗、更有表现力的状态当作常态。对我来说，也许我在骗自己，但我现在的感觉[是]，我出院已经三年了，我没有服用任何药物，可以说，我可能已经脱离困境了……此刻，我不害怕复发，但我的确记得发病的情形。[兼职教授，男性，48 岁]

[162]

　　不幸的是，抑郁症通常会复发。在这方面，这里描述的过程具有反馈环的特性。个人先是经历一场改变身份的危机，通过构建因果关系理论来理解他们经历的意义，然后有时会觉得自己已经超越了抑郁经历。当然，抑郁症的复发会让患者对之前所有的解释都产生怀疑，会要求他们再次经历意义建构和身份建构的过程。这样，抑郁症就像病毒一样不断变异，因为正如哲学家埃德蒙德·胡塞尔（Edmund Husserl）所言，每次重温的经历都是一次新的经历。长期抑郁的人经常处于疾病的痛苦之中，不幸的是，病症往往那么熟悉，却又总有新的状况。因此，抑郁症患者通常的生活中心就是在面对反复出现的问题，几乎不断地进行身份建构、摧毁及重建的过程。

结　语

　　本章从这样一个假设出发，即为了理解人们的思想、情绪和行为，我们需要探究他们是如何得出对其生活情境的定义的。由于慢性精神疾病的问题来源不清楚，过程也不确定，所以其意义构建特别困难。本研究的访谈数据表明，人们的临床抑郁症经历是一次解读模棱两可状况的活动，并涉及多年的疾病意识发展。关于抑郁症的大量调查研究忽视了疾病现实的社会建构过程，而描述抑郁症患者如何随着时间的推移解读并努力应对自身问题，能够弥补上述不足。[163]

　　从理论建构上讲，本章的分析侧重于探讨抑郁生涯和身份的交集点。社会学家指出生涯概念对于构建一系列人类过程意义重大。本章遵循这一理念，分析了所有受访者在力图理解生活困境时都经历过的四个阶段。最初，每个人都感到身体上的不适及情感上的痛苦，但他们还未能把此状态称为抑郁症。接下来，他们认识到他们"确实"出了问题。然后，他们陷入一场危机，这将他们推入心理健康专家的治疗世界。最后，危机催生了他们直面精神疾病诊断的阶段。随着患者开始认为自己有残缺，需要精神疾病专家的修复，每个阶段都发生了相应的、持续不断的身份转变。例如，个体面对抑郁症诊断时如何重新解释自己的过去，如何处理有关自身问题的各种信息，如何应对住院治疗，如何解读服药的意义，以及如何评估疾病隐喻的有效性，这些对他们的身份转换起着决定性的作用。

在我此项研究中，筛选受访对象的一个基本条件是，患者在某个时候经过医生的诊断并接受过治疗。因此，样本带有内在的偏差，受访者更倾向于接受医学所定义的抑郁症病因及恰当反应。相比之下，无法知道有多少人一直受不良情绪的困扰，却不知道病症的准确名称，也未接受过治疗。我猜测，如果我们能以某种方式计算出这些人的数量，那么他们多数会是来自美国较低的社会阶层。毕竟，社会中最贫穷、被剥夺最多权利的成员最难获得医疗救治，他们的实际生活状况也往往是他们痛苦的根源。例如，为人父母者没有稳定工作，住在不良社区，还要为养家糊口而奔波劳碌，我们怎么会期望他们会将自己的痛苦感觉定义为疾病？这些人有充分的理由感到痛苦，而这些理由没有一个是明显与疾病有关的。

[164]

在美国主流世界之外的"平行世界"（parallel world）①里，可能有数百万人从未将自己的困难定义为需要治疗的疾病。医生可能会说，这些人患有"隐匿性抑郁症"（masked depression），一种假性疾病意识，只要他们找对人倾诉，症状就会消失。此外，这些人可能会经历与本研究中受访者一样强烈的情感危机。然而，他们可能不去看医生，而是，比如说，在宗教中寻求慰藉。他们也可能遵循一条由痛苦推动的生涯路径，但其表征和阶段完全不同于本章分析的抑郁生涯。这些人无疑会根据对自身境况的定义来解读其痛苦根源并确定其身份，正如本研究中的受访者会最终确定自己的身份是由生化障碍致病的抑郁症患者。他们构建的就不是疾病身份。换句话说，我的意思是，本书受访者所经历的感受并没有任何内在特征，

---

① Susanna Kaysen 在其著作 *Girl, Interrupted*（同前）中提出了这个概念。

导致他们的痛苦必然且不可避免地应被定义为疾病。　　　　　　[165]

　　情绪问题最终被医生定义为抑郁症的群体中，每个人都被告知要服药。目前为止，服用抗抑郁药物的重要性只是略有提及。不过，第四章将专门讨论服药的意义，因为服药是每个受访者最终更彻底地被同化、接受抑郁症病因医学模式的关键。由此，我对药物治疗的思考将进一步分析受访者是如何接受医学定义的合理性，接受其病因主要是生物学问题的。患者第一次服用抗抑郁药的那一刻，必定开启了一个生化修正（biochemical revision）的过程。不过，更深远的意义还在于，服药加快了患者在前往诊室时就已开始的自我修正。　　　　　　　　　　　　　　　　　　　　　　　　　　[166]

第四章

药物治疗的意义

我只能告诉你："哦，上帝，用对了药的时候，你能感觉到。"这是最不可思议的事情。我会说，我有了一次精神体验。

研究生，女性，24 岁

我这辈子再也不吃他妈的药了。我不是把我的感受推广到其他人身上，但对我来说，这玩意我已经受够了，再也不会吃了。

兼职教授，男性，48 岁

一天中午，我和一群经济学家在波士顿学院的教师餐厅共进午餐时，饶有兴趣地听着有人抱怨某位同事"不断拷问数据，直到它们坦白一切"。尽管关于社会科学研究客观性的可能性，甚至是可取性有相当大的争论，但大多数社会学家可能会说，我们不应该放弃研究的客观性。我自己的立场是，没有人能逃脱自己特定经历和生活环境带来的偏见，声称研究人员在研究时可以不受自己生活经历的影响是愚不可及的想法。研究者和其他人一样，必须从一个特定的角度来看待这个世界，而这个角度影响着研究的每个部分——影响提出问题的方式、偏好的研究方法、对受访者的观察或提问方式，影响对理解研究对象数据类型的选择，影响分析过程中对研究重点的选择，也影响研究者最后呈现其"发现"的方式。

鉴于无法达到绝对的客观性，研究人员应该正视他们的偏见和假设，这样，读者至少可以知道它们"源自哪里"。有研究人员偶尔声称他们的研究是完全客观的，虽然我认为这种说法荒谬，但我也在研究方法课上告诫学生，完全放弃客观性会引发学术混乱。我认为，客观性是研究追求的目标，让研究者诚实地回应收集到的数据，从人们所说的话中分析真正的结果。客观性的态度还包括，特意去寻找可能与新兴理论相抵触的数据。简而言之，研究人员应该采取一切可能的措施，避免完全爱上自己的理论而无法放弃。

在本书所有的章节中，受我个人强烈感情影响最大的可能就是本章了。本着我在课上指导学生的一贯精神，我想在呈现数据和分析之前，先简述一下我个人对药物的态度。在第一章中，我说过，我一直在服用药物，但内心一直很矛盾。事实上，我多年来一直服药，但是我时不时换新药，希望最终能找到一种在我身上"起作用"。我担心停药后情况会变得更糟，我不想冒这样的险，因此，我虽不情愿，却坚持服药。除了抗抑郁药外，我也有得到"许可"，"必要时"可以服用克诺平这一抗焦虑的药物，以改善睡眠。我试着控制服用氯硝西泮的量，因为与我服用的抗抑郁药不同，氯硝西泮会使人在生理上对其上瘾。我想完全戒掉，但是撤药症状（易怒和可怕的失眠——我一开始服用氯硝西泮就是为了治疗失眠）让我难以招架，而且氯硝西泮能让人偶尔睡个好觉，非常诱人。这些年来，我对服用这些药物的态度一直很稳定——既充满敌意，又相当依赖。　　　　　　　　　　　　　　　　　　　　　　　　[168]

当我梳理自己对药物治疗的敌意态度时，我意识到，我对药物的态度与我对精神病学的看法以及精神病学通常把抑郁症定义为生物学疾病有着极其密切的关系。我尊重医学家帮助人们的真诚意图，但我也想知道，精神科医生全力以赴支持药物治疗的意愿是否与他们自身地位在医学界受到质疑有关。如果能证明情感障碍和糖尿病、癫痫或心脏病一样具有明显的生物学病因，就可以肯定精神病学的"医学"专业性。然而，就单相抑郁而言，从未确定过明显的器质性病因。人们在服用抗抑郁药物后有时会感觉好些，但这并不能确切证明抑郁症是由潜在的生理病因引起的。这背后的逻辑类似于，某人晚餐时喝一两杯葡萄酒感到更舒服，但这不能证明说他实际上患有某种可由酒精治愈的生理损伤。

[169]

　　基于我的个人经历、倾听他人讲述以及毕生阅读社科著作、吸纳符合常识的观点，我认为，抑郁产生于社会环境、个人脾性和生物化学交织而成的极其复杂、不断变化、难以捉摸的网络。因此，我绝不会说，不应该服用能改变体内化学组成的药物。有非常多服药后受益的人认同这一点。与此同时，我也强烈反对有意弱化社会经验在塑造情绪方面（包括好情绪和坏情绪）作用的做法。其他抑郁症疗法的效果不太好，求助药片可能是一种实用的策略。然而，服用药物有时对患者会有很大的帮助，但并不能证明医学界盛行的判断，认为抑郁症首先是有生物学病因基础的。

　　无论是从个人还是我的专业出发，我都反对完全从生物学角度解读人类的行为。从政治角度出发，我对目前的精神病学实践也存在疑虑。无论是过去的谈话疗法，还是现在流行的药物疗法，这些解决方案都忽略了情感困扰更宏大的社会结构基础。举个例子来说，诸多研究表明女性患抑郁症的概率是男性的两倍，如果仅仅从生物学差异来解释这一发现就很难让人信服。在我看来，一个显然合理的假设是，女性面临某些模式化的社会状况，这导致了所有这些研究中的统计差异。由此看来，只专注于改变患者的医疗方案（或通过谈话改变病人的自我，或用药物改变病人的生化特征），会完全忽略了人类痛苦的结构性来源。因此，大多数精神病学治疗本质上是保守的，间接支持着系统性的现状。医学界几乎总是把疾病解释为个体身体病理的反映，很少将疾病解读为**对病态社会结构的正常反应**。照此思路，我发现当下鼓吹抑郁症药物治疗的医学辞令既是科学上的傲慢，也是政治上的倒退。　[170]

　　和数百万服用抗抑郁药物的人们一样，我衷心希望今天的医学承诺不会成为明天的问题。然而，有史为鉴，我们不应该对任何被标榜的"神药"抱乐观态度。相反，我们应该怀疑这类说法。我们要记住，20 世纪 50 年代开始鼓吹的革命性疗法声称，影响人们，尤其女性生活的多种焦虑症状可用安定和利眠宁等精神药物治疗。在短短一段时间后，数百万的人们开始"嗑药"，以减轻痛苦。但是，到了 20 世纪 70 年代，医学和社会科学家 ① 逐渐认识到，这些弱镇静剂的广泛使用是一个新的社会问题。回想起来，早期医学上关于镇静剂功效的说法似乎言过其实，且有明显危害。

　　我在第一章中提到，最后一章将详细说明美国宏观的文化架构，这也许能解释为什么越来越多的美国人感到抑郁。我希望，更广阔的文化分析将能引人深思、令人信服。不过，在当前历史阶段，我预料美国医学界会越来越认同药物是治疗抑郁症的最佳方法这一观点。这场由极其强大的医疗机构和美国人寻求快速科学的解决方案的意愿所推动的化学革命，有着非同寻常的文化动力。事实上，现在美国大约有 600 万人在使用一种自 1986 年才出现的药物——百优解。最初，百优解是用于治疗抑郁症的，现在已推广到强迫症、

---

① 例如，J. Gabe and M. Bury，"Tranquilisers as a social problem，"*Sociological Review* 36（1988）：320—352。

减肥和过度害羞等症状的治疗。彼得·克雷默在其颇具争议的《神
[171]　奇百优解》一书中提到，一种似乎能改变人的脾性并让一些人感
觉"比好还好"的药物使得未来可能出现"心理美容精神药物学"
（cosmetic psychopharmacology），这令人担忧。①

　　到目前为止，我的评论表明了我对过度使用抗抑郁药物秉持保
留态度。医生这一群体拥有极大的权威，可以塑造整个社会对疾病
特征及其应对措施的看法；也许，我和诸多研究医学的社会学家一
样，对他们如此强大的权威感到强烈的担忧。对医学伟大成就的认
可并不妨碍我持有这样的观点，即科学本身是一个信仰体系，很有
可能出错，也很有可能造成权力滥用以控制他人。

　　从根本上讲，本章探讨抑郁症患者是如何几乎一致接受自身问
题的医学诊断及其医学解决方案的。当下流行的文化观点是，修正
个人的生化物质构成是自我健康修正的最佳途径。尽管人们越来越
"相信"药物治疗是对抗抑郁症的首选方法，但本章的分析将表明，
决定开始一个疗程的服药并不是不加思考听从医嘱的简单过程。事
实上，患者开始并坚持药物疗法的意愿是一个全面的解读过程，过
程中他们会考虑诸多问题，包括药物使用和疾病自我定义之间的联
系、药物副作用的含义、对医生的态度、对医生专业知识的评估以
及对自身问题原因的不确定性等。

----

①　精神病学家 Peter Breggin 著书反驳 Kramer，在文中提出了一个令人不安的
观点，即百优解和其他抗抑郁药物都是危险药物。参见 P. Breggin, *Talking Back
to Prozac*（New York：St. Martin's Press，1994）。对 Kramer 著作的另一批评，参
见 S. Nuland, "The pill of pills," *The New York Review of Books*（June 9，1994，
4，6—8）。Nuland 在他的评论中指出，尽管有理论提出抑郁症与神经递质 5- 羟色胺
有关，但抑郁症的病因仍然非常不清楚。他说："不幸的是，乍一看似乎是个清晰的
理论，但它仍然不能确定临床抑郁症就是由 5- 羟色胺或突触上的其他化学物质减少
引起的。事实上，抑郁症的基本病因仍是未知的。"（第 6 页）

我一直希冀在本章的开篇先谈谈我自己对药物治疗的看法。相
对于其他信仰体系而言，医学有更突出的地位，作为社会学家，我 [172]
有一种冲动，想质疑该地位的合理性；再加上我个人对药物治疗的
经验，构成了我在本章的分析框架。因此，当我后来将受访者越来
越相信医学对现实的解读与个体加入、皈依及退出各类宗教信仰的
公开描述相提并论时，你可能会觉得我有点不敬。

　本书受访者的故事主要讲述绝望的感觉、对生活意义的认知缺
乏，偶尔也有令人"重生"的药物奇迹。这与加入各种宗教团体的
叙述非常相似，也同样有启发性。像皈依宗教一样，屈服于抑郁症
病因以治疗的生物医学解读是通过社会化过程来完成的，这个过程
势必造成个体彻底的身份转变，是一个"改变根源事实感（sense of
root reality）的过程"。① 我相信，我的看法是建立在我对数据的诚实
解读之上，而不是源自我对抑郁症生物学解读越来越占据主导地位
的主观不适。有一点我可以肯定，对药物在抑郁症治疗中的作用感
到困惑的，并非只有我一人。受访者中有一位我称为兰德尔的 30 岁
的推销员，我们来看看他的药物治疗经历。

　兰德尔身高约 6 英尺 4 英寸（193 cm），肩膀宽阔，不胖不瘦，
一头红色卷发，长相非常英俊，仪表堂堂。在天主教高中以及后来
的大学期间，他一直是一名杰出的篮球运动员。像许多优秀的运动
员一样，他的名声及价值主要来自他的运动技能。尽管他在高中的
学习成绩相对较差，但他的运动技能使得他被一流大学录取。正如

---

① M. Heirich, "Change of heart: A test of some widely held theories of religious
conversion," *American Journal of Sociology* 85（1977）: 673—674；另见 D. Snow and
R. Machalek, "The sociology of conversion," *Annual Review of Sociology* 10（1984）:
167—190；A. Greil and D. Rudy, "Social cocoons: Encapsulation and identity
transforming organizations," *Sociological Inquiry* 54（1984）: 260—278。

他所说:"就成绩而言,我做得并不好……但这不重要,因为我篮球打得很好。所以〔分数〕对我来说不是问题,我只要继续打好篮球,

每个人都在逼我这么做。我甚至不知道我是否喜欢打篮球。我擅长于此,我也享受这种擅长。"在篮球场上,兰德尔继续保持着高水平的表现。然而,事实不完全如此,因为他说:"当我上高中时,抑郁对我而言已经是很平常的事情了。我总是感到抑郁。抑郁成了我的自然状态。"

和几乎所有的受访者一样,兰德尔有很长一段时间意识到自己有异常糟糕的感觉,却不知道该怎么称呼它们。他说:"事情是这样的,我清晰知道自己的感觉,但从来没有将它们和'我有抑郁'联系起来。"他发现描述自己的情绪尤其困难,因为在他家中谈论情绪绝对是禁忌。除了他在药物治疗方面的困扰外,如果我还能从我和他的访谈中找到一个主题的话,那就是他在整个成长过程中不得不"压抑"自己的情感。他12岁时一个弟弟夭折,这给他留下了极大的创伤。他这样描述家人对其弟弟去世的反应:

> 我记得,那是1973年,我大约12岁。那年夏天,我第一次出现抑郁。那时,我不知道那是什么,没人知道。我的家人也不知道那是什么,他们基本上就是忽略我的内心感受,你知道,〔只是说〕"它会消失的"。那年4月,我的一个弟弟夭折了,在情感安抚上,基本上我的家人都没有做〔任何事情〕。我记得……我有五个兄弟姐妹,我弟弟4月去世,然后我们来到某大学参加我父亲大学毕业20周年聚会。我们同住在一个宿舍。就像,那是我们为了放松一下的全家出游。这是我们〔做的〕唯一的一件事,真的。

基本上没有举行葬礼。我的家人举办了一个天使弥撒，然后，你知道，就是聚会。参加的人走过来，说："哦，请节哀！"你知道，就是这些。但基本上没有悲痛。不管怎么说，这孩子病得很重，所以离去是一件幸事。"这是一种祝福。"他们是这么说的。基本上没有什么悲痛的感觉。那是我抑郁的开始，是我记忆中的第一次［抑郁］。我记得那之后我就想自杀……从此我开始……抑制情绪，无视情绪。我想，我的抑郁症就是源于无视情绪。无法表达任何东西，但它们［内心感受］却在积累。没多久，大概一年以后，我开始喝酒。从那以后，我就再也不是一个快乐的人了。 ［174］

兰德尔家中可能不太交流各自的内心感受，但他记得他父母之间无休止的争吵，以及兄弟姐妹间的宣泄。在他看来，父母对他以及他的兄弟姐妹不能说是虐待，但肯定是彼此困扰的。结果，他尽可能"躲"了起来。他说："我不该生气。不应该生气。所以我没有生气。所以我总是带着微笑，你知道的，假笑。基本上我把我所有的情绪都藏起来了，都藏起来了，没人知道……这让人很内疚，很羞愧。这种感觉如影随形。[但是] 回到那个时候，我可能也无法告诉你我的感受。"

最初，兰德尔用街头毒品和酒精作为麻醉自己的药物。他告诉我说："我从 14 岁喝到 21 岁，我经常喝醉……15 岁前，我可能就是在周末喝醉，之后，只要能喝醉我就喝醉……喝酒不是件稳妥的事。我对自己说：'好吧，我喝酒是因为我不喜欢自己的感觉。'你知道，喝酒让我感觉很好。"然后，他的篮球教练发现他明显有些不对劲。在教练的坚持下，兰德尔去心理咨询，不过只持续了很短一段时间，而 ［175］

且每次会面都只是敷衍了事，酗酒问题没有任何改变。"我就是不开心……我继续喝酒，喝得越多，我就感觉越好。到高中毕业时，我每天都要喝酒。我早上7点就喝高了，［然后我会］出去吃午饭，继续喝。"进入大学这种酗酒模式更厉害了，他"喝得像没有明天一样"。他回忆说："我那时上了瘾。如果不喝酒就睡不着。所以我一直喝很多，还经常吸毒。我不知道自己到底怎么了，但我想自杀。"

1983年，兰德尔的状况很糟糕，需要住院治疗，无视抑郁的状况由此戛然而止。"他们给我验血，说：'你有抑郁症。'我相信他们的说法。"然后就是一连串的住院治疗——"住院一个月，出院一个月"。这也是他采用合法药物治疗的开始。没有人和兰德尔商讨是否该服药治疗。他只是被告知有必要开始一个疗程的治疗。当时给他开的是阿普唑仑，阿普唑仑与安定和利眠宁属于同类药物。不幸的是，似乎没有人知道阿普唑仑的致瘾性有多大。最后，至少在兰德尔这一案例中，很显然是给一个有着"成瘾人格"（addictive personality）的人开出了大剂量的高度成瘾性药物。当兰德尔讲到医生们直接依赖药物对他进行治疗时（"医生们要用药物给我治疗，他们让我上瘾"），他情绪激动，说话的语气也变得愤怒起来。

在接下来20分钟左右的谈话中，兰德尔描述了他服用一系列精神药物的经历。他的想法说明，抑郁症患者对自身问题的生物学解释及药物治疗价值有着深深的困惑。无论兰德尔对多年来的用药情况怎么想，都无法对药物治疗的价值保持一贯的态度。他时而认为自己生物性失调，需要药物治疗；时而又贬低药物治疗抑郁症的价值，尽管他还是相信药物有助于减缓抑郁症的发作。他觉得自己依赖抗抑郁药，因此也依赖开药的医生。但与此同时，他对精神科医生有一种明显的愤怒感。经历了这些之后，兰德尔否认自己有病，

[176]

反而认为他的问题主要是精神上的，而不是医学上的。充其量，他只是对医生、药物及抑郁症的医学解读有着模棱两可或前后不一致的态度。这种困惑的描述在我访谈的对象中很常见。兰德尔不是思维混乱，他只是处于一种混乱的状态。

下面是我们关于药物治疗的谈话节选，内容经过编辑和简化。谈话集中反映了两个明显矛盾的想法：一方面坚信抑郁症的生物性根源，另一方面又对精神科医生依赖药物治疗感到愤怒。

采用药物疗法治疗抑郁症可以有一定的效果，但效果也就仅此而已。我自己的想法是，抑郁症源于我没有能力应对日常感觉。我认为，抑郁是我身体的一部分，我是说它是化学成分的问题……1983 年，我大部分时间都在住院，断断续续有六到八个月。你知道，医生用药物给我治疗。[但是] 他们让我对一种药上了瘾，这种药本被看作是万能药。

[177]

是抗抑郁药？

不是。嗯，是阿普唑仑，被当作抗抑郁药用……我是说，我在精神病院明白了怎么做一个抑郁症病人。我看着别人。我学会了那些词……如何得到药物，如何操纵 [精神科医生]。但问题是，对药物，像阿普唑仑，我什么感觉都没有。我大概每三个小时吃一毫克。我没什么感觉，也不能表达什么。我的意思是，就像每隔一小时我就吃一点阿普唑仑，就这样。

你对精神科医生的评价似乎不高。

我对精神科医生评价不高。你看得出来。我忍受他们，是因为我必须吃药。[但是]什么病可以用药物治愈，所有的病。对所有的病他们都能开出药物……他们喜欢用这些药物来修补身体，而不是设法让人们表达自己的感受。他们只看了我一眼，就宣布我有抑郁症，并给我开了一批抗抑郁药……他们不是很人性。他们没有看到人性的一面。你知道，我的问题源自哪里……我想我有理由起诉他们……治疗失当。

[*起诉*] *你住院治疗那所医院的人？*

是的，主要是采用阿普唑仑治疗这一问题。1983 年 11 月底，我已经服用过量，他们却一直告诉我："兰德尔，继续服用阿普唑仑，你会好起来的。"我入院时，大家都知道我酒精、吸毒成瘾，但是医院却让我服用镇静剂。给我治疗的精神科医生承认了这一点……他们就是开阿普唑仑。我一生气他们就开。

[178]

这么说，你有过一些不好的药物治疗经历。

是的。但是，我的意思是，它能让我走出抑郁。但它不能让我不抑郁……我相信我大脑里有东西不一样，生理上的不一样。但我不知道是怎么发生的。我家里没人有过这样的问题。我有点相信身体上有些问题，我可以用药物，但它不能治愈一切。我不知道是否该把我的问题称为疾病。我不喜欢那样想。我不认为是疾病在发作。我真的不那么想。我觉得这是我必须与之共存的东西，想处理好它。这就是精神方面的事了。我的意思是，医生和医学能做的只有这么多，但对于精神崩溃的人，[医学能做的就不多了]。

我和兰德尔还谈到了其他与药物治疗有关的重大问题，包括一次严重的自杀企图，而抗抑郁药则是其中的"致命因素"。我们还谈到了与服药相关的日常习惯等更轻松的内容。例如，说到乘飞机时我们总是把药装在随身行李中时，我们相视一笑。我们都认为，要是航空公司弄丢了我们的衣服，可能会给我们带来相当大的不便，但如果弄丢了我们的药，那将会是一场灾难。我们还分享了其他经历，比如不遵守"医嘱"，尝试自己控制服药的时间和剂量。不过，兰德尔和其他患者的共同点是，尽管有时遭遇可怕的经历及一系列难以解决的副作用，但他们仍坚持药物治疗。大多数受访者都经历了一个同化的过程，逐渐相信药物治疗是他们的出路。接下来，我 [179] 想探讨这一过程是如何以及为什么会发生。

解读药物治疗经历

本章所采取的分析视角与社会心理学文献的普遍观点一致，即服用药物的主观体验来自个人及集体对服药意义的解读。相关的经典研究包括阿尔弗雷德·林德斯密斯 [1] 对海洛因成瘾的分析及霍华

---

[1] A. Lindesmith, *Opiate Addiction* (Bloomington: Indiana University Press, 1947).

德·贝克尔 ① 对大麻吸食者的研究。这些研究证明了符号互动论概念的有效性，即所有体验的意义，包括药物诱发的生理体验，都需要赋予其名称并进行解读。例如，贝克尔的研究表明，吸大麻必须要"学习"：除了学会正确的吸食方法外，还必须学会将吸食后的感受视为愉悦。吸食大麻的效果并非必然令人愉快，要继续吸食，就必须依赖一种由其他服用者构建的亚文化对药物的生理效应做出积极的解读。这些研究基于一个观点，即服用药物不是单个的事件，而是服用期间不断生成意义的动态过程。② 一旦我们认识到服用精神药物是个动态过程，就有必要采用我在上一章提出的"生涯"模型来解读我的访谈材料。

　　第三章确定了抑郁症患者清晰的疾病意识发展阶段。过程中的某些事件成为关键的身份标记，反映了患者看待自我的深刻转变。读者们可能还记得安塞姆·施特劳斯 ③ 把这些时刻称为身份的"转折点"。在这样的关键点，个体需要重新定义他们过去是谁，现在是谁，将来又可能会是谁。由此，身份会发生转变。以下采访材料表明，最终决定接受药物治疗是受访者如何看待自己、自身问题的本质以及自己未来形象的一个主要基准。之后，患者决定继续但最

[180]

① H. Becker, *Outsiders: Studies in the Sociology of Deviance* (New York: The Free Press of Glencoe, 1963).
② 尽管以往有研究宏观上阐明了患者如何理解服用精神药物的意义并使其合理化（例如，视其为帮助他们履行家庭和工作职责的对策），但该研究未探究患者服药期间精神药物所赋予的含义变化。符号互动论的一个重要前提是，物体、事件和情境的意义不断被重新讨论和解释。相应地，本章与上一章描述的更普遍的抑郁症"生涯"道路相关。我认为，药物治疗的意义是决定受访者对自身和疾病不断进行重新定义的关键因素。
③ A. Strauss, "Turning points in identity," In C. Clark and H. Robboy (eds.), *Social Interaction* (New York: St. Martin's, 1992).

终停止药物治疗是个复杂的过程，有时也是他们多年困惑、评估和尝试的结果。

　　如果说每位患者都经历了绝对确定的解释阶段，那就会无视人们对药物治疗反应的复杂性，尽管如此，我在采访中听到的故事仍呈现了清晰的规律性。受访者努力解读药物和他们疾病的意义有不同的"时刻"。首先是不愿意服用抗抑郁药物的**抗拒阶段**（resistance）。然而，尽管受访者在意识上和心理上都抵制药物治疗，但当他们最终对自身问题感到绝望时，从而尝试药物治疗，并因此屈从于医学专家的建议。在这个**尝试承诺**（trial commitment）的第二阶段，患者愿意在短期内尝试药物治疗。决定进行尝试后，他们开始接受抑郁症病因和持久性的生化解释。这种重新定义是开始忠于抑郁症医疗模式的关键。有几位患者提到，服用药物对他们问题的影响微乎其微，甚至是负面的。不过，到此时，即使是这几位也已**皈依**（converted）抑郁症的生化解释，并开始寻找"对的"药。最后，即使在那些经历了"奇迹"并感觉被药物"拯救"的患者当中，有几位最终还经历抑郁症复发，药物治疗因此**祛魅**（disenchanted）。他们觉得有必要戒掉药物，"看看会发生什么"，看看他们是否能不服药"自力更生"。

[181]

抗　拒

　　在极少数情况下，受访者会直接让医生开抗抑郁药物。随着精神病学界和制药公司"教育"公众了解抑郁症的本质，随着百优解等药物被媒体吹捧为治疗抑郁症的革命性药物，这种情况可能会越来越多。不过，通常情况下，服药首先是由治疗师或医生提出的，而这一建议会遭到患者相当强烈的抗拒。一般而言，受访者最初会列出诸多拒绝药物治疗的理由。有些会说："我是那种甚至不相信服用阿司匹林能治疗头痛的人。"其他受访者则担忧强效药物未知且可能长期的副作用。有趣的是，即使是那些早年尝过毒品（如大麻、可卡因和迷幻药）的受访者也反对服用精神药物。他们抗拒药物治疗的理由背后，似乎有一个中心动力——服用抗抑郁药需要重新定义自己，这种重定义几乎是翻天覆地的变化；服药明确表明，他们患有被污名化了的情绪障碍。在这方面，开始精神药物治疗绝不是一个简单的医疗决定。这将是一个关键性节点，患者将不再自我定义为仅仅受困扰，而是定义为患有情绪障碍。

[182]

　　我不想被告知我的问题会影响我的余生，而且只能通过吃药来解决。这几乎是确定的。我被贴上了一个标签，一个我认为带有贬义的标签。我不想变成抑郁症患者，不想听到自己有问题。我说："不，我不是这样的。我不需要你和你的药。"这有点像是种反抗。[护士，女性，37 岁]

　　我的内科医生说："你有抑郁症，需要吃抗抑郁药。"我是说，我没有完全理解抑郁症这个词。她让我去找某精神科医生开抗抑郁药物。我去了那名医生那里，但我说："我不需要抗抑郁药，但是我需要有人和我聊聊。"药物。我抵制药物，我也不了解药物。但是如果精神科医生愿意和我交流，也许我们可以解决我的问题。[大学教授，女性，49 岁]

　　我会变得沮丧，会不吃东西。所以现在我知道我真的有抑郁了。他们想让我服用抗抑郁药，我说我不要。他们就说："必须吃。"[但是]我不想被任何东西操纵。很小的时候我就有哮喘，我一直就感觉，总有一些药物试图控制我。控制我的哮喘，控制这个，控制那个。我不喜欢那样。
我觉得……有时我会把我的一些抑郁情绪和问题归咎于药
物。我感觉，要是再服更多的药物，它们会控制我。[旅游
代理人，女性，41 岁]

　　我必须告诉你，在这个（服用药物）问题上有一番斗
争，因为我是这样一种人，头痛了我也会默默承受。我不
会吃任何药。所以这一切都违背了我的本能反应。[失业服
务员，男性，33 岁]

　　我试过百优解……短期吃过。它和我握了握手，然后，
我就说："不吃了吧……还是先解决我生活中的所有问题
吧。"我对[药物疗法]感到不安。我真的不想拿体内的化
学成分开玩笑。那时，我不认为我的抑郁里有化学成分的因
素。我知道我不开心。但是，我以前已经成功地解决了许多
问题……[并且]我觉得我可以解决这个问题。我也知道化　　　[183]
学药品都有副作用……[因此]我有理由反对药物治疗。我
不反对别人这么做。[软件质控经理，女性，31 岁]

　　把一个人简化成一系列化学反应，这让人感到骇人的
压抑，如果你不介意我用骇人这个词的话。你瞧，为什么
费事去想它？为什么要意识到？[失业人员，女性，35 岁]

　　有几位受访者先经历了一场危机，不得不去看精神科医生，或
有时不得不住院，之后才有第一次明确他们需要药物的沟通。新病
人通常认为医生不愿意重视他们的感受，而且，在他们看来，医生
开药的决定做得太快。住院时尤其如此。受访者有时强烈地感受到
一种矛盾——精神科医生不愿花太多时间去倾听他们，而迫使他们

住院的恰恰是他们的糟糕情绪。他们通常认为心灵受到了伤害。这是他们对自身痛苦原因的看法，这似乎与他们因大脑化学物质不平衡而患病、应该采用药物治疗的医学评估不一致。

　　患有抑郁症的人经常对被他们视为问题根源的人感到愤怒，但在采访中，患者对精神科医生也表现出强烈敌意，这令我吃惊。最终，许多受访者找到了他们信任的精神科医生，并因此受益。然而，在治疗早期，他们把精神科医生视为鼓吹抑郁症生化病因的"虔诚信徒"；而当时他们并不认同生化病因这一观点。受访者高频率地怒称他们的医生是"药贩子"，这清晰体现了他们最初对精神病学和精神科医生的负面评价。

[184]

　　　　这个医生真是个混蛋。他听起来就像个卖抗抑郁药的二道贩子。他说得很起劲。"哦，你是典型的抑郁症［患者］，这是能治愈你的药。如果你回家想自杀什么的，请告诉我。我们会给你尝试不同的药。"我恨他。我真的很恨他。［失业人员，女性，22岁］

　　　　所以我最后去了一家私立医院。……那是一场噩梦。我不愿一直吃药。他们最后把我送上了法庭……强迫我吃药。他们表示，我没法自己做决定……他们告诉我："你需要这种药物。"我认为他们是在给我下毒。我成了妄想狂。我好害怕，以为他们想杀我。第一个月基本上就是这样的情况。我大概服用了至少20种不同的药物……主要都是抗抑郁药。［失业人员，女性，23岁］

　　　　在医院从来没看见过医生。我的意思是，你会见到心理健康工作者，你知道，医生就是，你知道，一周来一次，

分发药片，然后又走了。你知道，只感觉他们高高在上，不可触摸。[精神健康工作者，女性，27岁]

　　患者进入医生办公室或医院接受治疗时，他们对自我的定义已经历了不少变化。当被问及自己对抑郁症的认知发展时，他们的描述通常是，早期有痛苦感，接着感觉"自己真的有些不对劲"，然后是不同形式的"我不能继续这样生活"之感。如我们所见，个体即使在经历一场导致住院治疗的严重危机之后，仍然抗拒服药。抗拒药物治疗就是抗拒被归为精神病人的一种方式。然而，他们的痛苦深刻又持久，于是，在医生，有时是其他病人和家庭成员的敦促下，他们不服药的决心开始动摇。一些受访者说自己最终"回心转意"，决定采用药物治疗，因为他们这时为了减轻痛苦而愿意做任何尝试。一次又一次，受访者将他们对药物的屈从描述为自身绝望的结果。　　[185]

　　　但我也不想这样做[服药]，因为我感觉这很丢人。我心想："嗯，我不抑郁，是别人抑郁。"好像我不敢相信是我。说得像是某种神药什么的。我在想："绝对不行，我不想随波逐流。"我害怕极了。我觉得五年后他们会发现这药会让我得了癌症什么的。我一点都不想吃药。但与此同时，我又急切地期盼有什么东西来解决我的问题。所以我愿意尝试任何事物。他只是说："试着吃一个星期，考虑一下。"[失业者，女性，22岁]

　　　我知道我的情况和以前完全不同。我真的无法正常工作，我太累了，我吃不下东西。你知道，我变得更加恐慌，

[186]　精疲力竭。所以，我开始服药。记得服药时我感到很不舒服，感觉就像［现在的］状况完全不同了。如果我不能治愈……如果我需要药物治疗，我想："这真的很严重了。"［理疗师，女性，42岁］

我对此（药物治疗）非常怀疑。我的意思是，我担心可能会有什么不良影响，我不喜欢服用药物的做法，但在某个时候，我觉得我必须尝试一下。我的问题太严重了，只要能缓解，我愿意做任何事。［教授，男性，48岁］

百优解引起的大争议……吓到我的父母和女朋友了，也有点吓到我。如果你读到相关内容的话，你也会。但那时之前，我深信："妈的，如果你抑郁了，做任何事情都比继续抑郁好。"我知道我必须做些什么。［失业服务员，男性，33岁］

事实上，我从来都不想吃药。我是说，我吃了药，是因为我相信它能让我活下去。［自由作家，女性，41岁］

一名受访者将服药等同于"吞下自己的意志"，这特别能让人产生共鸣。

我接受服药经历了一段艰难的时间……我不喜欢吃药，我不喜欢吃阿司匹林。我的意思是，我对吃药通常非常保守，所以，你知道，我感觉我是在吞下我的意志。那正是我服用百优解的时候。［面包师，女性，41岁］

个体决定尝试药物治疗的那一刻，对于他们重新定位自身困难

及"自我"的本质具有决定性影响。社会心理学家早就明白，开 　[187]
始新的生活方向，尤其是一个背离早期对现实理解的方向，需要构
建新的"动机词汇"（vocabulary of motives）[1] 和新的行为"叙事"
（accounts）[2]。例如，标签理论的社会学家[3] 认为，对一种新的亚文化
的最终认同涉及一系列自我的重新定义，以回应他人的标签及自己
变化了的行为。我们知道，行为不总是由明确的动机推动的，相反，
行为的改变先于动机的产生。服药开启了接受情感障碍源于生化原
因的过程。

尝试承诺

霍华德·贝克尔在他著名的论文《承诺概念札记》中指出，对
新生活方式的承诺[4] 不会一蹴而就，突然发生。[5] 承诺是通过一系列
当时似乎无关紧要的"附带赌注"[6]（side bets）或个人决定在不知不
觉中缓慢、逐步实现的。举个例子，员工可能会因为一系列的附带
赌注，如养老金计划、接受晋升和新职责、根据当前收入购买住房

---

[1]　C. W. Mills, "Situated actions and vocabularies of motive," In J. Manis and B.
Meltzer（eds.）, *Symbolic Interaction*（Boston：Allyn & Bacon, 1972）.

[2]　S. Lyman and M. Scott, "Accounts," *American Sociological Review* 33（1968）：
46—62.

[3]　例如，Becker, 同前；E. Lemert, *Social Pathology*（New York：McGraw-Hill, 1951）。

[4]　Howard Becker 提出的组织承诺指的是个人对所属组织的目标和价值观的认同和
信任，以及由此带来的积极情感体验。对 commitment 一词的翻译，我们遵循现有的
译文，译为"承诺"。——译者注

[5]　H. Becker, "Notes on the concept of commitment," *American Journal of Sociology*
66（1960）：32—40.

[6]　在商学研究中，有学者将 side bets 译为"单边投入"。结合上下文和作者的意图，
我们直译为"附带赌注"。——译者注

等，而认同和信任工作单位。正如贝克尔所言，每一个看似独立的决定就像是一块砌入墙体的砖，终于有一天，那堵墙突然达到了个体无法攀越的高度，如同承诺无法轻易逆转。

在决定服药之前，患者有时会与医生协商尝试服药的时长。如果将此类比为个人和宗教团体的牵绊，我们也许可以从中得到有益的启示。洛夫兰德和斯科诺夫在一篇讨论皈依宗教团体模式的论文①中，基于皈依过程中所涉及的压力程度、时间跨度以及情绪唤起程度等因素，描述了五种不同的"皈依主题"（conversion motifs）。除了智力型（intellectual）、神秘型（mystical）、情感型（affectional）和复兴型（revivalist）四个主题外，作者还提出了实验型（experimental）主题，与服药过程中的这个节点相对应。在实验型皈依主题中，"新加入者采取'尝试'的姿态"，所以承受"相对较低程度的社会压力"。②患者与医生的协商反映出患者对精神药物的矛盾心理，同时，也向医生和自己发出信号，表明他们还没有接受医生关于生化病因的判断。

[188]

> 然后我开始服用百优解。我会接受的唯一原因是，他允诺，我只需吃三个月，可结果是，我吃了九个月，时间或许还更长些，九或十个月。如果早知道会这样，我想，我就不会吃药了，我不想摄入任何化学物质。[失业者，女性，22岁]

---

① J. Lofland and L. Skonovd, "Patterns of conversion," In E. Barker（ed.）, *Of Gods and Men: New Religious Movements in the West*（Macon, Ga.: Mercer University Press, 1983）.

② Ibid., 10.

　　　精神科医生……说："听我说，我只是觉得你应该坚持到年底，然后就可以了。"所以我决定……我并没有很清晰的想法，但我就想："好吧，我就用这八个月的时间看看会发生什么。"［精神健康工作者，女性，27 岁］

　　除了与医生的协商，抑郁症病因的正式医学解释越来越被人们接受也使得患者尝试药物治疗。每位抑郁症患者都觉得必须构建病　［189］因理论，从而让模糊不清的生活情境变得清晰，并进一步评估自己对自身状况该承担多少责任。虽然不可能完全确定抑郁症的成因是先天或后天的，还是二者的某种组合，但每位受访者最终或多或少都接受了抑郁症的生化解释。

　　　我想它来自……某种组合。在有些人身上，可能是由一件特定的事情引发的……但我想，在大多数［人］身上，可能是源自遗传、生化功能失调以及生活压力的结合……但是我自己，我想，主要是生化和遗传原因造成的。我父亲很可能有抑郁症，不过直到他过世后我们才发现。［失业者，男性，58 岁］

　　　我认为它的病因是生物性的。不管我有时多么努力要摆脱它，它似乎还是会在我不想它出现时突然出现。这很令人恼火的。我发现，通过和很多人交谈，你可以努力改善，努力，努力，再努力。但是当你认为一切都好起来的时候，感觉也许你已经控制住了，然后突然有一天，又出现了状况："我为什么要哭？我为什么抑郁？现在为什么我讨厌生活？"没什么可恨的事情，但它就这样发生了。［保

姆，女性，22 岁]

我想，化学物质到了某个点会自行消失。我想在那之前我有机会影响它。这更具互动性。一旦它自行消失，我就需要药物治疗。除此之外，没有什么能让我摆脱困境。[治疗师，男性，45 岁]

感冒了？服用维生素 C！得了抑郁症？吃该死的抗抑郁药！[面包师，女性，41 岁]

[190]

皈依药物：混乱或奇迹

一旦患者接受并内化了抑郁症生化病因的医学辞令，他们就会开始寻找"对的"药的过程。由于这是个对多种药物进行了长期的、反复试错的过程，患者通常难以找到"对的"药。这一过程也令人费解，因为患者要应对各种副作用，包括口干、便秘和体重增加等相对温和的问题，也包括在公共场所晕倒等更严重的情况。有几次访谈的突出主题是药物的"恐怖故事"。下面这位住院女性患者就是其中一例。她的治疗包括服药和体育锻炼。

我服用了天底下所有的药。所有的[语气恼怒]。这就像鸡尾酒一样。我是说我真的失控了……我永远忘不了他们给我开药的小插曲，他们说："好吧，你必须走出去，要更积极点。"……我永远不会忘记网球……我服药后昏沉得几乎看不清自己的手指，可这位治疗师却带我们去了网球场。他在击球，可我甚至看不到球。这个混蛋，我甚至看不见，他却还担心我的反手。太蠢了。你知道，当时我不认为这很好笑。我在想："我是怎么了！"所以事情变得越

来越糟。[社会工作者，女性，38 岁]

另一位年轻女性讲述了她应对药物副作用的经历。

> 我现在服的这种药总是让我口渴，所以我不得不随身带着六罐汽水什么的（笑）。我吃的药是盐酸阿米替林，吃了它我感觉一直很累，也让我发胖。我是说，那时我就是个僵尸。它会让我情绪好些，但我讨厌它所有的副作用。我觉得这像是个实验室的实验。[保姆，女性，22 岁]

[191]

有时，患者会几个月持续服用某一药物，但没有明显的积极效果，或者他们只感觉状况略有改善。寻找"对的"药似乎如同连续性单配偶（serial monogamy）过程，个体经历了一系列不满意的、不佳甚至是破坏性的关系，还总希望最终会找到合适的另一半。正如人们坚信浪漫爱情，坚信完美伴侣一定在某个地方，受访者尽管经历了一次次失望，仍然坚信会找到对症的药物。

> 不管怎样，我想我继续服用丙咪嗪，但是他们也给我开了其他的药。在我服用的所有药物中，没有任何一种真的让我感觉好转。你知道，我只能说，当你找到了对症的药物，你是会知道的。"哦，这让我感觉好些。"但我记得那不是丙咪嗪带来的。[研究生，女性，24 岁]

> 它（某种药）很有效，我感觉不需要其他的。但我也有这样的感觉："我想知道是否还有什么更好的药，我可以服用更少的剂量，但仍有效。"或者："现在有没有其他更

好的药。"我经常有那种感觉（笑）。[教授，男性，48岁]

[192]

　　我[现在]觉得非常绝望。我仍在服用曲唑酮，偶尔也服用一种抗焦虑药物，我感觉就像是在踩水。即使服用了曲唑酮，我还是早上五点就醒。你知道，我带着恐慌醒来，担心我会流落街头，感觉我撑不过今天的工作。每隔一段时间，我就会想："我的尝试够了吗？还有效果更好的东西吗？"[大学教授，女性，49岁]

　　他们首先给我尝试的是百优解。这个药的副作用他们没有告诉我。不幸的是，它会降低性欲。因为抑郁，我的性欲本来也不是很高，我觉得在正常偏低的范围。但我吃了药后就更低了，他们一般不告诉病人。在我知道的女性群体中，我并不是唯一[发现这一点的人]。很多人都发现了。此外，它还影响我的食欲。但是我可以忍受这些副作用，因为这比忍受抑郁好多了。[失业残疾者，女性，39岁]

　　许多受访者从来没有遇到能大大改善他们生活的药物。他们继续服药，但仍然只是部分相信生化成因解释。然而，有些受访者描述了药物治疗的"奇迹"。在这些人身上，宗教皈依的比喻最为贴切。对他们来说，药物带来真正的"启示"，因为药让他们感觉"正常"，通常他们还是生命中第一次有这种感觉。在这些例子中，受访者对抑郁症生化成因解释的所有不确定性都消失殆尽。事实上，找到正确的药物被描述为一种精神觉醒，一种欣喜若狂的体验。

　　我只能告诉你："哦，上帝，用对药的时候，你能感觉到。"这是最不可思议的事情。我会说，我有了一次精神体

验。[研究生，女性，24 岁] [193]

所以我开始服用这个曲唑酮。可能吃了一两周。我一生中从未体验过如此神奇的效果。我一直以来的想法……我一直有这些可怕的、折磨人的抑郁想法，我唯一能说的是，这些想法不再出现在我的脑海里，就像它们在我的血液中流走了，我不再那样想了。我开始有更好的想法，更快乐的想法。对我来说，很明显这和喝醉不一样。这感觉太棒了……两周后……我是说，这太神奇了。从那时起，我的生活发生了深刻的变化。[大学教授，女性，49 岁]

然后，我从去年九月开始每周看两次治疗师，他建议我去看精神科医生。我去看了，他推荐了多塞平，我就开始服用。然后在 11 月底，它就显示出效果了。这是一个奇迹。真的是。非常奇妙。[治疗师，男性，45 岁]

我头痛了四个月，他们开了阿米替林。然后我换了医生。我加入了［某大学的］健康计划。反正我去看了精神科医生，并且持续了一段时间了，我想她可能列出了所有我不知道的典型症状。最后她说："嗯，你知道，我认为问题的关键是你得了抑郁症，我给你开丙咪嗪，看看是否有效。"当它开始起效时，就像是奇迹发生了。我简直要惊呼了。我清楚地知道自己非常抑郁的时刻，当我从抑郁症中走出来的时候，我会对人们说："我感觉好像从隧道里出来了。"[图书管理员，女性，43 岁]

我注意到，药物似乎融化了头脑中实实在在的压力。我觉得自己更清醒了。大约两个星期后，我注意到我不再有一死了之的念头了。我想的更多的是"我还活着，我有 [194]

这些问题，我能做些什么来解决这些问题"，而不再希望自己去死了。所以我认为是［这个药］极大地影响了［我］。
［法律系学生，男性，32岁］

尽管第五章《应对和适应》中会更全面讨论抑郁症的"积极"特征，但我想在此提及几名受访者的说法：抑郁症带来的痛苦促进了他们的精神成长。访谈揭示了抑郁症和精神生活之间的联系，这是一个出乎意料的发现。有几位受访者认真地学过佛学，在他们看来，佛教比西方宗教更能理解人类的痛苦和苦难。其他受访者则将自身的抑郁症与创造力、洞察力联系在一起。下面这位女性受访者，虽是一名心理健康助手，却怀有作家的抱负。她的叙述阐明了两点，一是在忍受多年的持续痛苦后感觉恢复正常，对患者有着惊人的影响，这揭示了药物治疗经历类似宗教皈依的那一面；二是患者放弃所有长期持有的身份，哪怕是非常麻烦的身份时，也会有一种不确定感。

你会如何描述自己服用百优解的经历？

我吃了百优解。几年前我感觉像崩溃了一样，我回到了精神病院——第五次。我想我去看的那个精神科医生不知道该拿我怎么办，所以她让我去看……精神药理学家，他给我开了百优解，不到五天，感觉就变得非常非常奇怪……我的意思是，这很难解释，就是之前我非常害怕和焦虑，真的想要自杀，因为我一直想："就这样算了吧。"你知道，我一直很努力，试图克服这个病，但我做不到，然后我特别愤怒。但服用百优解不到五天，这种强迫症似乎减轻了，这是一种非常奇怪的感觉。奇怪的是，它带走了从小就在我内心的抑郁感。它消失不见了。我记得，我不想告诉任何人，因为我想，这真的很奇怪。

不想告诉任何人，是因为……？

比如，我觉得这有用。我的想法有点像："哦，上帝！这是怎么回事。"因为我一直在服药却没有什么效果，感觉这次太戏剧化了……这也是非常戏剧性的，因为我正处于崩溃的边缘，然后，服用百优解不到五天，我就没有崩溃的感觉了。实际上，这很有趣，因为我喜欢这感觉，但我也想不再服药，因为我确信它会带走我的创造力。

所以，又回到了痛苦 / 创造力的关联上。

哦，因为我没法写作。我习惯了一直处于焦虑状态，突然间我不再那么在乎我的写作了。这就是奇怪的地方。它［写作］对我来说没那么重要了。对我来说没有什么是重要的了。在某种程度上，那是一种令人难以置信的解脱。与此同时，我整个身份建立的基础是我是一个奋发、热忱的人，我试着鞭策自己进入一个高强度状态，你知道，但没有成功。

［196］

你是说，出现了一些你以前不觉得是麻烦的情况……

它［抑郁的强度］没那么大，我也不像以前那样讨厌它。我还觉得过去的它就是我，但百优解把它带走了，我记得我当时在想："很好。我应该带着这个［百优解］去度假，你知道，或者让我摆脱它，因为它会让我变成一个傻瓜。"

那结局是什么？还在服用吗？

嗯，我仍在吃，但是整个过程有点起伏，因为那时我是百优解的信徒。我那时想："这东西真是不可思议。"我想："这是我在这个世界上吃过的最棒的东西。"我想说："这是个奇迹。"我会想："这是一个奇迹。"它就是个奇迹，对我来说真的是个奇迹。那一年，我非常开心……在这一点上，百优解已经和我赋予它的数百万种意义交织在一起。有一阵，甚至是上帝［的意思］。［精神健康工作者，女性，27 岁］

正如马克斯·韦伯多年前指出的那样，即使是超凡魅力（charisma）也会被常规化。① 当药物成为人们日常生活的一部分时，人们对药物的承诺和皈依就完成了。当患者最初对药物的抗拒消失殆尽时，他们接受抑郁症医学解释和治疗的过程也完成了。患者起初怀着尝试和矛盾心理进行药物治疗实验，往往最后却将服药当作了理所当然的生活方式。事实上，受访者经历了一个社会化的过程，这个过程改变了药物对他们的意义。以恐惧开始的服药协商和实验已经被制度化、习惯化及仪式化。用彼得·伯格和托马斯·卢克曼的话来说，一个曾经另类和陌生的"象征宇宙"（symbolic universe）

[197]

---

① M. Weber, *The Theory of Social and Economic Organization*, translated by A. M. Henderson and T. Parsons（New York：Oxford University Press，1947）.

化作了一个被接受的且似乎不可改变的现实。① 也就是说，服用药物现在似乎是患者日常生活中一个绝对不容置疑的特征。想想那些最初反对药物治疗的人偶尔漫不经心的态度。

> 这种药物让我觉得有意思的是，或者至少我对它的态度是，我几乎把它当成一种食物补充剂，我吃了会有一定的效果。所以我不像过去那样，认为这很不自然。[教授，男性，48岁]

> 我深信，也许我得吃一辈子。我当然宁愿有这种感觉，也不愿有那种感觉[抑郁]。如果每天往嘴里放两片小药片就能让我保持这种状态，那就这样吧。[失业服务员，男性，33岁]

祛魅及放弃信仰

研究皈依的人一定得分析许多人信仰祛魅、背弃及脱离各自团体或信仰体系的原因。当然，有些人会自始至终保持对平行现实的认同。然而，也有人逐渐质疑他们曾试验进而完全接受的解释模式的实用性和正确性。当然，即使同为认同者，对解释的认同度也有差异。有些人从未完全相信新行为和信念的价值，很容易对新的解决问题视角不再抱有幻想，并相对较快地回到旧的观点和身份上来。[198] 有几位受访者只服用了很短一段时间的药，他们认为药物的效果不足以抵消它们有害的副作用。在进行药物试验后，这些人很容易就

---

① P. Berger and T. Luckmann, *The Social Construction of Reality* (Garden City, N.Y.: Doubleday, 1966).

能回到他们之前的观点，即他们的问题是环境造成的，药物不会是他们的救星。当然，一个信仰体系被毫无保留地接受，随后又坍塌，这会更具破坏性。对于那些经历了药物奇迹，但随后又复发的人来说，情况就是如此。上一节中我们详细呈现了一位年轻女性在药物治疗中令其欣喜若狂的经历，她下面的叙述则描述了她之后对药物治疗最终失败的反应。

> 然后我决定去［南方某州］待两个月，在那里做一份面试女性的实习工作。然后我又想，这是我现在能做的，因为现在我在服用百优解，我不会抓狂，而在此之前，这样的改变会让我抓狂。但我去那里了，又抓狂了，我完全复发了……现在我对百优解有了更平衡的看法，因为即使服用了，我还是会感到压抑、焦虑和抑郁，甚至非常压抑、焦虑和抑郁。这不是一种神奇的药物。它没有拯救我。很长一段时间后我才认识到这一点。它有时会有所帮助，这就是它的作用所在。我有一阵子想过："我会被治愈的。"这是我最大的失望。你知道，这让我有强烈的失落感，也有一丝救赎感，我没有夸大［事情］。真的是这样。［精神健康工作者，女性，27 岁］

［199］　停止药物治疗的复杂性是显而易见的，因为即使它们似乎没有从根本上改变抑郁感觉，受访者有时也会变得在心理上依赖它们。一旦开始试药，并接受了自身状况的生化定义，他们在停止药物治疗时就会有不确定感。不管他们目前的问题是什么，好些受访者都担心如果停止药物治疗，情况可能会恶化。

你能想象自己不再服用这种药物吗？

我真的不想停药，因为我害怕。除了胃部不适、食欲波动和我能忍受的性功能障碍，没有什么别的副作用。[最近] 我对 [我的精神科医生] 说："嗯，我不知道吃和不吃有什么不同。"她说："如果你停止服用……你会注意到，因为你会重新陷入抑郁。"这样你就知道它在发挥作用。所以我说："我不想，因为没有什么比不能睡觉、不能吃饭、不能工作更糟糕的了。"[失业残疾者，女性，39 岁]

恐怕我不能接受，但它真的效果不大。[大学教授，女性，49 岁]

我的意思是，现在差不多就是我有时服用，但我真的觉得没有这个必要。但是停止服用的话，我也有点害怕……我 [现在] 服用的剂量很低。他 [医生] 让我每晚吃一片药。你知道，花了十年时间 [才达到这一点]。[管理人员，男性，54 岁]

如果按我的内心想法，我会说："去他的药。"但我也认为我可能害怕，害怕如果我完全离开药物，我会变得更糟，我想这也是有事实根据的。[兼职教授，男性，48 岁] [200]

最终，本研究中的受访者，和彼得·康拉德采访的癫痫患者一样，至少对药物在解决自身困难中的作用持怀疑态度。[1] 他们可能会有药物依赖，会担心停药的后果，但他们也开始质疑继续服用药

---

[1] P. Conrad，"The meaning of medications：Another look at compliance," *Social Science and Medicine* 20（1985）：29—37.

物是否明智。正如康拉德的癫痫患者最终发现药物不是"通向正常的门票",大多数抑郁症患者很快就发现药物并不会治愈他们。在这两种情况下,患者对药物作用不再抱有幻想,开始质疑其疗效,尝试调整服药剂量,有时甚至决定停止服药。康拉德描述了癫痫患者诸多的不顺从反应,这些反应体现了他们为重新控制自己疾病所做出的努力。他指出:"[自我]调整用药反映出患者努力试图在一定程度上控制有时看来完全失控的状况。"[①] 以下评论证明,康拉德的发现显然也适合抑郁症。

> 我想,我自己也很好奇如果我停止吃药会发生什么。部分也是因为我妻子不喜欢我长期吃药。她担心药物的长期影响,我想我也有点担心。[教授,男性,48岁]

> 对我来说,药物与其说是帮助,不如说是阻碍。左洛复开始让我陷入哭泣的魔咒……他想让我试试丁螺环酮,但我最后告诉他:"嘿,我想停止服药。"[电话推销员,女性,23岁]

[201]

> 我就是决定,不吃可能会对我的大脑造成伤害的东西。我决定,无论发生什么,我都会承受。我就停止服药了。[教授,男性,66岁]

> 吃了这些药我体重增加了很多。我以前一直很瘦,吃药后我胖了四十磅。我的身体认同感被破坏了,我想停止吃药。[社会工作者,女性,38岁]

---

① P. Conrad,同前,36。

在其他一些情况下，个体最终会抗议服用药物，以此来恢复他们认为因服用抗抑郁药而失去的自我。这些发誓不再服用药物的患者显然有了一次放弃信仰的经历。

现在，在新旧［药物］交替之间，会有一段时间他们让我不服用这个东西。在那段时间里，我的朋友们都说："你又像你自己了。"如果我仔细倾听自己心声的话，我当时会说："哎呀，这意味着这些药把我搞砸了。"［最后］我会和医生说："我能停药吗？我能停药吗？"他会说："再吃一段时间。"最后我想："我不会再问这个狗娘养的了。我自己来摆脱它。"我就停了，而他则要么忘记了，要么没有提出来。我自己摆脱它了……［而且］我这辈子再也不会吃这该死的药了。我不是想把我的感受推广到其他人身上……但是对我来说，我已经被这东西搞得一团糟，我再也不会这么做了。［兼职教授，男性，48 岁］

我的意思是，我坚决反对曲唑酮。当时的情况让我想说："我要停止服药。"［图书管理员，女性，43 岁］　［202］

结　语

尽管受访者可能在他们的服药生涯中处于不同的位置，但他们都经历了一个社会化的过程，从克服最初对药物的抗拒，到与医生协商他们的治疗方式，到采纳抑郁症成因的新说法，再到认同医学解读范式，到最终对药物疗效的祛魅。这个过程与宗教皈依和

放弃信仰极其相似。这意味着，他们从开始、维持到有人终止医生
开出的服药疗程，其意愿必须在更广阔的背景下解读，即他们接受
了涉及身份变化的全新现实，也就是说，他们患有生化因素造成的
情感疾病。因此，服用抗抑郁药物的经历是一个复杂的、带有个
人情绪的解释过程，在这个过程中，对自我的看法必然会不断受到
挑战。

　　本章描述的这一过程有助于更广泛地思考社会"医疗化"① 过程
中的一些社会心理动态。我的分析隐含了专业人士和外行对疾病、
现实和自我的定义之间持续不断的张力。正如几位观察家所指出
的，② 当今"后工业化"社会中人们的行为由"专家"主导，他们在
我们生活的几乎每个方面提供建议。而在这些专家中，医生又占据
主导地位，他们决定我们的身体和自我什么时候需要修复，并决定
修复的适当程序。

　　以上资料诠释了"医学范式"在定义对情感问题的适当反应方
面的影响力。医学范式支撑着由医生、教师、法官和其他健康专家
结成的联盟所创造的政治现实。彼得·伯格和托马斯·卢克曼 ③ 称
这个联盟为"宇宙维护专家"（universe maintenance specialists）。这
些来自不同学科的专家制定了定义适当和不适当行为、异常和顺从
行为、正常和病态行为、健康和疾病行为等方面的规范。因此，治

[203]

---

① 参见 P. Conrad and J. Schneider, *Deviance and Medicalization*（St. Louis：Mosby，
1980）。

② 例如，C. Derber, W. Schwartz, and Y. Magrass, *Power in the Highest Degree：Professionals
and the Rise of the New Mandarin Class*（New York：Oxford University Press，1990）；
M. Gross, *The Psychological Society*（New York：Random House，1978）；C. Lasch,
"Life in the therapeutic state," *New York Review of Books*（June 12，1980）：24—31。

③ P. Berger and T. Luckmann, 同前。

疗"意味着应用概念机制，以确保实际的或潜在的越轨者停留在现实的制度化界定之内……这需要一套知识体系，包括越轨理论、诊断手段及'灵魂治疗'等概念系统"①。

当然，患者对疾病现实定义的抗争以及他们在思想上的斗争在精神病学中表现得最为明显。上面呈现的访谈资料表明，精神病患者并不是自动接受对疾病现实的医学范式解读的。他们最初抵触将他们的问题定义为疾病，之后好不容易才"回心转意"接受处方药物治疗。尽管和我交谈过的每个人最终都屈从于医学范式下的现实，但由于他们对药物疗效失去了信心，有时甚至完全放弃了药物治疗，所以对药物的皈依通常并不彻底。对医疗权威的抵制作为专家和当事人关系日益普遍且"民主化"的一部分，将变得更加强烈，这一推断似乎合情合理。此外，这种对现实的斗争最有可能发生在精神病学领域，因为精神疾病纯医学范式的合法性是最受到质疑的。

受访者最终意识到，尽管医生尽了最大努力，还是无法消除他们对抑郁症的困惑。前面描述的社会化过程包含药物治疗能根治他们问题的期盼。然而，在大多数情况下，这种乐观的态度被幻灭感和偶尔的愤怒所取代。抑郁症药物治疗的失败为自助团体的出现提供了肥沃的土壤，自助团体将情感障碍视为内心的苦恼，最终必须由有此经历的人来治愈。② 这样的定义暗示了一种反精神病学的意识形态，至少要求在努力治疗这个问题时有更民主的医患关系。本章

[204]

───────────────

① P. Berger and T. Luckmann，同前，112。

② D. Karp，"Illness ambiguity and the search for meaning：A case study of a self-help group for affective disorders," *Journal of Contemporary Ethnography* 21（1992）：139—170.

中的资料和分析表明，对话的某些领域很可能在解决"身份政治"①
的问题中发挥重要作用，这些领域也就不可避免地成为抑郁症治疗

[205]　的一部分。

---

① R. Anspach, "From stigma to identity politics: Political activism among the physically disabled and former mental patients," *Social Science and Medicine* 13A (1979): 765—774.

第五章

应对和适应

如果我不工作，没有专注于工作，那么所有的一切都是痛苦。工作让我远离痛苦。如果我不工作，那么我就不得不去想我有多痛苦，我没有朋友，没有人爱我。太可怕了。

研究生，女性，24 岁

我相信抑郁症实际上是上天赐予的一个礼物。如果我们能和它交朋友，如果我们能和它和平相处，它会向我们展示一些东西。在整个过程的某个点上，我们必须把它融入我们的生活。我们所有人在某个时候，某个地方，都会有某种程度的抑郁。如果我们不允许它进入我们的生活，它就可能是破坏性的。如果我们让它进来，它就是一位老师。我是说拥抱它，融入它。

自由撰稿人，女性，41 岁

强调*过程*是贯穿本书的一个基本主题。特别是，我在第三章中使用了"生涯"的概念来说明个体作为抑郁症患者的身份是如何形成的，第四章描述了一个通常以最终接受抑郁症病因生物医学解释的社会化过程。本章关于应对和适应的阐释 ① 是对前面章节主题的

---

① 有关临床抑郁症特征的文献很丰富，关于应对和适应问题的文献也很多。然而，和大多数关于抑郁症的文章一样，本研究在很大程度上是统计性的，致力于描写不同的变量如何影响患者的适应能力。因此，我们聚焦于诸如年龄、性别、宗教、（转下页）

[207] 延伸，因为不好的感觉始终迫使人们做些什么。正如凯西·查默兹在她阐述有力的《好日子，坏日子》①中所写的那样，慢性病可以完全主宰人们的生活。那些患有严重且令人不断衰弱的疾病的人们被这些疾病所包围并沉浸其中。通常，他们的整个生活必然围绕着医疗问题的突发事件展开。尽管查默兹的分析局限于多发性硬化症等疾病上，但抑郁症和其他慢性的身体疾病一样，也主宰着患者的生活，需要患者不断努力适应。

　　苏珊娜·凯森在其自传中，讲述了自己从近两年的"疯癫"和精神病院生活中脱离出来的经历。她观察到，精神健康的一大乐趣是她可以花更少的时间来思考自己。②可以肯定的是，主观的健康感最根本的含义是能够继续生活，而不必总是担心自己能否准备好迎接每天的责任和挑战。健康的人们能够理所当然地认为，他们的身体和头脑不会妨碍他们的日常生活需求。然而，正如第二章所讨论的，患有抑郁症的人们可能会发现，即使是最简单的日常生活任

（接上页）种族和婚姻状况等标准人口统计变量。有关这些因素与不同的应对策略的相关性的研究，参见 H. Koenig, H. Cohen, and D. Blazer, "Religious coping and depression among elderly, hospitalized, medically ill men," *American Journal of Psychiatry* 149 (December, 1992): 1693—1700; D. McDaniel and C. Richards, "Coping with dysphoria: Gender differences in college students," *Journal of Clinical Psychology* 46 (November, 1990): 896—899; K. Glyshaw, L. Cohen, and L. Towbes, "Coping strategies and psychological distress: Perspective and analyses of early and middle adolescents," *American Journal of Community Psychology* 17 (October, 1989): 607—623; W. Vega, B. Kolody, and R. Valle, "Marital strain, coping and depression among Mexican-American women," *Journal of Marriage and the Family* 50 (May, 1988): 391—403; R. Kessler and M. Essex, "Marital status and depression: The importance of coping resources," *Social Forces* 61 (December, 1982): 484—507.

① K. Charmaz, *Good Days, Bad Days* (New Brunswick, N.J.: Rutgers University Press, 1991).

② S. Kaysen, *Girl, Interrupted* (New York: Vintage Books, 1993).

务和惯例，他们也不可能完成。即使是温和的抑郁症，也在影响着个人每天的计划和行动。从长远来看，抑郁症几乎总是影响人们对职业、友谊和家庭等关键问题的抉择。

凯森观察到精神病患者无法忘记自己，这让我产生了强烈的共鸣。当抑郁／焦虑主宰我的生活时，我只想到我自己，别的都无法关注。如果我能幸运地在最糟糕的夜晚还能入睡，醒来后我首先想的就是，新的一天可能会有多糟糕，我能在多大程度上满足这一天的各项要求。抑郁者成了自身状态的专家，能体会到自身心理状态和身体感受最细微的差别。有时候，新的一天可能会比我对自己身心扫描后得出的预期更好或更糟糕，但不管如何，那些侵入性的负面感觉总是要求我对事情发展的各种可能进行评估。然后，醒着的时候我几乎不停地监测着我做得有多好或多差。在非常糟糕的日子里，尽管我很想专注于自己以外的事情，但我做不到。例如，由于我无法集中注意力去阅读和理解报纸新闻，我也就不可能关注本地的、国内的或国际的任何事件。事实上，每天努力忘记我给自己造成的压力，只能证实抑郁情绪的力量超越了我克服这些情绪的意志。

[208]

我曾多次告诉身边的人，我的好日子和坏日子之间的区别，就像是活着和死去的区别——这种对比是如此鲜明。在难得的好日子里，我能够从容、清晰、愉快地处理事情，完成每天的任务和项目；而同样这些任务和项目可能在 24 小时前还让我费解。我的头脑状态每天、每周、每月在波动，最特别的是，有时是每小时都有波动，这一直都令我诧异。出于这个原因，我饶有兴趣地听了对作家迈克尔·克赖顿（Michael Crichton）的电视采访，他将自己的抑郁发作比作天气变化。早上天气晴朗，阳光明媚，但是到了下午三点钟，一股阴沉的冷风可能会降临；也可能一连几天都是宜人的好天气，但接下来可能是长达一个月的多云天气，中间还夹杂着几场暴风雨；而有些年里，大部分时间的天气都很糟糕。我的意思是说，在抑郁症最低迷的时候，人是不可能本能地向前迈进的。受伤、疼痛且痛苦的自我主宰着个体的思想、感知和行动。抑郁症使患者无法在日常活动中"失去"自己；相反，他们会被自己淹没，然后迷失在其中。

[209]

　　那么，抑郁症患者经常被身边的人指责完全只顾自己，除了自己之外，对任何人的需求都不够关注，这就很好理解了。抑郁者的家人和朋友有时不太宽容地认为他们自私，很少考虑自身之外的任何人或事。在第六章我们会看到，和患者关系亲密的人最终会明智地认识到，需要与有抑郁症的朋友或家人保持距离，以避免自己因交往而陷入抑郁。最终，他们意识到，将一个人从抑郁症中解救出来的努力注定会失败；颇具讽刺意味的是，这种努力只会让他们自己也卷入已经吞噬了他们的孩子、兄弟姐妹、朋友或配偶的漩涡中。

　　批评患者自我专注，其中也暗含着患者没有尽力自助的意思。疾病经历一个最重要的规范是期望患者勤勉"工作"，尽可能地过正常的生活。即使是因慢性病而面临死亡的人，人们也希望他们尽量减少自己对他人造成的负担，并尽其所能使自己的生活正常化。例如，希拉·罗思曼在其细致描述肺结核史的著作中，借助病人信件和日记中的疾病叙事，显示"痨病患者"被认为应该全力投入，甚至应该投入生命，以求好转。① 不管一个人的病有多难受，或有多致命，患者可以合情合理地让自己完全沉浸在病人角色中的"同情分"

---

① S. Rothman, *Living in the Shadow of Death: Tuberculosis and the Social Experience of Illness in American Society* (New York: Basic Books, 1994).

（sympathy credits）[1]只有这么多。[2]在某种程度上，如果患者没能为 [210]
自己做点什么，就会引起家人和朋友的愤怒，他们会认为自己被以
疾病的名义不公正地操控了。

在此语境下，有必要提及抑郁症的另一个特征。那就是，受访
者一次又一次地将抑郁症与可见的身体问题（如骨折）进行对比，
然后抱怨说，他们疾病是不可见的，缺乏显性的身体表征，这是他
们获得的同情在递减的关键因素。从这一点来说，抑郁症患者和那
些没有明显病因的慢性病患者有很多共同之处。人们对慢性病患者
几乎普遍的反应是，人们渐渐相信患者对疼痛的抱怨被夸大了，尤
其是当医学检查显示患者"没有任何问题"的时候。[3]我们可能会
怀疑，在所有关于痛苦的叙述中，精神痛苦的可信度最低，因为它
没有明确的病变位置，也没有类似 X 光检查的医学手段能确认它有
客观病因。一位女性受访者曾在极度抑郁时割破自己的脸部和手臂。
她告诉我，这样做的原因有两个：一是身体上的疼痛能暂时减少更
为难熬的精神痛苦；二是自残的结果对其他人来说是一种不可否认、
能被察觉的疼痛迹象，如果不自残，他人看不到她的痛苦。吉姆是

---

① 参见 C. Clark，"Sympathy biography and sympathy margin，"*American Journal of Sociology* 93（1987）：290—321。

② 几年前，Talcott Parson 在 *Essays on Sociological Theory*（Glencoe，Ill.：The Free Press，1954）一书中给出了关于"病人角色"本质的经典表述。Parson 主要将生病看作是一种特殊的越轨行为，因为个人被孤立于社会之外，无法履行惯常的社会职能。出于这个原因，Parson 提出，扮演病人角色的时间被认为应该尽可能短。他的观点受到了批评，理由是它只适用于患者可完全康复的急性病，而忽略了与慢性病有关的特殊情况；按照定义，慢性病不会康复。

③ 在 *The Illness Narratives* 一书中，Kleinman 写道："如果说有一种被几乎所有的慢性疼痛患者所共享的体验，那就是，在某个时刻，他们周围的人——主要是从业医生，有时也包括家人——开始质疑他们疼痛的真实性。"（New York：Basic Books，1988，57）

一名兼职教师，他的陈述也传达了类似的想法。

> 我必须说，我认为我们的社会对患有情绪疾病的人有相当大的偏见。我是说，如果你摔断了一条腿或什么的，就是和偏见不相关。你会得到同情，人们会在你绷带上写下祝福，你还会收到卡片……抑郁症或任何其他情绪疾病就难处理得多……就连你最亲密的朋友都会觉得很不舒服。他们不知道该说什么。有些朋友就像是凭空消失了。[兼职教师，男性，48 岁]

[211]

面对抑郁症，要安排好 24 小时的日常生活，患者面临的最直接、最持续的问题就是适应问题。然而，和其他严重的慢性疾病一样，抑郁症迫使人们做出会影响个人生活整体面貌的决定。那些长期住院或因重性抑郁障碍而偶尔丧失生活能力的人发现，他们的生活选择和机会大大减少。我访谈样本中此方面的数据量很能说明问题。大多数受访者完成了大学学业，他们的话无疑显示了他们的洞察力和智慧。但是，他们中的许多人没有**任何**工作，另外一些受访者则发现，他们的慢性病让他们长期未充分就业。即使许多受访者采用简历写作策略来掩盖长期的失业状态，并在求职申请中隐瞒自己的精神病史，他们也意识到他们必须降低自己的职业抱负。同样，我访谈样本中的大多数人因为抑郁症而难以建立长期的人际关系。一位受访者得出结论说："我开始认为我不是很适合结婚。"大多数受访者有同感，他们意识到传统的家庭生活对他们来说是不可能的。因此，抑郁症会给患者一系列的抉择带来困难，小到是否接受晚宴邀请，大到选择学校、走上特定职业道路或家庭生活规划。

　　和许多疾病一样，抑郁症要求患者不断解答一系列的相关问题：我到底怎么了？我应该怎么做？如果我足够努力，我的问题是可以解决的吗？其他人希望我对此做些什么？如果可以的话，我能从这次艰难的经历中学到什么？因此，我的访谈自始至终都是有关适应的故事。每次访谈的第一个开放式问题是："你是否能把抑郁症这个词和你的情况联系在一起，你第一次意识到自己有问题是什么时候？"在受访者不断将他们抑郁经历的自然病史（natural history）①补充完整的过程中，他们会在没有提示的情况下，谈到他们为摆脱抑郁症所做的努力，谈到他们最终接受并带着抑郁一起生活付出的努力。在本章中，我想探讨患者适应和应对抑郁症时呈现出的规律。我认为，这些规律适用于不同的慢性疾病，包括精神的和身体的。

[212]

　　当然，受访者故事的具体内容千差万别，但其整体形式显示出惊人的一致性。最初，受访者描述了他们采取一系列策略来否认、逃避或逃脱长期侵扰他们的坏情绪。但在抑郁经历的某个点上，抑郁从背后紧紧抓住了他们。很显然，无论他们多么积极地采取转移注意力的策略，都不能让他们远离自己的问题。有了这种认识，他们的意识转向采取哪些必要措施"修复（解决）"他们的困难，就像修理一台坏掉的机器。我们假设，就像一个人打开手表并修理其机械故障一样，人的情绪也可以修复。因此，生病的人变成了依赖精神科医生的患者；而精神科医生是社会指定的修复棘手情绪的专家。受访者在谈到他们如何寻找"理想"医生时，频频表现

───────────────

①　自然病史或疾病的自然史是指没有任何治疗或干预措施的情况下，疾病从发生、发展到结局的整个过程。这一术语体现了将抑郁症等疾病视为自然现象的观点。——译者注

出对精神科医生的极大愤怒，我采访乍听到时对此难以置信。我现在认为，患者的愤怒部分是因为他们最终认识到，在大多数情况下，医生无法治愈他们，他们必须学会忍受抑郁，带着抑郁继续生活。一旦这一观点被吸收，患者就会以一种更加精神化的方式应对痛苦，并努力找到方法，即使不完全接受它，至少也要把抑郁融入他们的生活中。因此，适应的过程始于注意转移（diversion），结束于将抑郁融入生活（incorporation）①，经历一系列变化，又回到了原处。

[213]

转移注意力

卡尔·马克思在另一不同的语境下提出，行动通常紧跟意识。②第三章《疾痛与疾痛身份》旨在记录患者理解抑郁并贴上抑郁症标签的过程，而本章则聚焦他们应对最终被标记为抑郁症的这一痛苦所采取的行为。换言之，本章和第三章关注的内容不同在于*行动*或*感知*，即问题的应对之策或对问题的认识。第三章中描述的每一个

---

①　这个过程与其他描述人们如何接受艰难生活状态的"阶段理论"有相似之处，甚至包括接受他们的疾病最后会终结于他们的死亡。这些"理论"中，最著名的是 Elizabeth Kubler-Ross 在她的 *On Death and Dying*（New York：Macmillan，1969）一书中提出的理论。不过，和之前一样，我想说明一下，要谨慎对待我在本章中描述的过程的灵活性。我不是说，从转移注意力到融合的变化是不可避免的，或者随着时间的推移，所有抑郁症患者对他们的痛苦都会获得更为精神上的理解。本章节和其他章节中描述的过程应被视为"意识敏化"（sensitizing）过程。我的目标是描述数据中的规律，但要避免认为抑郁症患者是按照特定的阶段步调一致地前行。

②　当然，马克思的论点是，只有当那些被资本主义压迫的人们发展出"阶级意识"时，无产阶级革命才可能发生。这种"阶级意识"形成的基础是，被压迫者对资产阶级、19 世纪新兴工厂的所有者和控制者共同施加的剥削形成明确的集体共识。

阶段——早期的痛苦、感觉"自己真有问题"、危机、将抑郁视为疾病的认知以及对病情持久性的认识——都有明显的行为表征。每一个身份转折点都与患者旨在缓解问题、应对和适应当时他们所理解的情况的反应相关联。随着时间的推移,抑郁症是什么、抑郁症对个人生活意味着什么等想法慢慢渗透到患者意识中,相应地,对情绪困境该做出怎样的适当反应也呈现出明显特征。对自身问题的定义和采取何种补救措施的决定构成了疾病现实的社会建构中两个核心解释轴。①

第三章提到,受访者最初并不知道他们不舒服感觉的来源,甚至不知道他们有"问题"。他们所知道的是,某些活动,至少在开始时,会减轻他们的忧郁或缓解他们特定的焦虑。事实上,在抑郁生涯早期,不能说受访者会策略性地选择某些行为让自己感觉更好。因为策略意味着个体有了某种认知,有目的性,有计划,并能评估产生的原因。而在早期,患者可能并不具备这些特征,他们只是飘向那些让他们感到更快乐、更安全、更满足的活动。一个 22 岁的失业女性受访者这样描述她大学毕业后那个夏天的生活:

[214]

> 我想,那个夏天我忙于参加各种社交活动。我和朋友常去的一家酒吧有支垒球队,心理治疗结束后,我会去参加他们的比赛,就是想把发生的一切都完全抹掉。第二天我会忙上一整天——我在布朗克斯区做社会工作实习生——我会努力关注他人,忘掉我自己。这种状况持续了

---

① 参见 R. Emerson and S. Messinger, "The micro-politics of trouble," *Social Problems* 25(1977): 121—133。

几个月。［失业者，女性，22 岁］

　　其他受访者也描述了类似的行为。所有这些行为表明，患者有意让自己投入到各种事情中，以此来转移对自己对抑郁的关注。这一点和访谈中的许多其他方面一样，受访者的故事让我联想到自己的经历。我目前的体重约为 180 磅，但在 20 世纪 70 年代末，我的体重是 160 磅，因为那时我每天和波士顿学院的学生打三个小时的篮球。当时，我认为自己只是加入了席卷美国的新健身潮。和其他人一样，我是在健身。现在回想起来，我确定我是在尽力摆脱抑郁的不适。打篮球是高强度的运动（尤其是对一个要对抗 18 岁对手的"三十好几"的人来说），让我在一段时间内可以忘记自己。事后看来，我能理解那时身边的人为什么对我打篮球的热情感到奇怪，但当时我只是知道这让我感觉更好。访谈表明，只要有足够的吸引力，参与任何一项活动都能转移抑郁者的注意力。

　　［215］

　　我通过做其他事情来忽略自己的抑郁。我最重要的事情就是忽略它。让自己忙起来，不停地做事，让自己没有感觉。就是这样。让自己没有感觉。这很容易做到。我的意思是，我可以写一本书来讲述我怎样让自己没有感觉。你知道，我做了很多事情。你知道，我订阅了 15 份杂志。任何事情，只要能让自己没有感觉。我离开［学校］后，花了很多时间，只是想让自己感觉好一点。只为了快乐。因为，你瞧，我不想抑郁。［销售员，男性，30 岁］

　　我只知道嗑药让我感觉更好。［法律系学生，男性，32 岁］

　　周末我经常去教堂。所以我真的信教了。你知道，我参加了基督教教义公会（CCD，Confraternity of Christian Doctrine）的课程，然后我加入了教堂管理委员会，做了几年。我还在唱诗班唱歌。所以我只是做了很多转移自己注意力的事情。[失业残疾者，女性，39岁]

在服用曲唑酮这类东西之前的几年里，我是一个购物狂。我的意思是，这没有给我造成麻烦，但我买了很多不需要的东西。购物是我冥想或逃避的一种形式。我每样东西都付现金，但这真的是非常浪费钱。最近我一直在看电影。疯狂购物已成为过去。看电影则是喜忧参半的。如果电影引人入胜，就能让我远离抑郁的恐惧。[大学教授，女性，49岁]

[216]

嗯，你知道，[我]一直让自己忙于学习，这能帮助我忘记抑郁症有多严重……我开始培养政治兴趣，这也以另一种方式帮助我克服抑郁……后来我意识到，[如果不关心政治]我会疯掉。后来我意识到那一定对我有很大的好处。我设法让自己专心致志地追求一个目标……我十八九岁的时候，开始对运动产生了浓厚的兴趣，这也是当时缓解我抑郁的一个方式。我真的很喜欢运动。[失业簿记员，男性，51岁]

当个体无法继续将他们的痛苦定义为正常而没有病理原因时，他们同样意识到需要参与活动来消除痛苦。人们有时会说，焦虑能激发效率，一定程度的焦虑可以激励人们努力工作。在我访谈的样本中，许多受访者取得了很高的成就。比如说，好几位受访者学业出色。人们可能会问："如果他们如此痛苦，又怎么可能如此努力地工作?"这个问题指向了抑郁症的另一个悖论。在抑郁症完全压垮他们并使他们无法工作之前，疯狂地工作能让一些抑郁者从痛苦中得到喘息。有时候，抑郁者清楚地知道，工作能使他们不再专注于自身的痛苦。我之前一名在读研究生回忆道：

[217]

　　嗯，以三周前我抑郁复发为例。康复两年后，抑郁又回来了。这很可怕。但我非常高兴的是，我有那么多论文要写，因为上学，我有事可做，就可以从抑郁中解脱出来。有些事让我专注……我在想，我去找你的那年，我有多想自杀，多抑郁。那学期我学习成绩非常好。我完成了我的学习任务。

　　这很了不起。

　　说实话，我觉得抑郁帮了忙。我的意思是，当我不抑郁时我不能写作。我状况不好时就做事，就胡思乱想。学习任务拯救了我。我的意思是，看看所有这些东西（指着她以前的笔记和日记）……两年没写任何东西了。这个学期……是我入学后第一次没有抑郁。我整个学期都搞砸了。我和朋友出去玩，参加（我抑郁的）十年里从未参加过的社交活动。学习？算了吧。然后 [某] 教授对我说："你怎么能什么作业都不做？"我说："16 年来，我一直是个乖小孩。我做了我该做的每件事。我做得很好。"

　　听起来，抑郁似乎以某种奇怪的方式让你集中注意力。

　　因为如果我不做作业，不专注于作业，那么我感觉到的都是痛苦。学习会让我远离痛苦。如果我不学习，那么我就会一直想着我有多悲惨，没有朋友，也没有人爱我。太可怕了。[研究生，女性，24岁]

一位49岁的大学女教授认为，如果没有工作，她会活不下去。

　　我觉得，教学是我最早发现的一种抗抑郁药。很可靠。现在，不教书的时候我还是有一点退缩。我的意思是，当我六个星期不教书的话，我就会退缩。所以它不是真正的药物，有点像人们所谓的健康的癖好。[218]

　　这是一种专注和参与。
　　没错。我称它为抗抑郁药并不恰当。我不知道，我想，我从教学中得到的比其他人更多。[当我在教书的时候]我真的感觉真实而有活力，[教学帮助我]克服一些非常困难的事情……即使是在我极度抑郁的时候，也对我有效……最近我感觉很抑郁，这会儿也是。我偶尔去看的那个给我开药的精神科医生，他明白，但他会说："你能工作吗?"听到这个我会大笑，然后说："听着，哪天我要是不能工作，就死了。"[大学教授，女性，49岁]

一名27岁的心理健康工作者说：

　　你看，很难解释的是我的内心一直很抑郁。[有]这种空虚的感觉，像铅一样的感觉。这就是我在胃里的感觉，

〔某些东西〕我永远无法〔摆脱〕……我学会让它消失的方式……是写作……写作缓解了我的抑郁症。好像那种沉重感会消失。然后我会因此受到表扬，我会觉得……我的意思是，我不会感到抑郁。〔心理健康工作者，女性，27岁〕

还应该特别提到儿童抑郁症患者的应对策略。当然，孩子们绝对没法将他们的坏情绪定义为抑郁症，但是正如心理学文章描述的那样，当家庭发生问题时他们清楚地知道。在本研究中，几位受访者描述的种种身体和性虐待，直到最近几年才引起媒体和社会科学家的关注。直到现在，我们才逐渐理解美国家庭暴力有多严重，[①] 才逐步理解这种创伤对受害者精神生活的长期影响。[②] 有些受访者说到，他们在机能不健全的家庭中度过了童年，他们用"我躲了起来"的表述来呈现他们试图逃避他们直觉上感到不对劲的可怕状况所做出的努力。

[219]

我会关上楼下的门。当我很小的时候，我会去祖父母

---

① 在社会科学家中，有两位对"发现"并描述家庭暴力情况做出了独特贡献。从 20 世纪 70 年代末开始，Murray Straus 和 Richard Gelles 出版了一系列著作，引发了对家庭暴力的大量研究。读者可阅读以下著作：M. Straus，R. Gelles，and S. Steinmetz，*Behind Closed Doors*：*Violence in the American Family*（Garden City，N.Y.：Doubleday，1980）；R. Gelles and M. Straus，*Intimate Violence in Families*（Beverly Hills，Calif.：Sage，1985）；R. Gelles and M. Straus，*Intimate Violence*（New York：Simon and Schuster，1988）；R. Gelles，*Family Violence*（Beverly Hills，Calif.：Sage，1987）。另见 R. Gelles and D. Loseke（eds.），*Current Controversies on Family Violence*（Newbury Park，Calif.：Sage，1993）。

② 例如，J. Kashani，A. Daniel，and A. Dandoy，"Family violence：Impact on children," *Journal of the American Academy of Child and Adolescent Psychiatry* 31（March，1992）：181—189。

家过周末，因为我会告诉父母我需要清静。我认为这是我当时的一种应对方式。你知道，我需要一点空间。［图书管理员，女性，43 岁］

　　唯一真正困难的是，学校。在学校，我开启自动驾驶模式。在学校，我不知道我是怎么熬过来的，因为我想我有点像是关闭了所有的情绪，表现得好像什么都没发生。晚上，我会把自己锁在房间里，只有姐姐和我住一起。或者我会下楼，打开立体声音响，坐在那里做作业，不管音乐在叫喊些什么，就让它响着。我就是那样做的。我努力想把它淹没掉。［护士，女性，37 岁］

寻求自我修复

　　我自身的经历及第三章的访谈素材表明，一旦自身有问题成为不可否认的事实，一旦自身问题严重到不能被视为暂时的或合理的情绪而搁置一旁时，患者就会严肃认真对待，并努力解决问题。此时，基于问题的紧迫性，患者有意识地做出缓解痛苦的各种选择。当之前假定的痛苦原因被消除时，个体的想法通常会发生转变，但他们的问题依然存在。得到了想要的职位，终于走出了压抑的家庭环境，一段破坏性的关系终于结束了，等等。这些假定的原因被消除了，但抑郁症依然在。这类事件否定了抑郁症源自直接情境因素的理论解释，迫使人们做出不愿接受的新解释，即问题可能是永久性的，并有内在的根源。患者必须考虑到，这可能是自我而非外界环境的问题。这种想法的转变给患者造成了困惑，因为现在这个问

［220］

题需要一个名称。它是一种"状态""病痛""失衡"还是"疾病"？用"精神"或"情感"这类词汇来描述它是否合适 ① ？尽管这种令人深感不安的感觉产生的原因仍不甚明了，但有一点非常清楚，那就是必须采取某些措施让情况好转。

最初，受访者认为，如果他们认真思考，或者尝试看看怎样让自己感觉更好，他们就可以自己解决问题。恐惧医生的人们会试图去药店寻找更有效的药物治疗使人虚弱的顽固咳嗽；同样，许多抑郁者一开始也喜欢自己寻找解决方案，而不是去找治疗师。受访者不愿意去找治疗师，有时是因为他们从小接受清教徒思想，被教导要自力更生、坚忍克制，不怨天尤人，不求人帮助，自己解决问题。杰克是个失业的服务生，他被教导说："去看精神科医生的人都很奇怪。"对像杰克这样的人来说，至少在最初，是不可能想要去寻求专

---

① 当我在一个抑郁症患者自助小组中听到关于抑郁症的对话时，我第一次意识到，在那些患有情感障碍的人心中，贴在他们身上的标签有多么重要。比如说，一次小组讨论的话题是标签问题。参与者表达了他们的偏好。有些希望完全避免"疾病"这个词，他们更愿意用"化学失衡"或"情绪障碍"等表达。有些认为"疾病"和"疾痛"这两个词都恰当，但是尽量避免使用"精神"这个词，而偏向使用"情感"疾病或疾痛的说法。相关数据可参见我的论文 "Illness ambiguity and the search for meaning: A case study of a self-help group for affective disorders," *Journal of Contemporary Ethnography* 21, July, 1992: 139—170。显然，患有抑郁症的人直觉上理解社会学中"标签理论"的有效性。虽然标签理论被用来研究各种越轨身份的发展，但它最彻底的应用当属对"精神疾病"标签影响的研究。有关标签理论的一般研究，参见 H. Becker, *Outsiders: Studies in the Sociology of Deviance* (New York: Free Press, 1963); E. Lemert, *Social Pathology* (New York: McGraw-Hill, 1951); E. Goffman, *Stigma: Notes on the Management of Spoiled Identity* (Englewood Cliffs, N.J.: Prentice-Hall, 1963b)。有关标签理论在精神疾病研究中的具体应用，参见 E. Goffman, *Asylums: Essays on the Social Situation of Mental Patients and Other Inmates* (Garden City, N.Y.: Doubleday, 1961a); T. Szasz, *The Myth of Mental Illness* (London: Paladin, 1972); B. Link, F. Cullen, J. Frank, and J. Wozniak, "The social rejection of former mental patients: Understanding why labels matter," *American Journal of Sociology* 92 (1987): 1461—1500。

业帮助的。相反，他们会选择尝试自己解决问题，就像是去完成一个巨大的拼图游戏。他们认为，如果能够识别出所有与他们情感困惑相关的碎片，并将它们拼在一起进行检视，最终就有可能拼出自己生活的完整图景，并安心地继续生活。所以，他们尝试各种方法进行自我修复。 [221]

> 我决定出国读大三。我以为这样会解决我的问题。[失业者，女性，22岁]

> 我把精力投入到书中，投入到一堆堆的言情小说中。我平时一般不太看那种书，因为我没法集中精力看科学类的书。一大堆的小说，我就那么慢慢读下去。然而，之后到了某一天，分散注意力也无济于事了。然后你说："好吧，我得做点什么。"然后你尽你所能。与其说是"我努力修复问题，但是失败了"，不如说是你做了所有可能的事情。你尝试吃药。如果还没有解决问题，你就和人谈论你的问题。[软件质控经理，女性，31岁]

> 我想，我不愿意认为自己生病了，或认为自己需要某种治疗，需要某些重大医学干预。我想看看，是否有一些方法，我可以去做又是更有效的。[大学教授，男性，48岁]

> [我]一直在思考，试图找出问题出在哪儿，我要做些什么才能让情况好转。[大学教授，女性，49岁]

> 我是个善于分析的人，所以我想弄清楚到底发生了什么事。我试着去分析它，但这让我更痛苦，因为我没能弄清楚。[家庭保洁员，女性，23岁] [222]

> 我需要帮助。我迫切需要帮助。我就想有人帮我解决

它，或者告诉我，我到底要做些什么……我一直想尽办法
找到解决它的关键。［失业者，男性，58 岁］

最终，每个试图自己解决问题的个体都不得不得出结论，他们
对自己感觉的机械假设（mechanistic assumptions）是错误的。不过，
要经过一段时间，他们才能完全认识到，完全按照逻辑的做法及拼
命做事并不能解决他们的问题。通常，他们会被抑郁症的阶段性缓
解所误导。随着时间的推移，抑郁症的强度会有所变化，并且会周
期性地消失，因此，患者有时认为他们的干预措施与情绪改善之间
存在因果关系。当抑郁症再次发生时，他们可能仍然相信，通过微
调早先改善自我感觉的干预措施，就能一劳永逸地解决问题。当然，
每一次抑郁症卷土重来都会削弱他们对自我修复的信心。有位女性
受访者告诉我："我想我会跨越它，会解决它，我会没事的。从某种
意义上说，的确如此。事情确实好转了，但是，后来又复发了。最
初的几次，我确信之后不会再复发，我再也不会有那种感觉……［因
为这样想］我让自己更难受了。"有好几位受访者有类似的经历。

　　每一次访谈都有其独特的谈话基调和风格。基思本人是一名治
疗师，我和他的谈话实际上主要围绕对抑郁症的应对和适应展开。
基思描述了一段他致力心理发展的生活经历。他认为自己的抑郁症
和早先长期的背部问题有关，相信心理发展可以让抑郁症不再复发。
他讲述时语气乐观，在讲完之前一段时期有多糟糕之后，他描述了
自己在制定策略以确保抑郁症不再复发的进展。他描述了早期的抑
郁，通过精神信仰自救的失败，以及之后他为避免抑郁症复发采取
的更有效的新策略。以下是我们关于这些主题的部分对话：

　　我想我现在意识到的，就是［我过去认为］精神信仰实际上是一种防御，防止我陷入抑郁造成的空虚中。这个认识对我来说有点痛苦，也是一个重建的过程。而精神信仰真的帮不了我。我所理解的精神信仰并没有帮到我。这对我来说是一个巨大的悲伤……我以前觉得我做了很多精神上的努力。我投入了很多时间，所以我会得到保护，免受精神之痛。这里面有一定的自我意识，但没用。这对我影响巨大。我没找到任何东西可以放在它的位置上替代它……我抑郁时无法思考。我就是无法思考。

　　那你现在状态如何？

　　我感觉很好。我觉得，我身上发生了很多事情，改变了我生活的一些基本结构。［他是指他工作环境的重大变化。］我正用不同的方式处理事情。我已经在很大程度上摆脱了［糟糕的工作环境］……感觉我的生活发生了变化，抑郁症一些基本的潜在因素［已经得到解决］。有些选择不是我做出的，或者我当时没有把它们当作选择，［但是］……它们依然是选择。你不认为它们是选择，因为那是很久以前做出的。它们仿佛嵌在生活中，所以看起来就像事实，但实际上并非如此。意识到这一点对我来说是革命性的变化，让我更能掌控自己。我认为对我来说，那就是让我走出抑郁的主要原因。［治疗师，男性，45岁］

［224］

　　在这次访谈之前，我和基思就已是朋友。我们第一次见面是在一个抑郁症患者互助小组上，在我把他的想法记录下来之前的几个月里，我们一直保持着相当密切的联系。因此，我们访谈的两周后，我接到他的电话时一点也不惊讶。我想，他是有兴趣和我来一次随意的谈话，之前我们定期会有这样的交谈。但是，得知他打电话的目的是告诉我，他陷入了比第一次更严重的抑郁时，我非常难过。他还记得，两周前谈话时他还非常乐观，但是这次他告诉我，他所有的治疗努力——他的抑郁症"保险单"——都失败了，这让他更加难以忍受当前的痛苦。和几乎所有的受访者一样，基思意识到无法自我修复，最终去看了精神科医生。有时，当患者所做的一切似乎都无济于事时，他们会有一种绝望感，会自愿去看医生。在其他情况下，患者经历的危机和住院治疗都需要医生的关注。

　　第四章专门讨论了患者服用抗抑郁药物的过程以及他们解读服药意义的方式，这一讨论也暗含着患者的应对和适应。服药是抑郁症患者的一段重要经历，有必要分章讨论。在那部分讨论以及有关抑郁生涯其他节点的讨论中，我的分析和受访者的评论都涉及他们对医生的态度。我进行访谈时，大多数受访者都看了多年的精神科医生。读者们已听到的受访者叙述中，对于精神科医生有一些友好的体验，但大多数受访者，对精神病学的态度至少是矛盾的，还有[225]一些则对所有的治疗和治疗师都愤愤不平，充满敌意。当他们无法自我修复时，他们对治疗专家会倾注多少感情？这是我们接下来需要描述和讨论的内容。

寻找"理想"医生

　　本研究的几乎所有受访者多年来都曾看过数位精神科医生。在一些案例中，受访者看过多的达 12 名医生，需要特别注意这些个体的复杂病史。有时，受访者所看的医生数量多是因为他们在不同地区和不同医院接受治疗，但更多的是因为患者个人放弃了他们认为根本不了解他们的医生，不够人道的医生，或者他们觉得不称职的医生。一般来说，受访者对各种治疗师都持矛盾态度。然而，有些受访者在描述一路以来治疗他们的医生时态度是非常明确的——傲慢、高人一等、粗鲁无礼、治疗无效、疯狂刻板、疏远冷漠、愤世嫉俗和没有同情心等是他们常见的描述；还有些受访者则愤怒地形容某个或多个医生是"混蛋""真正的猪""目空一切的混蛋""庸医""真正有病的混蛋""非常怪异""无可救药的混蛋"，或是"对我很残忍"等。

　　毫无疑问，精神病学近年来一直"饱受批评"。有些著名案例常常一连数周，每天都有报道。比如，一名前途光明的医学生保罗·洛扎诺（Paul Lozano）接受了哈佛精神科医生玛格丽特·比恩-贝约格（Margaret Bean-Bayog）"非正统"抑郁症疗法。有指控称医生通过一种有争议的疗法使洛扎诺完全依赖于她，而她自己则对洛扎诺有性迷恋。治疗者与依赖型患者发生性关系的报道频频出现在纸媒和电视访谈节目中。这些报道在治疗界引发了关于职业道德的激烈讨论，也引发了关于各种疗法价值的更广泛的公众辩论。然而，即使在如此贬抑的宣传语境下，听到这么多愤怒和负面评论依然令我惊诧。我在想，医生是真心想帮助患者的，但为什么患者会对他们如此失望？ [226]

　　也许极度痛苦、脆弱的患者和强大的精神科医生之间的关系天然就会造成摩擦、不适和愤怒。患者对精神病专家的期望和他们的医生实际能提供的帮助之间可能存在巨大的落差，以至无法避免患者梦想破灭。事实上，细读受访者的话让我相信，患者和治疗师关系的不稳定性可能源于二者对这种关系到底是什么以及它产生什么结果有截然不同的定义。治疗过程似乎充满了相互误解的可能性。杰西·伯纳德多年前就提出，夫妻双方对婚姻的看法存在差异：有"他的"婚姻和"她的"婚姻之分。① 患者和医生对治疗"现实"是否也可能有非常不同的看法？医生可能持有一套关于治疗关系的假设，而患者则持有另一套。② 患者需要理解、温暖，甚至爱，而他们却发现专业人士冷漠超然，甚至不询问他们的感受，只询问症状。从患者谈论寻找"理想"医生的方式中，能够发现造成相互误解的可能原因。

[227]

　　抑郁症真的很难医治。你必须找到能理解它的合适的医生。[失业者，女性，22 岁]

　　我听说某治疗机构会接受抑郁者。我报名参加了五年的精神分析治疗，那段经历对我来说是毁灭性的。给我做心理分析的那个女人完全误解了我的问题。她一直批评我。我的意思是，事实证明，[那] 完全是个错误。反正她不适合我。她不是很好。那段时间的治疗真的伤害了我。[大学教授，女性，49 岁]

　　我想，是在 1981 年……我开始感到压力很大……我去看了一段时间的治疗师，但没有效果；然后，我开始去看

---

① J. Bernard, *The Future of Marriage* (New York：Basic Books, 1972).

② 参见 F. Ritchie, W. Yoels, J.Clair, and R. Allman, "Competing medical and social ideologies and communication accuracy in medical encounters," *Research in the Sociology of Health Care* 12 (1995)：189—211；and W. Yoels, J. Clair, F. Ritchie, and R. Allman, "Role-taking accuracy in medical encounters：A test of two theories," *Sociological Focus* 26 (1993)：183—201。

另一个治疗师……我认为他是我见过的最好的医生。他就是知道我在说什么。他很有同情心，但你知道，他不是在纵容我。他知道我发生了什么。你知道，我们在同一个频道上。我们差不多同龄，孩子［的年龄］也一样。［管理人员，男性，54岁］

在以上和其他的描述中，受访者反复谈到一个主题，即寻找一个"适合自己"的治疗师。当我重读关于与治疗师关系"变坏"的故事时，我不禁想，如果将这些叙述的文字和背景略作修改，就可能变成关系恶化的爱情故事。这些叙述很像日常谈话和流行音乐中经常听到的恋爱和失恋的评论。① 人们与一系列治疗师的关系也许可以视为类似于"连续性单配偶"模式：找到一个你认为合适的人，

---

① 形成于12世纪法国和德国的"浪漫爱情的理想"，历经几个世纪，从贵族渗透到了下层阶级。从纯粹的形式来看，浪漫爱情的理想包含了这样一种观念，即世界上我们注定要去爱的人只有一个；尽管"爱情使人盲目"，但最终我们会辨识出我们的"真爱"。命运的作用是浪漫理想的一个鲜明特征。从青春期开始，我们就在等待"那个古老的黑魔法把我们迷住"的时刻，丹麦哲学家、心理学家及诗人索伦·克尔凯郭尔在谈到保持浪漫爱情理想纯洁性所需的心理技巧时这样说：

> 初恋是真正的爱，是一种非常慷慨的主张，它能在许多方面帮助人类。如果一个人不够幸运，没有得到他渴望得到的东西，那么他依然拥有初恋的甜美。如果一个人能幸运地爱了很多次，每一次仍然是初恋……一个人爱过多次，每一次他否定前一次爱的有效性，这样他仍然保持这个主张的正确性，一个人只能爱一次。

S. Kierkegaard, *Either/Or*（Garden City, N.Y.: Doubleday, 1959), 252（译文引自封宗信等译，《非此即彼》，中国工人出版社1997年，第148页，略有改动。——译者注）。

"那古老的黑魔法把我们迷住"出自英国摇滚歌手洛·史都华（Rod Stewart）演唱的歌曲《古老的黑魔法》（*That Old Black Magic*）中的前两句："那古老的黑魔法把我迷住了，你编织得那么好的那古老的黑魔法。……"洛·史都华曾经是世界上最出色的摇滚歌手之一，以独特的形象与嗓音闻名于音乐界，同时也是最有才华的唱作人之一，是20世纪60年代后期英国音乐界的标志性人物之一。——译者注

依赖其以满足某些需求，互相做出承诺，最终又意识到你可能做出了错误的选择，于是结束这段关系，再次寻找真正适合你的人。借用几年前一首流行歌曲的歌名，抑郁症患者可能至少曾在一个错误的地方"寻找爱"。为了清楚地看到治疗关系与爱情或婚姻的相似之处，我们来看看一位受访者对 12 年后一次艰难的"分手"的描述。可能有断章取义之嫌，但我想强调以下评论中的一些表述，这些表述完全可以用来描述一段失败的爱情。

　　开始没有惊喜了。他对我提出的问题的反应并没有帮助我重新思考这个问题，也没有帮助我以不同的方式看待这个问题，这和早些年不同［那时他可以帮助我以不同的方式看待问题］。我也开始思考："我又回到了把我带到他办公室时的情况吗？"因为他属于那种像电脑黑屏一样反应冷淡的人，**这让我想起了我的母亲**。接下来的七八个月我继续去找他，但我减少了见面的次数。我建议自己，缩减到每隔一周见一次……要知道，这个人我断断续续见了 12 年。**我当然对他有一些正面的感觉，但后来越来越负面。**

　　有一天我去他办公室……他没有出现。后来我知道他的车在收费公路上抛锚了，但他没有露面就足够了……这个很关键，［因为］要安排下一次和他见面，得事先电话预约……［当］他打电话给我时，**我正要去外地，我就说："我现在不方便和你说话，我回来后会打电话给你。"然后他给我寄了几张字条，我没有理会。感觉真的自由了……我是一个非常忠诚的人，有时甚至会牺牲自己的利益。我**允许自己服用所有这些药物，虽然这违背了我更好的判断；

而且，要过很长的一段时间我才会对一个人失去信心。从　　　[229]
这个意义上说，我非常忠诚。在一些方面他对我是有帮助
的。我想说的是，**在连续过程中的这一次中断给了我足够
的思考时间**……我也和一个由他治疗的朋友聊过，最近几
年我们对他有不少怀疑。所有这些想法就这样产生了。

　　[然后] 一场账单纠纷真把我气坏了。我立马去了银行，
当天就回去把账单丢给他。**我该让自己解脱了。要完全摆
脱他**……**我有点害怕**，因为在内心深处我怕可能会复发。但
是一个月又一个月过去了，我没有吃药，只从他那获得微乎
其微的支持……我似乎一切都很好。**我的需求似乎越来越少
了，直到我最后做了了断**。[兼职教师，男性，48 岁]

　　如果亲密关系是以平等地位为前提，那么专家和当事人关系在本
质上的等级性实际上预示了患者某种程度的疏远和不满。此外，患者
极度脆弱的背景下会产生权力不平等。患者心理受伤和充满困惑，却
被认为应当与人分享他们极其私密的感受、情感及经历。如果他们期
待医生能在情感上有对等的回应，那他们会大失所望。他们最终会遇
到的，更有可能是一种专业作风——客观冷漠的治疗态度。

　　从患者对"替代"疗法的开放态度来看，他们似乎没有从医生
那里得到他们想要的。波士顿贝斯以色列医院（Beth Israel Hospital）
的研究人员进行的一项调查 ① 发现，在被抽样的 1539 人中，超过三
分之一去看过"非常规从业者"（unconventional practitioners），如针

---

① *Boston Globe* 1993 年 1 月 28 日星期四第 11 版一篇题为 "Unconventional treatments
tried most for what ails us" 的文章报道了这项调查的结果。

灸师、草药医师和指压治疗师。该研究估计，美国人每年用于非常

[230]

规治疗的花费达 103 亿美元，几乎与医院自费诊疗开支相当。这里
特别相关的是寻求"替代"疗法的疾病排名。焦虑症和抑郁症分别
是寻求替代治疗的前两类疾病（背痛紧随其后，排在第三）。我猜
测，医生客观冷漠的职业偏向促使患者频繁更换医生并寻求"替代"
治疗。果如所料，我所听到的对精神科医生最深的愤怒表达，正是
针对医院里那些完全控制患者、令其对治疗几乎别无选择的医生。

　　我记得我去看那个医生时的情景。他长得就像只青蛙。
我恨他。不，他看起来像头猪。我不喜欢他的性格，他不
停地问我关于性之类的问题。这让我很不舒服，我就是不
喜欢他这个人。他是个精神科医生。接下来就是权力的事
情了。精神科医生和心理健康工作者，尤其是精神科医生，
有权决定你什么时候可以出院，是否要出院；是否可以凭
通行证出院，何时可以凭通行证出去；你状态是否良好，
是否不好，诸如此类的事情。我想出院，尤其是住院两三
个月后，你知道，我感觉好多了。但他想让我敞开心扉。
我记得这事。我需要敞开心扉，必须遵守游戏规则才能出
去，必须照他们说的做。到第四次住院，第三次或第四次，
我知道如何玩好这个游戏。所以不管怎样，我会说他需要
知道的事情。我会和他交流，因为如果我不和他交流，我
就不能出院。我记得这只猪。他让我坐在转椅上，大概在
头四周，我甚至不会看他一眼。我不想和他说话。[研究生，

[231]

女性，24 岁]

　　这家伙就是个傲慢、感觉高人一等、目空一切的混

蛋……我有一种感觉，他把我看成半植物人，对我一点帮助都没有。他是住院医生，他知道什么？那就是我的感觉……他高个子，红头发，留着小胡子，态度傲慢，因为他是康奈尔大学毕业的一位了不起的住院医生，你知道，我什么都不懂，可他也什么都不懂。我真的很生这个人的气，因为他对我没有任何帮助……所以我一度不得不忍受着。［行政管理人员，男性，54 岁］

我对精神病学的感觉是，精神科医生真的会让患者非常愤怒。作为一个病人，我觉得在我最脆弱的时候，很多人对我不好，甚至伤害了我……除此之外，我还是个青少年，没人喜欢青少年。所以，我认为，如果你想作为一个病人生存下去，就必须做出选择。不幸的是，这个选择……就像是一项义务。你必须学会规则，并选择是否要遵守它们。学会规则是要付出代价的。［社会工作者，女性，38 岁］

我［住院时的］那个医生是个白痴。对不起（笑）……那时我从未喜欢过医生，我一直恨他们。我和他们相处不来。我对他们的看法非常负面。他们都是有钱的仰关人（Yangos）。

仰-关-人？是你创造的词吗？或者我们应该查字典？（笑）
我想你查不到这个词。（笑）

如果它收在字典里，会是怎样定义的？
"像医生一样的人（笑）。"我接触过的医生，他们让

[232] 我很不愉快……他们没有帮到我。[我住院时的]这医生……拿我做实验。我感觉自己像只豚鼠，被拿来做实验。他不知道该对我做什么。他不知道，一点也不知道，他毫无办法……所以我的医生是个仰关人。……他就像是已经七老八十，而且还丢失了助听器……他一点儿都不知道自己在做什么。他也不明白我在说什么……起初我还不相信他是真的医生。我向他要了行医资格证来看，如果上面写着"仰关人"，我会相信的（笑）。[失业者，女性，23 岁]

精神科医生和患者之间关系的另一个特征是，患者实际上是为他们可能得到的任何同情付费的，这也打破了医患之间形成亲近关系的幻想。治疗师可能会表现得像关心患者的朋友，但这种姿态的可信度必然令人怀疑，因为这种关心是收费的。尽管这样比拟可能太尖刻，但如果患者完全相信治疗师是真的关心自己，那可能就像"嫖客"相信妓女夸奖其性能力一样被误导了。当然，这两种交流也可能是发自内心的，但它们发生的经济背景让人怀疑其动机的纯洁性。

上文与治疗师"分手"的受访者吉姆在住院期间见到那名治疗师两次探望他，他很高兴。吉姆认为，这两次探望表明了治疗师是真心关心他的健康，所以，当治疗师后来问吉姆："你有什么办法给我这两次探访支付报酬吗？你能到某医院问一下怎么给我补交费用吗？"我们可以想象得到吉姆有多么恼怒。吉姆在讲述这件事时有何反应？"我以为他想来看我（吉姆强调），G 医生来看吉姆，那是一件富有同情心的事，他却想得到报酬。"

德国社会理论家格奥尔格·齐美尔讨论 19 世纪工业化的欧洲货

币经济如何兴起时，有力地阐述了这些问题。[1] 在他看来，农业社　　　[233]
会中人们诚挚的友情和自由表达的情感，与欧洲发展中的资本主义
经济下城市居民的理性和虚假关系形成了鲜明对比。"金钱，"齐美
尔写道，"不带任何色彩，冷漠无情，成了一切价值的公分母；它挖
空了事物的核心，挖空了它们的特性、特有的价值及不可比拟的特
点，毫无挽回的余地。"尽管没有人认为医生应该无偿地提供帮助，
但以下两位受访者无疑会同意，建立在权力不对称、单方面分享私
密信息、冷漠的职业态度及金钱基础上的人际关系，会让人产生
疏远感。

　　一次 125 美元。医学界，我就是不明白。他们板着脸，
却收那么多钱，甚至还不告诉你他们会给你多长时间。你
知道，我问过几次，他们会说："哦，他见你 20 分钟。"实
际可能是 15 分钟。他们不会想到他们收取了全部费用，我
也不知道别的什么地方会发生这种情况……这是抢钱。这
让我愤怒不已。对真正依赖医生的人来说，这是抢钱。[失
业服务员，男性，33 岁]

　　再告诉我一些你对精神病学专家的感受。
　　哦，精神病学专家……不谈细节，我发现很少有我觉得
有能力、能够真正同情人的专家……那个让我住院的人……
[我出院后]每周都会去找他看一次，我妻子看的也是他。

---

① G. Simmel, "The metropolis and mental life," In *The Sociology of Georg Simmel*, translated and edited by K. Wolff (Glencoe, Ill.: The Free Press, 1950a), 414.

他从不做记录，没写下任何东西。我总是对自己说，如果这个人能掌握正在发生的一切，他一定很聪明。当我被送进医院时，他和我妻子通完电话后对她说的第一句话是："别忘了带保险表格。"［档案管理员，男性，38岁］

　　在试图弄清患者对精神科医生愤怒的程度时，我强调了造成医患关系内在不稳定性的一些结构性因素。我一直认为，医生不容易满足患者对移情和亲近关系的期望。不过，到最后，患者最大的失望可能是最终意识到医生不能轻易地治愈他们。如今，抑郁者很可能对医生应该解决他们的问题抱有强烈的期望。毕竟，电视节目哀叹：只有很少数有抑郁症状的人被诊断，而抑郁症是一种可以治愈的疾病。我听到一些广告大胆宣称，80%的抑郁症患者对治疗反应积极。此外，在美国，几乎没有一天不读到或听到百优解和其他最新一代抗抑郁药的神奇之处。"可治疗"和"反应积极"这两个词说的绝对是真的。药物可以帮助抑郁症患者感觉明显好转，但问题是，在无限乐观的语境下使用"可治疗"和"反应积极"这两个词，很可能被当作是完全"治愈"的承诺。①

────────────────

① 1994年3月，就连销售百优解获得数百万美元巨额利润的制药公司礼来也发起了一场不同寻常的广告宣传运动，谴责媒体夸大了抗抑郁药的威力。参见 "Listening to Eli Lilly: Prozac hysteria has gone too far," *The Wall Street Journal*, *Thursday*, *March 31* (1994): B1ff。Peter Kramer 的畅销书 *Listening to Prozac: A Psychiatrist Explores Antidepressant Drugs and the Remaking of the Self* (New York: Penguin, 1993) 激起了对百优解效果的最新讨论。对 Kramer 该书的批评回应有 D. Rothman, "Shiny happy people," *The New Republic*, February 14 (1994): 34ff; S. Nuland, "The pill of pills," *The New York Review of Books*, June 9 (1994): 4, 6—8。Nuland 在评论中指出，事实上，百优解治疗抑郁症的效果并没有强过自20世纪50年代以来一直使用的三环类抗抑郁药。

在本研究的50位受访者中，有几位提到，医学治疗（主要是药物治疗）的结果是，他们的抑郁症消失了。但对其他人来说，正如读者所看到的，抑郁症去了又来，药物只能适度地缓解他们的问题，或者几乎不起作用。这50位受访者以非随机方式选择，由此得到的材料很难对药物治疗的疗效做出明确的判断。然而，包括我自己在内的访谈样本呈现出如此多持续存在的问题，让我不禁要问，如果抑郁症如此容易治疗，为什么还会有这么多持续的问题？然后，当我定期去参加一个抑郁症患者自助团体聚会时，我不禁会想，为什么会有那么多人？在这个团体中，我从未遇到过没有接受过医生治疗的成员，也几乎没人不曾服过药。尽管如此，当每个人在讨论小组中介绍自己，并简单介绍自己持续存在的实质性问题时，不难发现，医学离宣称的完全根除与抑郁症相关的痛苦，还有很长的路要走。

[235]

在所有的社会心理学中，文献最多的一组关系是挫折和攻击之间的关系①：挫折滋生攻击。这一简单的、几乎是常识性的关系，让患者对精神科医生表达的愤怒变得可以理解。抑郁症本身以及治疗抑郁症的方法会令人非常沮丧。相信这种治疗、这位新治疗师、这种新治疗形式或者这种还没有尝试过的药物可能最终治愈你，会形成一个高期望和不同程度的希望破灭相互交替的循环，这使人备受挫折。当患者意识到他们的医生无法治愈他们时，对医生业务能力的信心就会消退，甚至可能会被憎恶所取

---

① 关于挫折和攻击之间联系的讨论，几乎可以在任何一本社会心理学的教科书中找到。例如，E. Aronson, *The Social Animal*, 5th ed.（New York：W.H.Freeman，1988），Chap. 5，"Human aggression"。

代。① 尽管他们的医生尽了最大努力，但我访谈过的大多数人都意识到，他们的治疗师无法消除他们对抑郁症的困惑。从更根本上说，许多受访者得出结论，他们的抑郁症可能永远无法彻底治愈。反过来，这样的认识要求患者在应对抑郁症的思维方式上有所转变。新的思维方式不那么机械，本质上更具精神性。随着痛苦永久存在的现实逐渐深入患者内心，他们的目标从治愈转向与之共同生活。

[236]

融　合

撰写一份关注变化和过程的分析报告时，一个棘手的问题是，每个受访者对抑郁症的解读在某种程度上"都处于不同的阶段"。有位受访者叫亚历克斯，32 岁，刚从法律系毕业。他看到我在报纸上刊登的广告后给我打来电话。当我向他描述我的这项研究时，他解释说，虽然他现在知道之前大部分的时间里都很抑郁，但最近才被诊断出来，目前正在首次尝试药物治疗。他似乎很想和我交流，我怀疑，在某种程度上，他把这当作一个可能有用的练习，能帮助他理解自己的状况。他担心我不会对他感兴趣，因为和大多数受访者相比，他"可能只是个新手"。我向他保证，正是因为他还处于认识抑郁症的早期阶段，我很可能会发现他谈话的价值。事实上，当

---

① 例如，D. Stewart and T. Sullivan，"Illness behavior and the sick role in chronic disease: The case of multiple sclerosis," *Social Science and Medicine* 16（1982）: 1397—1404。两位作者描述了多发性硬化症患者对医生的态度。随着他们"对医生技能最初的信心下降……"开始认为医生"推托搪塞""缺乏理解""麻木不仁""漠不关心"及"不诚实"（第 1400 页）。

我们见面时，大部分讨论都集中在他目前如何努力治疗和摆脱抑郁症上。

访谈中，受访者通常想知道，目前为止我对抑郁症某个方面了解了多少。亚历克斯想知道别人的治疗有多成功。我告诉他，至少在我的受访者中，大多数最终意识到他们的抑郁症不太可能完全治愈。听到这样的结论，他自然不高兴。在整个访谈过程中，他始终认为，如果他努力的话，一定能克服自己的问题。他并不是唯一一个认为装配合适的工具就可以摆脱抑郁症的人。比如，受访者中有位年轻女士，就在我们谈话之前，她的问题刚被最终界定为抑郁症。她是这样描述的：

[237]

> 如果考虑到我学到的工具……一天又一天，一天又一天，这个压倒性的阴影并没有完全笼罩我。我学到了有用的东西，就像服药会有用。但如果我不是曾经健康过，我想我根本不可能学会这些。我学会了园艺，学会手工艺，经常去散步，和朋友出去玩，做一些有趣的事情，不只是一直去参加聚会[嗜酒者互诫协会的聚会]，不用老是担心我和家人的关系。但[我]写作或选修感兴趣的课程，欣赏艺术作品和阅读……就是社交活动特多。[失业者，女性，22 岁]

我在访谈中经常用自己的经历来提出问题或引发回应。例如，当受访者第一次表达他们被抑郁症困扰的感觉时，我会说，我觉得抑郁就像捆着手腕被绑在椅子上。我会解释说，我花了很长时间才意识到，猛拽束缚只会放大我的痛苦；只有当我不再试图挣脱时，痛苦才会减轻。这一类比对许多受访者来说都是有意义的。他们接着讲述了他们是如何认识到，无论运用得多么巧妙，都没有一套工具能让他们彻底战胜抑郁症。他们可能会学会如何大大减轻抑郁症的影响，但大多数人开始接受，即使他们感觉好转，抑郁也总是潜伏在他们的头脑或身体的某个地方；即使他们尽最大努力保持健康，抑郁也很可能会卷土重来。关于这一点，有如下一段对话。

有些东西有自己的生命力，而且和我的掌控感相矛盾，对此，我有一种无法预测、缺乏掌控的感觉。我现在明白了这一点。我感觉自己情绪会起起伏伏，时好时坏，这样的经历已经很久了，我想这会让事情变得容易一点。我是说，我知道这会发生的。它超出了我的控制，所以当它真的发生时，我不应该感到可怕，因为它是我生活的一部分。这就是我现在对它的看法，不同于我过去的看法。过去我有一种可怕的恐惧感，总想着今天会是好还是坏？

你似乎在说："好吧，这是我生活的一部分。"
嗯，可以这么说。有时我甚至可以实施它，但并不总能如此。

实施它？
嗯，基于它采取行动。就是让它和我一起前行，努力用好它，不对它感到愤怒，不和它斗争，要真正让这些感觉支配自己。但有时我就是做不到，就会很痛苦，它就会占据上风。正是在那些时候，我觉得我想退缩，觉得自己无能为力。

所有这些加在一起，是否让你有种宿命论的感觉？"这就是我余生的生活方式。"

我想我现在就是这样想的。我发现，无法想象会有任何彻底、永久的改变，能永远把这种经历抛在脑后。[大学教授，男性，48 岁]

其他人表达了类似的观点，他们是这样描述的：

我相信，有人蹒跚前行，但可以学会优雅而高贵地蹒跚前行；或者你知道，你可以为此尖叫……我[和你]有相似的意象，手腕被绑着，不过没被绑在椅子上；我想出去，但意识到出不去，那对我来说这是个可悲的认识。因为你出不去。正如他们所说，饼干就是这样碎的。为什么是你而不是别人，我不知道。这给我一种真正的悲伤感和失望感。我就是这样去理解的……你知道，我不相信我会快乐。而当我不再相信时，我就会开始好转了。[精神健康工作者，女性，27 岁]

不幸的是，抑郁是我人生经历中非常重要的一部分。你知道，别人不焦虑，我却会焦虑……我希望[学会]应对策略；也许是一种真正有治疗效果的应对方式，能够减少或削弱它的力量。就像我说："上帝的国就在我的心里。"我是说，像这样的话，我真的很关注。这对于我的抑郁来说真的很重要，因为这意味着我有好的一面，答案基本上

[239]

就在我自己的心里。所以，我有点倾向于接受它。[理疗师，女性，42岁]

　　我相信我看的精神科医生会对此感到尴尬，但是，对我来说，在某种程度上，我永远是一个抑郁的人……有时候，我觉得有点希望；但有时候，你知道，我又感觉一切都是无望的。但基本上我是个抑郁的人。我的意思，情绪有起有落，就这样。所以，它有点像一只我必须驯服的野兽。然后，还有和我的精神科医生的斗争。他说的基本上就是："你不必这么抑郁。你的生活不一定会那样。"我想："这就是你（精神科医生）在这里和我谈话的原因。"我会说："但我就是这样的人。这是我看待世界的方式。"我认为我永远都会这样看待生活。当他说，我可以把这些都扔掉，我会说："我的生活就是这样，你知道，我没法改变它。"[护士，女性，37岁]

　　嗜酒者互诚协会（AA, Alcoholic Anonymous）说你必须承认你是个酒鬼，否则它对你起不了作用。这意味着，我不得不承认我不能克服这个问题。我仍然不能说，但我越来越、越来越接近承认，这是我生活中的一个永久存在的状态。我理解的方向已经发生了变化……我仍然没有完全接受我的抑郁……我即将接受它。[教授，男性，66岁]

　　我记得我接受治疗时的情形。我说："好吧，这次我不会像以前那几次一样退缩。我要吃两年的药。好吧，现在已经五年了……百优解没有带来奇迹，我也不想从一种药换到另一种药"……所以我开始想："好吧，不会治愈的。"[研究生，女性，32岁]

认识到抑郁症的痛苦不太可能消失，最终促使患者重新定义它的意义，重新排列它在生活中的位置。当我打算写这一部分并重读前面的内容时，我反复斟酌如何措辞才能恰当描述受访者对抑郁症的新思考和新行为。起初，他们的评论似乎带有"宿命论"的语气，但宿命论不能完全抓住他们的观点，因为宿命论意味着一种无望的屈服。我考虑过"屈服"（surrender）这个词，但这也显得患者太被动，且抱有失败主义的态度。本章开头我引用了一段话："我相信抑郁症实际上是上天赐予的一个礼物……如果我们不允许它进入我们的生活，它就可能是破坏性的。如果我们让它进来，它就是一位老师。我是说拥抱它、融入它。"所以，我也想过用"拥抱"（embrace）一词，但也不太合适。最后，考虑到受访者的"后修复定位"（post fix-it orientation）似乎既包含接受的态度，又包含抵制的态度，"整合"（integration）和"融合"（incorporation）这两个词似乎最为恰 [241] 当。这种新的定位意味着患者尽可能地与抑郁症做斗争，同时又构建一种以抑郁症持续存在为前提的生活。我发现，这样的重新定位，意味着患者对抑郁症的认知和态度从医学治疗话语（the medical language of cure）转变为精神嬗变话语（the spiritual language of transformation）。

刚开始本书的访谈时，我并没有想到精神性（spirituality）这一问题，但我很快就意识到精神性与抑郁症之间的关联。每次访谈的开始，我都会问一系列有关年龄、职业、种族、婚姻状况、教育程度和宗教信仰等人口统计中常见的事实性问题。谈到宗教信仰时，我惊诧不已。最初还有些困惑的是，很多受访者说从小就是犹太教信徒、天主教徒，或新教徒，但后来脱离了这些宗教。但是，这个群体的许多受访者很快又补充说，他们仍然是高度精神性的个体。当我追问这一点，就引发了受访者对不同形式的精神性实验，特别是东方的宗教和冥想实践的长篇描述。尤其要提到的是，50 名受访者表现出的对佛教的兴趣，远不是偶然性就能解释的。当我承认自己对佛教一无所知时，有几位受访者用几乎相同的语言解释说，他们发现"人生是苦"这一信条很有价值。管理员艾尔向我解释说："当佛陀教学生时，他会问他们：'你们痛苦吗？'如果他们说'是'，佛陀会说：'你执着于什么？'换句话说，自我执着会给我们带来痛苦。我们对事物的执着程度就是我们的痛苦程度。"

[242] 在另一次访谈中，精神性是最主要的主题。劳拉小时候是寄养儿童，经常要从一个家庭换到另一个家庭。在有些家庭中，她受到了难以想象的虐待。她告诉我，小时候"我就觉得我有一个使命，来这里是要完成我要做的事，我必须经历一些教训"。后来，她解释了她一生在精神信仰上的投入。

> 我对佛教的兴趣和研究？这在我的生活中有更实际的意义，它可以帮我渡过难关。这是我理解事情的一种方式……从更大的意义上说，也许是理解我为什么经历了很多事情的方式吧。它对我就是种帮助，对我帮助很大。它让我觉得自己的生活是独一无二的。我不觉得某种程度上它就是我。更强烈的精神归属感真的帮助我在更大的层面看待自己。因此，在精神层面有一个很大的团体，这感觉深深吸引了我，帮助我明白我不必成为某种受害者。我不必只是过去那个小小的我。[旅游代理，女性，41 岁]

　　或许，我本应可以更迅速地理解精神性在诸多抑郁症患者生活中的价值，因为贯穿本书分析的符号互动视角所植根的观念是，人类给他们世界中的一*切事物*赋予意义。那些更倾向于以精神性方式应对抑郁症的个体正是意识到，他们确实可以重塑痛苦的意义。然而，只有当他们把痛苦不会消失的想法内化后，才有可能获得这种认识。相应地，像嗜酒者互诚协会提出的 12 个步骤背后的理念是，只有当嗜酒者诚实地承认自己对酒精无能为力，并决心投身一个更强大的力量下，这些步骤才有效。

　　已有许多文献讨论 AA 和其他以改变为导向的自助团体的宗教特征。[①] 戴维·鲁迪对 AA 的民族志著作《开始酗酒》[②] 指 [243] 出：“成功加入 AA 的个人不仅发现了一种帮助他们戒酒的方法，还发现了一种新的生活方式和人生哲学，一种看待世界的新视角，以及一种新的身份。”简而言之，成功应对酗酒需要在对问题意义的解读上进行象征意义的转变。与此相似，在我的受访者中，用精神性方法应对抑郁症的患者意识到需要重新定义痛苦的意义。在一次关于精神性的讨论中，我问一位受访者：“你如何区分人类正常的痛苦和异常的痛苦？”我得到以下

---

① 有多项研究分析自助团体如何提供一整套理论系统解释其成员的痛苦原因和治疗方式，参见 P. Antze, "Role of ideologies in peer psychotherapy groups" and B. Sherman, "Emergence of ideology in a bereaved parents group"。两文均发表于 M. Lieberman and L. Borman（eds.）, *Self-Help Groups for Dealing with Crisis*（San Francisco: Jossey-Bass, 1979）。关于为处理精神疾病问题而成立的自助团体的准宗教性质的分析，参见 R. Omark, "The dilemma of membership in Recovery, Inc.: A self-help ex-mental patient organization," *Psychological Reports* 44（1979）: 1119—1125; and H. Wechsler, "The self-help organization in the mental health field: Recovery, Inc., a case study," *Journal of Nervous and Mental Disease* 25（1960）: 297—314。
② D. Rudy, *Becoming Alcoholic: Alcoholics Anonymous and the Reality of Alcoholism*（Carbondale: Southern Illinois University Press, 1986）.

答复：

　　我想，当你试图做这种区分时，你会陷入麻烦，因为基本上你是在说，有某种痛苦是和我们格格不入的，不应该有的。我亲身体会到，没有不应该有的痛苦，痛苦不是坏事，不是病。痛苦可能会让人很不舒服，但它不是罪恶，这就是区别。我认为人们几乎把痛苦看作是神学上的罪恶。痛苦来自魔鬼，如果我们想活在上帝的恩典中，我们必须摆脱它。我的意思是，和世间万物一样，痛苦是这个世界的一部分。它来自我们之外的一些东西，它的产生是有原因的。我认为，即使是痛苦，也有可能以一种值得庆祝的方式融入文化，[但是]我不认为我们会这样做……我记得有一次读到玛格丽特·米德的描述。我不记得是在哪儿读到的，但她的描述一直在我脑海中。[是关于]一个智力残疾男孩的……也许是[在]萨摩亚，他们正在跳舞，整个社区的人都在跳，他们把他打扮成一头公牛，把鹿角戴在他的头上，他就成了舞蹈的一部分。他被带入疯狂，有个地方能容纳他的疯狂，这也是整个社区不可或缺的一部分。那不是外在的东西。[精神健康工作者，女性，27岁]

[244]

　　最后引用的这段话表明，精神疾病可以具有社会价值。我所描述的那种精神感受的发展与抑郁症的痛苦之间存在着关联。有时候，当我问"抑郁症有什么好处"时，受访者最初会表现出不理解。他们会反问："你是什么意思?"他们当时一定在想:"抑郁症当然没什么好处。"我举例给他们解释,大量的文学作品① 将精神疾病与创造力联系在一起:也许正是凡·高的疯狂造就了他的非凡想象,又或许正是西尔维娅·普拉斯描述的深重痛苦激发了她的诗歌灵感。即使在我解释之后,一些受访者还是断然否认抑郁症有好处。然而,否认的只是少数。大多数受访者都没有被我的问题难住,都有现成的答案。

有时,受访者的答案近乎是精英主义的。一些受访者认为,他们对人性和社会生活的了解比快乐的人更深刻、更准确。他们赞同"无知是福"的观点;有时,他们认为家人和朋友的幸福是建立在对世界"真实"面貌的扭曲之上,并对此表现不屑;另一些则认为,抑郁是他们获得他人无法获得的见解而付出的代价。一位在青春期经历第一次抑郁发作的女性告诉我:"不知怎么的,我觉得抑郁让我变得更好,我觉得我变得更深刻。你知道的,有点像受尽折磨的艺术家。当每个人都出去玩的时候,我在写诗。"另一位在同一年龄段 [245] 抑郁发作的女性也认为,抑郁"意味着我是一个更深刻的人,意味着我有点特别"。一位 48 岁的英语教授以分析诗歌为生,他回答我的问题时说:"嗯,我认为这很有道理:'因为我的洞察力,我必须

---

① 参见 A. Haynal, *Depression and Creativity*（New York：International Universities Press，1985）。应当指出的是,研究特别关注双相障碍症与创造力之间的联系,例 如, K. Jamison, *Touched with Fire*：*Manic-Depressive Illness and the Artistic Temperament*（New York：Free Press，1993）；C. Holden,"Manic depression and creativity,"*Science* 233（August 15，1986）：725；B. Bower,"Manic depression：Risk and creativity,"*Science News* 134（September 3，1988）：151。大众媒体也探讨过精神疾病与创造力之间的联系,参见 C. Simon,"Diagnosing the muse：Science struggles to find a link between creativity and madness,"*The Boston Globe Magazine*, April 3（1994）：10—11，24—26。

接受这种痛苦。这是你为更深入地了解现实而付出的代价。'或者类似说法。"

抑郁者有时能比其他人更准确地看到现实，这种说法可能有实证研究价值。[①] 此观点的出处我早已忘记，但几年前我读到的一个实验研究让我印象深刻。研究中使用了两组受试者。其中一组患者有临床抑郁症病史，而另一组患者从表面来看似乎都精神健康。每个受试者被安置在一台机器前，机器显示灯以一种明显随机的方式闪烁不停。在显示灯板前面有一组按钮，受试者被要求尝试学习控制灯光闪烁的规律。

和其他许多实验一样，这个实验对受试者也有隐瞒：按动按钮对灯光没有任何影响。但是，两组受试者的报告有明显的差异。有抑郁症的受试者说，他们所做的一切对灯光没有任何影响；而另一组临床检测"正常"的受试者则表示他们能够控制灯光闪烁的规律。我们应该强烈质疑这种人为实验所得结论的普遍价值，但至少在这种实验的情景下，抑郁者比精神健康者对现实有更准确的认识。我的一位受访者在她的评论中也表达了同样的观点："我不认为其他人口中的抑郁症是无望的思考。我认为抑郁症是从事物的本来面目来看待事物。"如果她说得对，那将是一个非同寻常的反讽，因为传统上，精神疾病被认为是个人无法正确感知现实而造成的。

[246]

---

① 激进的精神病学家 Ronald Laing 几年前提出，"发疯"很可能源于个体能清楚地看到社会现实的本质。参见 R. Laing, *The Politics of Experience*（New York: Pantheon, 1967）和 *Self and Others*（New York: Penguin, 1969）。同样，Shelley Taylor 在其著作 *Positive Illusions*（New York: Basic Books, 1989, xi）中主张，心理健康可能需要"对自我、世界和未来的积极幻想"。

　　虽然只有相对少数的受访者认为，抑郁症让他们更具有洞察力，但受访者普遍认为抑郁症有两个明显的好处：加强了个人的共情能力，并积累了重要的学习经验。当提到抑郁症的价值时，"敏感性"（sensitivity）这个词出现的频率最高。许多受访者认为，抑郁症让他们对别人的困难有了更深刻的认识，以下这些说法很典型："我认为抑郁症有一部分是对人性的强化，真正对人类世界发生的事情敏感""好处是它至少让我对不同的事情非常敏感""毫无疑问，就是人性。它会让你变得更有人性"。对于抑郁症的经验启示，以下评论颇具代表性："也许这是空中楼阁，但每一次（抑郁发作）都让我有进步""痛苦很集中，它让你认识到生命中的利害关系""我真的觉得我是世界的一部分，这是所学校，还有很多东西需要我去学习。无论发生了什么都是有原因的，这是我学习计划的一部分"。以下受访者很好地概括以上这些想法。

　　　　我想抑郁让我变得更坚强。我是说，要学会处理这种事情。我认为我培养出了一些正常情况下无法培养的技能和能力，还提高了敏感性。我觉得这让我更有同情心。我想，因为抑郁，我知道经历这样的事情是什么样的感觉，我对其他人和他们正在经历的事情更为好奇。［我也］更专注于努力让整个事情（生活）变得有意义，这就是回归了精神层面。我努力从我的生活中找到一些意义，而不仅仅是漫无目的地走下去。你知道，有时候，一般的文化似乎并不能为你的生活提供太多的意义。所以在某种程度上，这（抑郁）是我生命意义的一部分。（深叹一口气）有时候

［247］

我很想摆脱它，但我担心如果切除了它，我身上某些重要的东西也会被切除。[失业者，女性，35 岁]

你知道，人们会说，你愿意过一种不同的生活吗？我说绝对不愿意。我会再这样活一次。但我认为要花一段时间才能达到这个点，把痛苦看作是真正的礼物……我不会放弃一分钟，一分钟的痛苦都不放弃。尽管很痛苦，但没有它我怎么能成为现在的我。所以，从佛教的角度来说，我会欣然接受它。黑暗的一面，所有可怕的事情［和好的事情一样］都必成为我生活的一部分。阴阳不可分离。[旅游代理，女性，41 岁]

结　语

有一个关于人类烦恼的寓言。把每个人最强烈的痛苦挂在树上，我们可以想象一下，每一片叶子都诉说着一个人一生的艰辛。所有人在一生中所遭受的痛苦和伤害都被清楚地记录下来。然后，每个人都可以从所有人的生活中再选择一次，再过一次叶子上所记录的生活。但最终每个人都选择了自己原来的生活，而不是其他人的生活。从我最近关于精神性的讨论中，我们可以推测，尽管受访者都有可怕的抑郁经历，但可能仍会再次选择自己的生活。尽管困难重重，但这是*他们自己*的生活，他们认为痛苦与他们的身份以及他们看重的自身敏感性是密不可分的。

在我写这本书的时候，我不时会对我描述和分析中的消极、有

［248］

点悲观的基调感到不安。其他人在写积极乐观的书，主题包括"克服"和"征服"抑郁症，[1] 而本书传达的则是抑郁症的复杂性和我对战胜抑郁症的极大不确定。出于这个原因，当我描述受访者在人生最艰难的考验中如何找到生活价值时，我很受鼓舞。事实上，本章中关于应对和适应的材料证实了以下理论观点：因为我们是具有象征性行为的动物，我们有潜力创造符合我们需求的社会世界。最终，人类永远不会完全成为环境的受害者，无论是社会环境还是生物环境，尽管有时看起来是这样。沃德·阿博特对一些艺术家如何超越他们眼前生活世界的描述，[2] 说明了象征符号具有改变哪怕是最压抑的环境体验的力量。

　　艺术家具有双重颠覆性，只有子弹才能阻止他。当其他人回避变化时，他却以变化为食。约瑟夫·布罗茨基（Joseph Brodsky）被流放西伯利亚，却*"享受那里的生活"*，这激怒了俄国的官员。与银行家不同，艺术家把他的作品存在头脑里。要表达出来，他只需要一段铅笔和一张纸，或者木炭和任何可供书写的材质。戈蒂耶—勃泽斯卡（Gaudier-Brzeska）在第一次世界大战战壕中的最后一幕，被死亡和荒芜所包围，但他用一支被炸毁步枪的枪托雕刻出一件光彩夺目的勃泽斯卡式雕塑。

[249]

---

[1]　参见 J. Thorne，*You Are Not Alone*：*Words of Experience and Hope for the Journey Through Depression*（New York：Harper Collins，1993）；and K. Cronkite，*At the Edge of Darkness*：*Conversations about Conquering Depression*（New York：Doubleday，1994）。在这两本书中，Cronkite 的论述更为详细和公正。然而，在我看来，两者都没有对抑郁症患者的疾病经历进行有意义的分析。

[2]　W. Abbott，"Begin by shooting the poet，"*Nation*，August 2（1975）：88—89.

　　当然，我们决定环境性质的能力是有限的。不管布罗茨基和戈蒂耶-勃泽斯卡重新定义西伯利亚或一战战壕生活的能力有多强，他们仍然必须应对战争环境的客观特征，也必须应对把他们置于这些环境的权势者做出的社会建构决定。同样，由所处的历史时期所决定的意识、文化的规范性要求、我们在社会结构中所处的特定位置所施加的要求以及我们身心的脆弱点，都是真正制约我们生活的因素。不过，本章和全书材料所传递的乐观信息是：人类具有非凡的适应能力，因为他们有独特的能力来定义生活制约因素的意义，并确定他们将如何应对这些制约。

　　本书的每一章都基于同一个理念：人类创造意义。但是，人不是独自创造意义的。符号互动论的另一个关键假设是，我们创建的意义是在与他人互动的过程中产生的，因此是与他人共同创建的。① 没有社会语境和交际，就不存在任何意义。有时为了传递这个想法，我让学生想象一下忘却自己的文化价值，独自待在月球上的场景。然后我问他们："在此情况下，你能做出恶的行为吗？"经过一番交谈，学生们逐渐认识到，给他们自己的行为、态度和感受赋予的意义取决于是否有观众在场。事实上，我们对自我的感知是通过从他人视角看待自己而产生并维持的，把自己放在他人的位置，想象他们如何评价自己，并预测他们将对我们做出怎样的反应。反过来，我们也是观众或镜子，他人通过我们观看并评价其社会

[250]

---

① 许多重要著作都详细阐述了符号互动论的基本假设，不过，Herbert Blumer 的 *Symbolic Interaction*：*Perspective and Method*（Englewood Cliffs，N.J.：Prentice-Hall，1969）一书被视为对 George Herbert Mead 思想内涵最博奥的发展之一。Mead 是芝加哥大学的哲学家，他的思想后来成为 Blumer 所提出符号互动论的基础。Blumer 在整个职业生涯中，将 Mead 的思想应用于发展社会学视角下的社会心理学，可以说是这方面的主要代言人。

映像。①

在下一章中，我将关注那些亲近并关心抑郁症患者的个体如何创造意义这一问题。毕竟，抑郁症也深深影响了患者生活中最重要的人，他们的配偶、恋人、朋友、父母和兄弟姐妹。如果所有的意义都是共同创建的，那么稍微延伸一下，可以说抑郁症具有社会传染性，家人和朋友必须应对身边的抑郁者；反过来，抑郁症患者对自身疾病的体验也与这些"重要他人"的反应有关。对抑郁症的全面分析要求我们也从家人和朋友的角度来看待它。家人和朋友的故事构成了第六章的内容。

[251]

①　将他人比喻为镜子，我们从中看到自己的映像，这是由 20 世纪早期的理论家 Charles Horton Cooley 首先提出的。他在其著作 Human Nature and the Social Order（New York：Schocken，1964）一书中提出了"镜中我"（looking glass self）的概念。他的观点是，我们的自我是三个要素的产物：我们想象的自己在他人面前的形象，我们想象的他人对我们的评价，以及以上想象产生的各种自我感觉（如骄傲、屈辱）。

第六章

家人与朋友

说到抑郁，它是如此令人难以招架，任何一个承受它的人都会输给它。对家人和朋友——任何亲近的人来说，也都太难以招架了。应对他人抑郁的唯一方法就是维持你自己的生活，理解那个人，同情他，尽你所能去帮助他。但要认识到，归根结底，那是他们的经历，你不能改变它。作为朋友，你所能做的就是允许它［发生］，允许它一次次地发生。

治疗师，男性，45 岁

本章主要探讨亲近之人对抑郁者同情的限度。我提出的主要问题是："家人和朋友如何建立明确的同情界限，以避免被亲近之人的抑郁所吞噬？"对于本书提出的每一个问题，我自己的抑郁经历都可以作为分析的初步指引。以上这个问题也不例外。到现在为止，我和妻子达琳有一整套关于我精神状态的语言和手势符号。通过我的举止、面部表情和对事情的总体反应，她能清楚地知道我的感觉是好是坏。通常，每天一起来，她就会问："你昨晚睡得怎么样？"我认为，她一直问这个问题不仅是出于她对我真诚的关心，也因为我的回答能帮助她判断那天我们要如何相处。多年前，我们都还不熟悉抑郁症的后果。那时，达琳非常关心我的感受，并不屈不挠地想把我从抑郁情绪中拉出来。当她试图通过指出我的生活是多么美好让我振作起来时，我时而感激她的关心，时而又因为她的不理解而恼怒。几年后，她才意识到，她能说或能做的一切都不会对我产生多大的影响；更糟糕的是，她安慰我的努力可能只会招致更多的消极情绪。

虽然我也断定她不能帮我改变状况，但我还是继续抱怨我的痛苦。通常，在抑郁症发作的艰难时期，我决心保持安静，保持坚忍，独自承受痛苦。但我的痛苦几乎总是会奔涌而出，变成抱怨。而一旦我发泄了怨气，我又为此感到难过。然而，我需要抱怨，因为（1）我受伤了，（2）我希望我激烈的言辞能以某种方式传达出我痛苦的程度，（3）抱怨表明我作为一个丈夫、父亲和家庭成员没有发挥应有的作用。很多年后，我抑郁时就会把自己关进卧室独处，不再令家人担忧，全家人对此都有了某种合适的应对。让我一个人待着，其他人继续做自己的事，不要太关心我的精神状态。尽管我明白，这么多年过去了，我可以期待的同情会少得多，但当自己的痛苦有时几乎得不到认同时，我仍然会感到孤独和愤怒。

处理与病人的关系确实存在令人生畏的潜在问题。亲近之人生病了，需要就应该提供的帮助、关心和同情的程度不断进行协商调整。① 凯特·达夫在她一本写得很优美的书中，基于她对"慢性疲劳综合征"（chronic fatigue syndrome）的经验，明智地指出："不仅偶尔让病人独处是更好的选择，偶尔让健康的家人离开也是更明智的。健康的人过于亲近病人或对他们抱有太多的同情心，很可能会感染到他们的忧伤和抑郁。"② 然而，本章的故事将表明，与抑郁的朋友

［254］

① 参见 A. Strauss, *Negotiations：Varieties，Contexts，Processes，and Social Order*（San Francisco：Jossey-Bass，1978）。
② K. Duff, *The Alchemy of Illness*（New York：Bell Tower，1993），83.

或家人保持恰到好处的关系，有时会异常困难。

坎达丝·克拉克的研究是我所了解的唯一一项关于接受和施予同情行为的系统研究。① 克拉克将同情的社会流动描述为"情感经济"（emotional economy）的一部分。任何关系中的伙伴都有一本共同的"同情账户"（sympathy biography），每个人所能得到的同情"余额"（margin of sympathy）取决于他们在过去接受同情和给予报答的多寡。此外，我们所有人管理同情交流的方式取决于相适用的文化准则。例如，如果个人提出的同情请求超过了他们的实际困难，过去曾提出过不合理的同情请求，或者没有遵守同情交流中公平互惠的分配原则，那么同情请求将不会得到满足。一般来说，我们每个人都希望我们付出多少，就能得到多少；如果一个不给予任何回报，只会提出大量的同情要求，他的信用可能会破产。如果一个人在一段特殊的关系中"破产"，就将不得不利用在其他关系中仍然"可用"的同情账户。

克拉克基于一系列数据来源（采访、贺卡、观察），记录了同情经济体其他一些不太明显的特征。例如，为了得到"公平份额"（fair share）的同情，个人要求同情的频率必须足够高。颇具讽刺意味的是，一个很少请求同情的人，和另一个更经常请求同情的人相比，前者获得同情的可能性更低。那些很少请求同情的人被视为坚强、自立，因此，他们的请求就不那么受重视了（"哦，你会没事的。你一直把事情处理得很好"）。克拉克注意到，在慢性病的情况下，患者问题的时间跨度与受到同情的程度呈曲线关系。人们对短期和长

[255]

---

① C. Clark，"Sympathy biography and sympathy margin," *American Journal of Sociology* 93（1987）：290—321.

期问题的同情少于对中期（middle-range）问题的同情。

克拉克的几项重要观察中，与我本章议题最为相关的是个人社会地位与其各自同情余额"宽度"之间的关系。举例来说，有些问题在其他关系中显得微不足道，但夫妻应回应就这些问题提出的同情请求。例如，丈夫和妻子会就糟糕的一天工作向对方抱怨半天，如果他们的伴侣不给予密切关注和足够多的同情，他们会感到委屈。而父母和孩子之间的关系则有着完全不同的规则。在亲子关系中，父母和孩子的同情余额是不对称的，因为父母能无私给孩子（当然，尤其是年幼的孩子）施予的同情，要远远超过他们期望能得到的回报。与此相似，人们在公共场所从"密"友、熟人或陌生人那里获得的同情程度也会有很大的差异。

克拉克的分析有个假设，即个体会根据各自的社会地位，以不同的方式与抑郁症患者协商他们关系的界限。对抑郁者的配偶、父母、孩子、朋友或兄弟姐妹来说，与抑郁者建立一个舒适的互动关系有着不同的复杂性。我也可以推测，性别、种族、民族、社会阶层和年龄也对同情边界的构建产生重要影响。因此，正如克拉克明确承认的那样，我们不应该僵化地把情感经济和市场经济做类比。情感经济不同于市场经济：在市场经济中，每个人都受到基本相同的信贷、供求和公平规则的约束；而在情感经济中，人们在不同 [256] 的地位线上建立了多种情感经济，每种经济都受不同期望和义务的限制。

本章接下来的部分中，我将主要讲述一些抑郁者亲近之人的经历，他们既希望履行作为抑郁者朋友或家人的责任，又希望避免自己被抑郁吞噬。仅仅基于对抑郁者家人和朋友的 10 次采访做出大胆的概括是不严谨的做法，因此，我在本章采用了与前面章节不同的资料呈现方式。我在前面的章节中对特定的受访者做了较详细的描述，但大多数分析都是基于许多受访者的评论。相比之下，在本章接下来的部分中，我将讲述四个关于关心和责任的故事。读者们会听到蕾切尔的故事，她的丈夫在患上病毒性脑炎后，陷入了严重的抑郁；会听到安妮的故事，她在离婚后独自应对两个孩子的抑郁症；会听到马尔科的故事，他从 14 岁开始，成为他抑郁母亲的主要照顾者；还会听到约翰努力帮助几个有抑郁的朋友的故事。虽然我不能说它们具有代表性，但这些"案例研究"至少应该能让我们意识到抑郁症对配偶、父母、孩子和朋友的不同要求。①

无论病痛健康，我们相爱相惜，至死不渝

[257]　　蕾切尔的几个朋友都认为，她是疯了才和特德恋爱并嫁给他。在他们结婚前共同生活的三年里，特德有时会醉酒，有时会有轻微的抑郁，但一场重流感开启了他们真正的麻烦。蕾切尔告诉我，这一切发生得很突然。特德得了流感，还伴随着高烧和盗汗，持续几天后，蕾切尔开始有些担心，因为他生病很少超过一两天。尽管感觉很糟糕，特德周一还是去上班了，而且似乎熬过了这一周的前几天。周四是感恩节，因为蕾切尔必须在周五回到保险公司上班（她

---

① 本章中关于资料收集的决定是基于策略和理论思考的，因此，我进行了"有目的"抽样或"理论抽样"，抽样方式和一些有关定性方法的书籍中讨论的方式一致。讨论理论抽样优点的著作有：B. Glaser and A. Strauss, *The Discovery of Grounded Theory*（Chicago：Aldine，1967）; and Y. Lincoln and E. Guba, *Naturalistic Inquiry*（Newbury Park，Calif.：Sage，1985）。

是公司的"那种普通雇员，既要做些销售，又要做客服"），他们就各自开车去罗德岛特德兄弟家中过感恩节。当她周五晚上回到家时，特德并没有像他们计划的那样回到家中。他因为癫痫发作住进了罗德岛的一家医院。特德的兄弟打来电话后，她"钻进车里，就往罗德岛的医院冲"。她告诉我，"这是旋风的开始"。一天后，特德出院回家。不久后，再次因严重的癫痫发作住进了在波士顿的马萨诸塞州总医院（Massachusetts General Hospital），并陷入昏迷。后来他被诊断为患上了病毒性脑炎。

此后一个多星期，没有人知道特德是否能从昏迷中醒来；如果他醒了，预后"可能是从完全僵硬不动到完全康复的任何一种情况"。幸运的是，特德还是逐渐好转了，尽管"开始时有很多精神问题……［并且］这是一个漫长的回归路"。特德在中西部他父母家中休养了几个月后，回到了马萨诸塞州。神经科医生预测特德仍将会有癫痫大发作，蕾切尔开始切身体会到这一预测是正确的。蕾切尔第一次目睹特德癫痫发作时的样子，他们就在家里，她回忆道："我从卧室里尖叫着，并叫别人来帮忙，因为我从未见过这样的事情。"随着时间的推移，蕾切尔几乎成了癫痫护理的专家，特德在某次住院时突发癫痫，她甚至能冷静地指导护士该怎么做。 ［258］

特德在几个月里尝试了许多不同的癫痫药物。在此期间的一个晚上，他们俩去看电影，然后吃晚饭。特德在餐馆里突然癫痫发作。蕾切尔回忆，这一挫折"触发了特德，他慢慢陷入抑郁"。她继续解释说，他不去工作，整天待在家里。"他被孤立了，"她说，"因为我们住在偏僻的某小镇上。他哪儿也去不了。当时我们只有一辆车，而我整天都要去上班。就在那时，我开始注意到，他早上不起床。我晚上回到家时，他还穿着睡衣。他有洁癖，但那时即使他吃过饭，也不会洗碗。从那之后，我开始注意到他有抑郁症。"

　　这种纷乱对蕾切尔来说是从未碰到过的，因为她一直都身心健康。我问她："在这之前你的生活是什么样的？"她回答说："很顺利，很积极。随遇而安，无忧无虑，感觉很棒。[我]从未有过问题。"她继续说："我一点也不知道。我不知道我在干什么，也没人告诉我，这是件好事（笑）。"特德的病始于1986年11月，当时他们已经在一起生活了两年。尽管特德发病对他们共同的未来有着至关重要的影响，但他们还是决定结婚。我问出了大家都会问的问题："你考虑过结束这段关系吗？"她告诉我："它总会以某种方式继续下去……我的意思是，他的几个姐妹对我说：'不要因为你为他难过而觉得你必须留下来。'……但我从未想过结束……和他在一起一直感觉很好……在他生病之前我们就打算订婚了……我的意思是，许多人告诉我完全可以分手，置身事外……但我想留下来，一直。"继续努力维护这段关系，部分是因为她感觉应该"帮助他渡过难关"。她说："我一直相信他能挺过去，尽管有时我也深陷其中，我会想：'哦，我的上帝呀！'"

　　到了某个阶段，事情变得很清楚，抑郁症的问题比癫痫严重得多。癫痫最终被药物控制住了，但特德的抑郁症一直还在。蕾切尔决定帮助特德解决问题，其中一部分工作就是，蕾切尔负责监控特德的情绪和行为，希望能通过干预防止他彻底陷入抑郁。理解特德的抑郁症对她来说是个全新的体验，因为在她家里只有一个她几乎不认识的叔叔患有抑郁症。她的叔叔住在很远的地方，所以，她说："我从来没有每天看到[它]。我从未理解过它。我一直的感觉就像是：'嗯，乔叔叔抑郁了'，但是这没有影响到我。"

　　现在，和特德在一起，抑郁症无疑成了一个持续不断的日常事

[259]

件。当我问她："一开始你是如何理解它的？"她回答说："当我努力去理解时，我们一起哭了很多次……（起先）我很惊慌，因为我不知道该做什么……我住的地方离我工作的地方很近，所以可以在午餐期间回家。我会在午饭时回家，强迫他起床。白天我会试着给他打很多次电话。我试图迫使他［有所改变］。"她还学会了识别抑郁症恶化的迹象。早些时候，她描述特德癫痫发作时，她告诉我，发作之前总是会有一种"气氛"，这种气氛会给她一些警示。她说这个的时候，也开始意识到"抑郁的气氛"。我请她解释一下，她是这么告诉我的："哦，是的（抑郁有一种气氛）。如果他回家后非常安静，看着地板或者盯着某个地方，不说话，不活跃，这就意味着抑郁要发作了。" ［260］

　　尽管蕾切尔尽最大努力让特德重新变得积极乐观，但事情却变得更糟。在特德和一个朋友一次狂饮之后，事情彻底崩溃了。事情是这样的："我们住在河边，特德的一个朋友来看我们，他们就在河里划船钓鱼。那时，特德已经喝醉了。上岸时，特德从船上摔了下来，他甚至没能自己上岸。我回家给他脱衣服，因为他浑身湿透了。我又让他去洗澡。那之后，他只是不停地哭。你知道，我当时在想：'为什么是我？发生了什么事？我不明白。我只想结束这一切。'"第二天早上，蕾切尔带他去了医院。"你知道，我几乎是强迫他去的。他对此不高兴。"当他们到医院后，特德说服医生有问题的是蕾切尔而不是他，可以想象当时蕾切尔有多诧异。"他让他们相信是我有问题，反应过度和愚蠢的人是我，是我（笑）……于是那位女医生把我叫到房间里，说：'嗯，也许你反应过度了。'我就说：'先这样吧。'于是我们离开了。我甚至不记得发生了什么，也许他们给特德预约了复诊。我不记得之后发生了什么。"

虽然特德一度继续否认自己患有抑郁症，但蕾切尔最终还是说服他去看了精神科医生。"花了一段时间才找到一个好医生。"她告诉我。到我们面谈的时候，他们已经"看过了好多个"。尽管他们最终选定的精神科医生开了抗抑郁药物，但蕾切尔的观点是，特德的抑郁与他的工作不稳定有关，她告诉我，因为"我以前就看到，如果他工作，那就没关系。所以我的目标是让他找到一份能胜任的工作"。尽管如此，不管有没有工作，他们结婚头三年的生活起伏不定，时而开心兴奋，时而抑郁沮丧，如此循环反复。"好吧，"蕾切尔解释道，"每次事情很糟糕的时候，总会有好事发生，所以我们会重新站起来。你知道，他找到了工作。[然后]哦，我的上帝！他又被炒鱿鱼了。我现在该怎么办？好吧，[然后]他去康复治疗了。那真是令人激动。我们非常兴奋。他会成功康复吗？保险公司会承保吗？生活有高潮也有低谷。"

[261]

我发现在蕾切尔夫妻共同面对抑郁症的过程中有一个阶段特别有启发性，因为它揭示了患者和健康者的行为是如何深度相连且相互影响的。在这个阶段，蕾切尔不再因为特德即将抑郁发作而感到震惊或惊讶。然而，接下来这件事有些不同，它导致了蕾切尔的短暂崩溃。各位读者将会看到，蕾切尔没有坚持住，这成了这对夫妻看待和理解彼此的转折点。那时，特德有工作，他刚刚完成一周的工作。到了周五晚上，蕾切尔开始感觉到一种新的陷入严重抑郁的氛围。特德以前在工作中一直有困难，那天晚上，她看到他思想飘忽，冒出各种危险想法。她说："我一直关注他，到周六早上……他头脑里堆积了各种想法。他极度夸大了工作中的困难，然后问题开始像滚雪球般增长。"以下是我们围绕以上情况是怎么发生的谈话。

你看着这一切发生？

哦，是的，我可以一直看着。我们早上没多少事要做。他说："我不会让它困扰我的。"但他那天白天睡了六个小时。然后他醒了，试图让我相信他［身体］生病了，但他并没有生病。到星期六，我意识到了是它［抑郁症］。所以我们聊了一会儿，我对自己说："好吧，现在是下午四点，我想为他安排点事情，让他起床，洗个澡。我需要你吸尘，需要你做这个，这个，还有这个。"他当时很好，因为他有事要做。

［262］

所以你故意这么做，就是为了让他没有时间瞎想。

哦，是的，让他起来，让他继续做事。

所以当你感到有那种抑郁的气氛时，你就像是做好了接下来要做什么的安排？

对。对的。所以周六晚上他没事。星期天，他睡了很久，但我努力让这一天过得有趣。那天是超级碗（Super Bowl）①。那天很冷很冷，电视上在播高尔夫球节目，所以我说，我们把沙发拉到客厅。我们盖上所有的毯子偎依在沙发上，我们的狗也可以和我们一起玩，我们很开心。吃了晚饭，我对他说："我去遛狗，你介意洗下碗吗？"［他说：］"不介意，没问题。"之后我回来了，我大概遛了20或25分钟。回来后，发现碗没有洗。我边往屋里走，边喊

———————————
① 美国职业橄榄球大联盟的年度冠军赛。——译者注

"特德，特德"，却找不到他。原来，他在卧室啜泣，只是啜泣。又是那种让人难以招架的感觉。你知道，我看出来了，我一点也不震惊。

和其他时候一样？

哦，是的。是啊。可以从他的行为看出来。……那个星期天晚上他一直哭，我劝他不哭了。那个时候他没事。我们聊了一会儿，他似乎没事。星期一早上他醒来后，又惊恐发作。我只能这样描述。他在发抖，动不了。他非常害怕去工作，因为他放大了工作中的困难。

[263]

所以他整个周末都在纠结工作的事情？

是的，整个周末。情况越来越糟。我说："来吧，带狗去散步。"我（周一）去上班，我对自己说："公司里没有人会知道发生了什么，你会没事的。"我给心理医生打了个电话。他没接，我就给他电话留言了："我们需要见你，请今晚给我们回电话。"我为自己做到了这个而感到些许欣慰。我安慰自己说："我会没事的，没什么大不了的。"然后，工作中的一些事情触动了我，我突然大哭起来。我哭了又哭。我的老板，她不知道该怎么办。但是她知道［我的］全部情况，所以我把之前发生的事告诉她。她对我说："回家吧。你需要休息一天。回家吧。"我不想争辩，因为我不能集中精力工作，所以我回家了。一到家我就给特德打了电话。我说："特德，我回来了。"他说："你没事吧？"我说："老实说，我今天上班的时候完全失控了。"我告诉他发生了什么。我说："现在我明白了，上周你努力忍住痛哭，努力想摆脱痛苦的时候，一定也是这种感觉。"

这实际上是对你的一个启示？

这对我来说是一个启示，但最重要的是，对特德来说，这更是一种鼓舞。我崩溃了，他很激动。他对我说："我很抱歉你崩溃了，我很高兴你没事，但上帝，我感觉好多了。"他说："不是只有我会在上班的时候因为一些奇怪的事情突然大哭。"我说："哦，不是，我明白。"

[264]

那一刻，你真的有了更深的理解……？

哦，因为我坐在那里努力想忍住眼泪。特德前一周向我描述了他是如何努力想忍住不哭的。

我所能想到的就是："这一定是特德在经历的一切……"所以我这样回应，他很开心（她笑了）。这让他振作起来。他回到家来，他状态很好。

很奇怪，你自己的痛苦好像给了他活力。我是说，你的痛苦是他痛苦的解药。

是的，因为当我需要坚强的时候，我会变得坚强。当他没事的时候，我就崩溃了。但这是我第一次在他崩溃后紧接着崩溃。

不管蕾切尔对特德设身处地的理解达到怎样深刻的新高度，这都与保持特德的心理健康无关。蕾切尔知道这一点。又过了一段时间，特德的抑郁症还在，蕾切尔觉得自己对此做不了什么了。事实上，她知道特德在某次抑郁发作时企图自杀。她解释说："我真的每天都有心理准备，下班回家发现他去了。我对此做了充分的准备，所以当有一天自杀企图变成真的了，我知道该做什么。"为了确定我明白她的话了，我问道："你能预见这一幕，就像预见铁轨上的火车?"她回答说："哦，完全可以，完全可以……我什么也做不了。我什么都试过了。我带他去看精神科医生，一直预约不同的治疗师，但就是没有效果，我也无能为力了。"1991年的这次自杀企图（第二次）是由失业促发的。在此之前，"他远离了所有人，不见任何人。……我什么也做不了。每天下班回家我都要做好心理准备……太可怕了"。

[265]

在前面的几章中，我描述了抑郁者的孤立感。对他们家人和朋友的采访让我相信，这些亲近之人的孤立感同样巨大。在某种程度上，他们的经历与他们身边之人的相似，因为他们也觉得没人能理解他们。蕾切尔解释说："有同事知道我的情况，但出于同样的原因，他们无法提供帮助。他们只能听我倾诉。"当我说她的痛苦很可能和特德的一样时，她用一个简单的评论表示同意："太可怕了。"尽管蕾切尔不断努力让特德和她交流，但她最终意识到他们永远都无法真正理解对方的想法。她告诉我："他的想法是：'我对她来说是个负担，为什么我不自杀呢? ……这样，她就自由了，不必再忍受这一切。'他是这么想的……但他无法从我的角度来理解我所经历的一切。"

我们访谈时，蕾切尔已经得出了一个有点残酷但现实的结论：不管她怎么努力，都不可能拯救特德。她是这么说的："无论我和他交流什么，他接收到的和我说的完全不同。所以每次我以为我在帮忙，却是让事情变得更糟。所以我想我在某个时候肯定是停下不管了，对自己说：'我已尽我所能，如果还有其他事情发生，我知道我已经尽力了。'"访谈到后来，她又提出了同样的观点，但那时她表述的语气更强烈，她说："我想现在的情况是，如果他不能帮助自己，那我也不能帮助他了。我不能为他解决这件事，这得靠他自己。我无法让他摆脱抑郁症，他必须自己努力摆脱它。"

　　特德 1991 年自杀未遂，活了下来了。尽管他的疾病给他们的婚姻带来了各种各样的考验，蕾切尔仍然对他不离不弃。但她已经不再认为自己的英勇努力会使他康复。采访接近尾声时，我问蕾切尔如何看待他们的未来。她立即谈到，她希望有孩子，但又担心特德的病让他们不可能有孩子。她说："实际上我下个月就 36 岁了。这么长时间以来，我一直对自己说：'我不用担心孩子的问题。我还不到 35 岁呢。'""但是现在，"她继续说道，"我发现，和朋友们相比，我们已经落后五年了。"然而，每当特德抑郁发作时，蕾切尔就会意识到要孩子的决定是多么困难。她讲述了最近关于这个问题的想法。她说："几周前，当特德再次抑郁时，我对自己说：'我的上帝，如果有了孩子生活会怎么样？'这些年来，我把所有的精力都投入到特德身上……我没有更多的精力了。这是一个很重要的生活计划，[因为] 我做每一件事，都必须考虑它对特德的影响。"[266]

　　我之前已采访过特德，所以更容易理解蕾切尔的描述。然而，我在这里写下的文字忽略了蕾切尔在采访中传递的能量和情感。如果读者能听到她在交谈中表露出的决心，可能会同意我的观点：尽管他们的婚姻面临重重困难，但他们依然会携手走下去。我之所以有此预测，部分原因是蕾切尔意志坚定，而且深爱着特德。当然，决心和爱可能不足以维持一段被抑郁症困扰的婚姻。最终，那些照顾患病配偶的一方必须学会灵活应对对方的悲惨困境。毕竟，刚硬之树比柔韧之树更易被风暴摧毁。我甚至可以推测，如果一段婚姻中一方有抑郁症，那么另一方最终要认识到，自己不能解决爱人的抑郁症，且必须与它保持距离。本章开篇引用了一位治疗师的话，"你所能做的就是允许它［发生］，允许它一次次地发生"。毫无疑问，他说对了。

[267]

母亲该做些什么？

我第一次见到安妮，是在抑郁症或躁郁症患者团体的一次自助小组聚会上。我了解到，每周还会有一个患者家人和朋友的聚会，我请团体的主席让我在聚会上介绍了我的研究项目，并告诉大家我需要参加研究的志愿者。在简短的介绍之后，安妮第一个来找我。事实上，她是陪着她的儿子杰伊来参加聚会的。她告诉我，杰伊被诊断出患有双相障碍症。在她看来，杰伊主要的问题是抑郁。短短几天时间里，我们就约定好在她位于波士顿后海湾区（Back Bay area）的公寓里见面。

59 岁的安妮头发灰白，高挑端庄，言谈举止优雅大方。她和 26 岁的儿子杰伊同住在一套两居室的小公寓里，我们坐在用餐区交谈。杰伊在高中毕业后经历了三次长期的住院治疗，几个月前第三次住院治疗后才回到家中。我原以为这次访谈会主要围绕安妮和杰伊的关系，但很快我就发现，安妮也提到了另外两个人的很多事情：她 28 岁的女儿琳达也曾多次因抑郁住院治疗；她的前夫行为古怪，她现在把这归咎于酗酒和精神疾病。只有她毕业于法学院的长子，"从来没有任何精神疾病的迹象"。

尽管安妮是一名护士，受过专业训练，但两个孩子自 1980 年以来就频繁住院，她依然无法胸有成竹地承受其间的紧张和悲伤。在我们大约三个小时的谈话中，安妮经常谈到责任这一主题："我现在仍然还有责任感……这在我心中根深蒂固，我很难放弃它。"她还说："作为责任人的挫败感让我非常生气，非常紧张和愤怒。"因此，我们谈话时，安妮努力寻求在作为母亲的责任和为自己生活的愿望之间达到更好的平衡。让我们相识的那个互助小组集会，她已经定期参加了六个月，吸引她的是其他患者的家人和朋友反复传递的信息："不是我造成的，我也治不好。"尽管"看到［其他人］经历过［并且］闯了过来"令安妮感到安慰，但她很难施行互助小组的公认观点，即护理者需要与他们关心、照料的抑郁者保持健康的距离。

撇下有抑郁的孩子们过自己的生活，为什么安妮会觉得难以接受呢？这不难理解。之前女性的社会化教育让她们认为，相夫教子是她们人生的主要义务。[①] 安妮即将 60 岁，正好是这一代女性最年轻的一批。安妮在 23 年的婚姻生活中一直都在上班，回到家里还要继续上"第二班"[②]，从来没有质疑过家庭幸福是她的首要工作。和同龄的其他女性一样，安妮很可能受到本杰明·斯波克博士的名作

[268]

[①]　参见 D. Karp, "Gender, academic careers, and the social psychology of aging," *Qualitative Sociology* 8（Spring, 1985）: 9—28。另见 L. Holmstrom, *The Two Career Family*（Cambridge, Mass.: Schenkman, 1972）; H. Papaneck, "Men, women and work: Reflections on the two person career," *American Journal of Sociology* 78（1973）: 852—872。

[②]　A. Hochschild, *Second Shift: Working Parents and the Revolution at Home*（New York: Viking Penguin, 1989）。

《斯波克育儿经》① 中阐述的育儿理念的影响。前几代妇女认为，如果子女有教养，能自制，并能遵守社会的制度，她们就很好地完成了作为母亲的工作。不过，斯波克还提出，母亲有责任塑造孩子的个性。"大多数深受斯波克影响的中产阶级母亲深信，如果她们工作做得足够好，那她们所有的孩子都会充满创造力、聪明善良、慷慨大方、勇敢快乐、率真高尚——当然，每一个孩子都以自己独特的方式展现这些美好的品质。"② 你可以想象，当孩子因为一种以极度不快乐为特征的疾病而无法融入社会生活时，这些母亲会产生怎样的负罪感。

[269]

　　安妮的家庭问题在 1980 年开始使她难以招架。她母亲因癌症去世，而与此同时，女儿琳达的精神健康开始恶化。那一年，琳达上九年级，她"度过了糟糕的一年……［她父亲］不太关心，也没有很尽责；［而且］如果琳达没去学校，指导顾问会我在工作时给我打电话。琳达很抑郁，我真的很害怕她会自杀。我不知道什么时候会接到指导老师的电话，不知道我回到家她是否还活着……我的意思是，令人身心俱疲"。当地一家医院的精神科医生说，琳达正在经历青春期调整，很正常。当安妮提出异议，说问题比这更严重时，精神科医生不理会她的担心。她告诉我："我觉得我像是个被老师批评了的三年级学生……我当时想：'嗯，这些是专家。'"几个月后，琳达躁狂性精神病（manic psychosis）全面爆发，安妮的判断是正确的。

　　这之后，安妮咨询了多位心理健康专家。安妮感到，这些咨询

---

① 　B. Spock, *Baby and Child Care*（New York：Pocket Books，1968）.

② 　P. Slater, *The Pursuit of Loneliness*（Boston：Beacon Press，1970），68.

的结果是"家庭当然是造成琳达抑郁的原因……他们并没有直接说'要是你这个母亲做得更好',但有这样的[言外之意]"。事实上,这些交流证实了安妮自己的想法,即琳达情绪崩溃是她的错。她告诉我:"我认为自己的角色就是照顾好家里每个人,因此,这是我的错……当发生不好的事情时,我的工作就是让事情尽可能接近正常。"当我问这个想法是从何而来时,她回答说:"我很清楚这个角色,它就像呼吸一样。[可能]这是我从基因里继承来的。"她似乎很想继续这一思路,并告诉我:"至于我的孩子,我必须确保他们得到很好的照顾……我做得好不好我不知道,但我有种感觉,那是我的责任……我从没有想到我不能达到期望。"从这个角度来说,她对琳达疾病的反应是可以理解的。"我觉得如果我工作足够努力,足够快,我可以让她好转。[医生]建议什么,我就立刻全力去做。"后来,她补充说:"我不能照顾好一切……这一事实让我很难接受。"

[270]

在家里,安妮还要照顾好她的丈夫。她丈夫事业有成,但"许多熟人称他是我的第四个孩子……也是最难照顾的孩子……他性情多变,难以捉摸,可能一会儿爱意浓浓,非常支持你,过会儿又可能怒气冲冲,而你永远也不知道接下来会发生什么"。尽管她对丈夫感到愤怒不已,但她还是决定,在治疗师的帮助下,"挽救婚姻,保持家庭完整"。有趣的是,安妮说,在她丈夫抑郁期间,她感觉和他是最亲近的。她解释说:"据我所知,至少有三次,他有三个月的不适……他会裹着毯子坐在壁炉边。他会播放平克·弗洛伊德(Pink Floyd)的歌曲,并放声大哭,哭他去世的父亲,哭他悲剧的童年。哭呀,哭呀,哭很久。我会坐下来,抱着他,摇着他,感觉自己是他需要的人。从这个意义上说,他的抑郁反应让我觉得我更像他的

[271]　人生伴侣……我记得，我在他抑郁的时候感觉与他最亲近。"

尽管如此，安妮坚持不懈地努力营造一个幸福的家。虽然"这个家还未到疯狂混乱的地步"，但很明显，"孩子们并不特别想带朋友来家里"。做饭和打扫卫生等家务让安妮感到暂时的平静。这些家务既能转移她对家庭问题的注意力，又是幸福家庭的标志。下面这个评论清晰反映出安妮很看重她作为母亲和家庭管家的角色："我们曾请家政服务到家里打扫，他们来后房子看起来好多了。但后来，我们不请他们了，[因为] 我想我得自己打扫。那是我转移注意力的方式之一。我也经常自己做饭，因为家里其他人不进厨房，我有自己独处的地方，而且我有事忙。"对此，我问："所以你一直通过让自己忙碌来进行自我治疗？"安妮回答说："哦，是的，当然。饭菜上桌时，我能看到自己完成的作品。我完成了一些美好的事情，有一种满足感。我们每晚都吃甜点，家里每个人最喜欢的甜点每周至少会上桌一次。"然而，尽管安妮极力构建家里一切正常的表象，但她知道这只是一种假象。

我们谈了一个多小时，安妮才说到杰伊。他之所以成为安妮故事中的背景人物，是因为在高三之前，杰伊一直是家里的背景人物。虽然他高中时是学校的明星运动员，但他一直异常安静。"从小到大，他一直是班级里最安静的孩子。"安妮接着说："他就是安静。""像我哥哥这样的人会说：'别担心杰伊，因为他会好起来的。'所以我把他孤僻的行为理解为是他坚强的表现。他不必去取悦别人。"杰伊在高中毕业前因重性抑郁障碍住院了，证明之前的理解是完全错误

[272]　的。安妮回忆道："他错过了高中毕业典礼。现在是我第一次能够不流泪地说出这件事。高中毕业那天他在医院，我们俩都哭了。我觉得他应该可以参加毕业典礼并坚持到结束，但是 [医生] 说'绝对

不行'！"

　　杰伊克服了这一段抑郁，但仅仅几个月后，在他大学一年级时，又经历一次。这一次，整个家都分崩离析了。"杰伊失控了……［然后］再也没有回到正轨……我女儿从某大学回来……她要住院治疗，我丈夫也变得越来越怪……那年三月他进了戒酒中心……所以我有三个家人住院了。"安妮的父亲是她仅有的可以寻求帮助的家人，他"总觉得抑郁症是个人意志力的问题，［如果你生病了］那说明有人不够努力。"在这期间，她24小时不停地工作以支付账单，驱动她的是"一种深刻的绝望感"。这些事情发生在1987年。那之后，安妮的丈夫和她离婚并再婚了。她有些痛苦地回忆说，尽管他自己有情绪障碍，但"他对孩子们的病很生气，觉得这是他们自己的错，而当然不是因为他。［在他看来］他已经付了账单……给了他们好的生活，但孩子们辜负了他"。

　　父亲举行再婚婚礼时，杰伊正住在可以自由出入的过渡疗养院里。婚礼结束返回后，他吞下了一包苯海拉明（Benadryl），一种普通的非处方抗组胺药。他被发现时已是昏迷状态，被立即送进当地医院。当安妮到医院时，她发现杰伊在一个"离重症监护室只有一步之遥"的病房里，"他坐在那里，身体连着心电图机，因为他的心脏确实有些心律失常"。当杰伊看到安妮时，"他哭了起来……所以很容易想到其实他不想死……他只是不喜欢自己活着的方式"。不管安妮多么理解儿子的情感和动机，她都无法控制医生的治疗方案。她对没能参与讨论杰伊的治疗计划深表不满。她知道杰伊自己已经同意了，但当她在上班时接到电话，说杰伊将接受12次电休克治疗，并已完成第一次治疗时，她"腿都软了"，她解释说"一想到这个治疗，我就受不了"。

［273］

　　访谈进行到这里时，我对安妮能够坚持面对如此巨大且持续不断的创伤感到惊诧。我记得她说过，她觉得自己在前夫最脆弱的时候和他最亲近，于是我问她："你觉得所有这些不寻常的混乱加强了你和孩子的关系吗？"问题一出，激起了这次访谈中最强烈的情感反应。安妮回答时泪水涟涟，哽咽到说不出话来。我会详细地呈现她的回答，因为她的描述表明，像安妮这样的父母深爱自己的孩子，使得他们很难远离孩子的问题。

　　　　它开启了爱的一个新维度。你知道，我在想我该怎么进行比较。杰伊高中时是个田径运动明星，而我是个招人厌的母亲。我喜欢那些比赛。我会带上几加仑的佳得乐和冰茶。通过我一周又一周的努力，整个田径队比赛时能及时补水。我叫喊得比任何人都更大声，更久，更卖力。我想这让杰伊很尴尬。你知道，我们现在已经谈过这个事，我想如果我那时待在家里，他也会很高兴的。但他是个了不起的赛跑运动员。比赛是一个特殊的时刻。我喜欢那些

[274]　　时刻。因为我儿子，我喜欢。

　　　　我们很少有肢体接触。杰伊还是不喜欢被人碰。我认为我是爱他的，但当我在某医院看到他连着心电图机时，我眼泪夺眶而出，那是另一种爱。让人难以承受的爱。你感受到了这种爱，但你可能从来想不到它有这么深。这就是我的发现。我认为我知道自己很爱孩子们，但在那一刻，看到他们如此痛苦的时候，爱的深度……有一种纯粹感。悲伤是一个方面，但也有一种爱的感觉。你的爱以前就感受到，但这时它扩展到一个你以前根本不知道的空间……

这是一种更接近真实［的爱］……我不希望这个［抑郁症悲剧］落到别人身上，但我相信我经历了一些别人没有经历过的特殊时刻……也许有比美丽更好的词……我知道真相是其中的一个因素，但也有坦诚。这是一种不设防的情感……我在一个相当复杂的家庭里长大，从来都没能相信自己的情感。但这种情感来得没有任何困难……真正感受到我爱他人的能力，我以前从未感受过，这是一种解放。

在采访安妮的一个月后，我和杰伊进行了一次谈话。我觉得头一个小时左右谈话很难，因为他很胆怯，我的大部分问题他都只回答了一句话。最后，当他想清楚地表达他的生活有多困难时，他放松下来，回答时更健谈了。杰伊承认，他的母亲应该得到更大的自由，而继续和她同住，当然也让他感到尴尬。为了更加自主，他断断续续学完了足够的课程，获得了学士学位。然而，他仍然病得很重，不能全职工作，也不觉得有力量离开家。［275］

就安妮而言，她已经迈出了"努力再造［自己］生活"的步伐。1990 年，她参加了一个两期的华尔兹课，她告诉我："在那儿，我遇到一个和我年龄相仿的男人，心血来潮给他留了电话号码。"她和保罗走得很近，但去年秋天，他们得出结论，他们"不会进入长久的关系"。她半开玩笑地想象"［她］会遇到一个有类似问题的人，我们会一起走向夕阳，同时解决我们自己的问题和孩子们的问题"。安妮并不希望有什么神奇的办法能解决家庭问题，让她受益颇多的是周三晚上互助小组成员的建议："你不可能替孩子生活，你必须放弃很多你对孩子的责任。"安妮习惯了对母亲这一角色要求甚高的生活，对于她来说，将这样的建议付诸实施是很困难的。我希望她能重新定义她对孩子们的义务，因为这在很大程度上可能决定她自己和孩子们未来的幸福。

你欠父母什么？

马尔科联系我是因为他希望我采访他，谈谈他自己的抑郁经历。抑郁症迫使他两次住院，每次都住了几个月。当他打电话给我时，我已经完成了 50 个样本的访谈。我向他解释，我现在更感兴趣的是采访抑郁症患者的家人和朋友。正当我开始感谢他的来电时，马尔科又主动说他 14 岁时，他母亲怀了个死胎，之后抑郁近三年。他简短地描述说，无论是他的父亲、弟弟，还是一个比他小得多的妹妹，都没能有足够的心理准备来处理母亲疾病带来的创伤。因此，马尔科既接过了管家的责任，又成了他母亲的主要照顾者。马尔科作为抑郁症患者和照顾者的双重生涯吸引了我，我们安排了见面。在近三个小时的谈话中，我们谈到了他作为意大利家庭中的长子对病中母亲承担的义务，两个同病相怜的家庭成员为相互照顾而付出的毕生努力，并由此形成强大的亲情纽带。马尔科现年 43 岁，仍然觉得自己还像是"妈妈没长大的儿子"。他解释说："我很敏感，而我的所有心理特征……我看到她身上也有。"

在很多方面，马尔科对他家庭生活的描述符合好莱坞电影中意大利蓝领家庭的模式化形象。马尔科自己 29 岁才离开家，现在他 36 岁的未婚妹妹继续和父母同住。在他小时候，他家住在有着"小意大利"之称的波士顿"北端"（North End）。他的父亲是个"积极能干的人"，在一家大公司做全职技工，同时还做一些兼职工作。他形

[276]

容他的父亲"有点专制"①，但"不像大多数专制的父亲那样与子女保持距离。他不是那样的。他会在星期天带全家出去兜风……但他确实很固执"。

在星期天的例行出游之前，全家会去教堂做礼拜。马尔科还说："我在这里要说的意大利天主教徒和西西里文化是，不能有婚前性行为，尤其是家里的女儿。"我对马尔科说，他的描述让我想起了一些 [277] 电影中的意大利家庭，他表示同意。他说："如果你看《月色撩人》（Moonstruck）和女主角扮演者雪儿（Cher），尽管雪儿不是意大利人，但把意大利女儿的角色演得非常好。她看起来像我妹妹，我妹妹也符合电影里的那个角色。"

当马尔科开始描述他的家庭遭受抑郁打击有多重时，就与《月色撩人》中的家庭没有任何可比性了。他的母亲是 12 个孩子中最小的那个，为了逃避家庭虐待，20 岁结婚。当马尔科问起他从未见过的外祖父时，他的母亲悄悄吐露说，她父亲去世那天，她没有任何感觉，这可能是她一生中最快乐的一天。虽然马尔科的妹妹和父亲似乎没有抑郁症，但马尔科相信他的弟弟"有抑郁和自卑，尽管他不想承认。他没读完高中，现在做着兼职工作，而且喝很多酒。可以说他有点像是个酒鬼……他曾有过几次抑郁发作，[但] 完全没有像我那样严重"。

当马尔科的话题转到他自己身上时，他说上学时因为体重而受到奚落，曾是一个"孤僻、不快乐的孩子"。我对此诧异不已，很

---

① Richard Sennett 和 Jonathan Cobb 在 他 们 1973 年 出 版 的 *The Hidden Injuries of Class* 一书中，探讨了蓝领家庭中的男性专制模式与他们在工作中的相对弱势之间的联系。

难想象坐在我对面的那个身材修长、体格健美的年轻男人曾是体重240磅的少年。他告诉我，青春期烦恼因日益认识到自己的同性恋倾向而加剧，我就更好地理解了他的描述。马尔科告诉我，作为一个在20世纪60年代蓝领家庭长大的同性恋少年，"我和家人在一起感到不安全，因为［如果告诉他们我是同性恋］我觉得自己会被抛弃，被厌弃"。

[278]　　尽管马尔科为隐瞒性取向而痛苦，但在他记忆中，母亲精神崩溃前，家庭生活并没有遭遇难以承受的大问题。他的父亲显然是家里的主宰，但"他俩经常为钱和如何养家而争吵"，父亲不得不让母亲出去做服务员。他回忆道，除了这些争吵，"在她去医院［生那个孩子］之前，没有别的问题，绝对没有"。他接着说："怀了这个孩子她是真的很高兴……我当时13岁，所以我记得她［为孩子］买东西的情形。我们常常去商店买，实际上我们对此都很兴奋。"不幸的是，孩子生下就死了，"在那之后，我母亲完全崩溃了"。

回到家后，马尔科的母亲做不了太多的事。尽管她从未因抑郁住院，但"她经常会一阵一阵地哭泣"。她每周看两次精神科医生，医生会给她开药，但父亲对此很不理解，非常生气，这加深了她的问题。他解释说："我父亲勃然大怒，因为这让他花了一大笔钱。他无法理解心理疾病。他搞不懂为什么每周要给精神科医生75美元。他非常沮丧，因为他不明白。［反过来说］我也不明白，母亲［显然］很痛苦，可为什么父亲还这么生气。"不管怎么说，马尔科的父亲一直是个"工作狂"，为了应对家庭危机，他更加努力地工作，大概是为了支付账单，但也可能是为了躲避这一困境。

社会科学家经常提到这样一个事实，妇女的无偿家务劳动通常是隐而不见，被其他家庭成员认为是理所当然的。^① 然而，当家务工作没有完成时，它们就被注意到了。马尔科讲述这些事时，也在反思："我突然想到，在母亲生病之前，我巴望她做这个，做那个。"[279]他继续说道："这是母亲的职责。做饭、摆桌子。不是说我们不应该帮忙，而是当她生病的时候，没有人做这些事了。结果是我承担了这个角色。我得为她坚强起来，可一切都挺沉重的。我那时 14 岁，还是个毛孩子，不确定自己的性取向，不知道这一切到底是怎么回事。身体肥胖，每天去上学，还会因为害怕同学取笑而常常惊恐发作……回到家还要照顾生病的母亲。"

当我问到在意大利家庭中，对于长子的责任是否有任何文化上的规定时，马尔科回答说："你知道，既然你这么说了，就可能有……我认为，如果父亲不在，就应当由长子当家……长子成了形式上的男性家长。"当然，在马尔科家中，他的父亲还健在，但无法理解妻子疾病的性质和程度，还"竭力投入全职工作"。马尔科急于表明他父亲已经尽力了。在采访中，他好几次几乎像念咒似的重复说："我父亲从未抛弃孩子，从未抛弃妻子。"然而，马尔科不得不接手家里的事情，这让他产生了强烈的情感。以下是我们有关他当家的部分谈话内容。

再说一点你当家的事情。

我要去上学，回家还要做家里的事情。

---

① 参见 A. Daniels, "Invisible work," *Social Problems* 34（1987）：403—415。有关女性工作的一般性讨论，参见 S. Hesse-Biber and M. Fox, *Women at Work*（Belmont, Calif.：Mayfield, 1984）。

什么样的事情？

[280]　　打扫收拾。

她不打扫收拾吗？

她做不了很多。我会洗衣服。我觉得，因为我是家里的一员，母亲又病了，所以我必须这样做。大部分时间我做饭……因为我母亲抑郁，我也抑郁。因为她病得很重，我感觉被压垮了。我觉得她已经从以前的那个人变成了一个有点孤僻的人，不再和家人在一起了。她不像以前那样做饭，不做家里的事。她完全变了。

你的弟弟妹妹没有做家里的任何事情，你会感到愤愤不平吗？

我对我弟弟很生气，他屁事都不做。我不能理解他。他明明看得到母亲很不舒服。他总是那样，从不收拾自己弄乱的东西，什么都不做。他现在也不收拾，但我以前很生气，真的很生气。我妹妹那时大概是七岁的样子。我是说，她那么小，能做些什么？能做的，她就会帮忙。

我明白，你母亲大部分时间是缺席的。

是的。这样的情形持续了两年半。我上中学时没有什么朋友，[但是]我和我母亲很亲近。当时我和母亲的关系比我父亲和她的关系强得多……我扮演了一个他更应该承担的角色——一个关心体贴的丈夫。在某种程度上，我和母亲这么亲近对我来说有点不合适，[但]我能和她交流。[因为

我自己抑郁] 我知道她的感受。我父亲做不到。所以我给母　　[281]
亲的理解和同情比他多得多，我还做了其他一些事情。我不
知道界线在哪儿，没有界线。你就是一直在做。我这么做是
因为我应该这么做。我觉得人就应该这样照顾他人的。

　　"这是我的义务？"

　　我感觉就是这样的。我现在仍然有这种感觉……我的
意思是，当你现实地看待它的时候，如果你父母病了，你
到底该怎么办？……你可是家里的一员。我不知道其他家
庭是怎么做的，但是你应该怎么做，把他们扔到一边不
管？……我是说，我爱我父母……我这样做是出于爱和关
心，你知道，我是家里的长子。

马尔科的母亲最终好转了，但再也不是"同一个人了，因为抑
郁经历的某种东西 [从根本上] 改变了她"。当我问马尔科，承担
照顾家庭的角色是否对他有积极的一面，他承认："这让我觉得很
重要。这让我觉得自己更像成年人。"他还谈到在那段时间里，需
要"把 [他] 自己的事放到一边"。他说："我甚至不知道当时 [我
自己的抑郁症] 有多严重，只知道帮助母亲和家人让我感觉好一点。
我想那对我有帮助。"显然，当家需要关注生活的方方面面，这让马
尔科无暇关注自己的情绪问题。几年后，在他二十出头的时候，他
"走出"了一段"隐匿的同性恋关系……那段关系让我非常烦恼，我
都快疯了。我变得偏执"。尽管在他说出来之后，他的父母表示接
受，他们已经猜到他可能是同性恋，但马尔科还是崩溃了。他住院　　[282]
了，因为"我满脑子乱七八糟都是同性恋这事"。

在这次住院和四年后另一次长期住院期间，是马尔科的母亲站到他身边给他支持。在他母亲生病期间出现的家庭模式再次出现，他的父亲仍然不能理解一个抑郁者的需求。于是，马尔科的母亲支持他，"为了让我［得到］心理咨询，她一路和我父亲抗争。甚至在我20出头的时候，我父亲仍然不能理解……当我严重抑郁时，第一个明白我的人是我母亲……这种情感上的［照顾］纽带倒过来了。我［的抑郁症］比她严重得多，我能从她的眼睛里看出来。她什么都不用说，因为她知道那是什么感觉，她用不同于我父亲的方式待在那里，陪着我"。这些年来（他母亲在1986年又经历了一段严重的抑郁），同样的疾病把这对母子紧紧地拴在了一起。马尔科说："我比任何人都更能看到我母亲的痛苦，她也能看到我的，我们甚至不需要用言语表达出来。"

现在，只有马尔科的妹妹和父母住在家里，照顾家里的分工发生了一些变化。母亲还在服用抗抑郁药物，但仍有周期性的惊恐发作和广场恐惧症（agoraphobia）。这些天，妹妹发现母亲有情绪低落的迹象，变得越来越孤僻和焦虑，就打电话给他。母子之间相互关心的感情依然如旧。在最近一段时间的情绪问题中，马尔科说到他是如何再次承担"那个［照顾］角色的。我［经常］给母亲打电话，你知道，我会去家里和她交流。她总是担心我。就在上个星期天，[283]　我们一起吃晚饭，坐在餐桌旁，她拉着我的手说：'你过得怎么样？你知道，我很担心你。'因为［她知道］我的生活并没有那么好"。

童年时期的经验教训刻骨铭心。访谈接近尾声时，话题转为马尔科最近和一个三四年前在嗜酒者互诚协会集会上认识的男人的关系。马尔科发现自己自然而然就对这个人扮演起照顾者角色，就像即使多年不骑车，跳上去依然驾轻就熟一般。"这个人遇到了麻烦，"

马尔科解释说，"他生意破产，母亲又快死了。他有一个 13 年的伴侣，这段关系也快结束了。他非常抑郁，而我心里一闪念：'帮助别人……也一直让我自己得到帮助。'我被这个人迷住了，甚至有了感情问题，因为我被他吸引，也在其他方面关心他。但我［主要］被看作是照顾者。"

对最近这段关系的讨论引发了我们对马尔科难以划定界线的一些思考。我试着向他强调照顾者和"促成者"（enabler）之间的区别。当然，马尔科明白过分慷慨的照顾者有时会受被照顾者操纵。他也认为，帮助这位朋友付出的努力可能只会让他继续生病。他也认识到自己生活中的一个重要模式——作为一个照顾者高强度的投入要求他抑制自己的不良情绪，结果是他自己生病了。

尽管过度投入产生诸多问题，但马尔科认为自己别无选择。他这样解释自己的立场："我们谈论的是与你真正关心且有情感疾病的人划定界线。这让我很受伤，但我还能怎么办？这事是要么全有，要么全无……如果我们和每个人都设定情感界线，那么我们就不会真正关心任何人……我不能那么做。我不会那么做的。划定界线太痛苦了。" ［284］

最后这段对话触及一个具有普遍意义的问题。我们都需要人际关系和社群涉入（community involvement），以获得他人提供的安慰和照顾。作为回报，我们有义务关心他人。然而，对于这一互惠准则（norm of reciprocity），① 抽象思考容易，现实衡量却困难得多。如果每个人的需求都完全相同，如果我们能对相互照顾的适当程度达

---

① 社会交换理论（Social Exchange Theory）是从行为心理学原理出发的社会心理学观点，它假定人类交往中存在一种潜在的互惠准则。参见 G. Homans，*Human Behavior：Its Elementary Forms*（New York：Harcourt，Brace，1961）；and P. Blau，*Exchange and Power in Social Life*（New York：John Wiley and Sons，1964）。

成共识，那么各种关系都将和谐地存在。不幸的是，事实并非如此，这就使我们与需要帮助的人的交往变得非常复杂。

　　经济学家们在讨论社会福利项目的可行性时，提出了他们所说的"搭便车问题"(free-rider problem)。① 他们说，这些项目被迫做出妥协或最终失败，是因为很多人一直拿着政府的钱，却没有做出任何有意义的努力来帮助自己或为社会做贡献。马尔科的评论暗示了一个与此类似的观点：有些"搭情感便车的人"期望得到广泛的情感支持，但自己给出的回报甚微。不过，显然，马尔科不是搭便车的人。事实上，他付出了沉重的代价，即使在他自己没有多少资源的情况下，他也给予了情感上需要帮助的人诸多关爱。在结束这次采访时，我并没有像与蕾切尔和安妮交谈后那样乐观。马尔科与她们不同，他没有在自己和他人的需求之间找到一个可行的平衡点。我希望我的发现是错的，但我猜想，他不由自主地无视自己的需要而毫无保留地照顾他人，这将继续对他造成伤害。同时，我们不能不钦佩马尔科的无私。对于一个对他人痛苦越来越无动于衷的世界，我们在他的经历中看到另一种可能的选择。

[285]

朋友的意义何在？

　　在这项研究过程中，我倾听了 60 多位受访者的故事，他们详细

---

① 参见 M. Olson 的两本著作：*The Logic of Collective Action: Public Goods and the Theory of Groups* (Cambridge, Mass.: Harvard University Press, 1965); *The Rise and Decline of Nations: Economic Growth, Stagflation, and Social Rigidities* (New Haven, Conn.: Yale University Press, 1982)。

描述了各自经历中改变人生的重大转折。通常，单个事件对个人后来构建并理解自己生活的方式绝对是至关重要的。从这个意义上说，约翰的故事很有代表性。约翰是波士顿学院的一名学生，他听说我的这项研究后，自愿讲述了他为帮助一些有抑郁和相关生活问题的朋友所做的努力。在采访的前几分钟，约翰提供了一些信息，使我能够理解他接下来两个小时告诉我的每件事。他说他在 6 岁时被强奸过，直到过去六七年（他现在 33 岁）里，他才能够面对这一事件及之后的性虐待。他告诉我："我经历了多年的性虐待，但我的父母永远都无法理解发生在我身上的这些事。他们根本看不懂我发出的信号。还有……我只好自己消化，然后变得很抑郁……我学会了照顾自己。我终于挺了过来……［但是］我父母就是没意识到。"

　　我很快发现我们谈的不只是某一段友谊，因为每当约翰怀疑朋友正在经历情感挣扎，他就会出手相助，这已经成为他生活的一个常规部分。当我问起他帮助了多少朋友时，他告诉我，在过去几年里给"大概 20 多个"朋友提供过帮助。约翰承认，他帮助他人的愿望与当初无人破译他童年痛苦的信号有关。事实上，受其孤独过往的驱动，约翰似乎有一种个人使命，要去鼓励那些可能不了解自身痛苦本质或根源的朋友把痛苦说出来。此外，他还相信自己修炼出了"对他人痛苦产生共鸣"的技巧。这背后，是约翰"知识就是责任"的人生哲学。他解释说："这与其他知识一样。一旦你有了某种知识，就有一定的责任去运用它……你知道，我是从自己的痛苦中获得［这种］知识的……我认为，因为很少有人［有足够的技巧］能学会这些……我们［有技巧的人］就应该用它做点什么。"

［286］

　　约翰在一个信仰虔诚的家庭长大，他一向信教。他告诉我："坦白地说，我觉得，作为一个受过虐待的孩子，信仰是我活下来的唯一途径……教堂是个让我感到安全的地方……给了我在生活中其他地方感受不到的支持和引导。"他的宗教热忱让他进入研究生院学习，并获得了神学硕士学位。然而，他成为圣公会牧师的梦想从未实现，因为"性虐待的过去开始冒出来"，他越来越无法做礼拜。在这个艰难的时刻，他遇到了一位与教会有联系的"灵性导师"（spiritual advisor）。他看到了约翰的绝望，"帮助［他］审视精神性与［他自己的］挣扎及问题之间的关系"。我问他："你愿意帮助他人是否与此经历有关？"约翰回答说："有种感恩的感觉，感谢有人［终于］能在我身边……有朋友对我说：'你为什么要在乎我？为什么一直关心我？我夜里11点打电话给你，哭了一个小时，为什么你能忍受我？'……我说：'因为有人曾这样一直陪着我，［现在］轮到我这么做了。我很高兴能在你身边。我知道你的感受。我都经历过。'"

[287]

　　约翰接着描述了各种策略和技巧，可以将浮于表面的友人寒暄引向深入。他说，到某个阶段，"你必须小心谨慎地抛出暗示……因为对方可能还没有准备好……去了解自己……你知道，有时候他们会试探你，因为……他们想知道你是否愿意倾听［他们的问题］。有时他们试探是因为他们在挣扎，他们不知道［该做］什么。你也不想［说错话］把他们吓坏"。当我说到讨论隐私和麻烦的生活问题需要一种元语言，一种微妙的对话潜台词，约翰同意"这是一种特殊的话语"，并这样描述他采用的一般方法：

　　　　我能对［另一个人的］某个痛苦产生共鸣。我能从他们的脸上看出来，从他们的肢体语言中看出来，也可以从他们说话方式中……听出来。我通常都很擅长。还有……我发出可以谈谈的信号……我开始随口说一些我知道有可能发生的情况……有时对方会抓住其中一个，[比方]说："哎呀，你提起厌食症，这很有趣……"我认为在某种程度上，你这样就表达出了[其他人]不会表达的理解与同情……有时候你很绝望……需要有人伸手把你拉出来。我们有些人能感觉到，有些人不能……可以用不冒犯的方式告诉对方："我给你抛来一根救命绳。"有时他们会接受你，有时不会……我可以[以各种方式]说："我对你感同身受。我很理解你的痛苦。而且，你知道，如果你想谈谈，我就在这里听着。这是我的电话号码。"还有很多类似的说法。

[288]

在涉及敏感话题的谈话中，自我表露得越多，就越需要信任和融洽的关系。约翰用一个恰当的意象解释："嗯，通常谈话会有所放开，因为他们已经开始信任我了。大多数[有问题的]朋友都会扔出一块小石头。我捡起石头，说：'哎呀，这值得关注，[因此表明]我理解这一点。'然后他们就会扔出一块更大的石头，然后慢慢地堆积下去。我发出信号说可以对我说，不妨多说点。而且，你知道，你听得认真，就给人留下了加深友谊的空间。"

约翰一边讲，我一边快速地计算了一下："在六七年的时间里有二十多个朋友找你交谈过，那每年平均有三四个。"我想起，蕾切尔、安妮和马尔科处理与一个病人的关系都遇到了不可思议的困难，于是，在约翰证实他的确同时应对几个有问题的朋友后，我问他，为什么他没被朋友们的情感要求压垮。我借用了他早先用石头大小比拟朋友抛出问题大小的说法，问他，当小石头变成巨石时，他怎么做。他回答说："有些太重了，搬不动。我明白你的意思。那时候我也要考虑下自己的精神健康……到某个阶段，你不能让他们向你扔巨石来帮他们……你必须退出并设置界线，[但] 要以一种对双方有益的方式。拿我和我的朋友来说，我会告诉他们：'这些事情我真的帮不了你。我听到你的痛苦，知道你为什么痛苦，但我真的建议你在心理治疗的时候说出来。'或者，'我会一直陪着你，但我不能在晚上随时接听电话。'"尽管如此，约翰还是承认："我得用尽全力才能建立这些界线。"

[289]

我们对界线谈得越多，我就越清楚这是照顾家人和照顾朋友的主要区别。莉莲·鲁宾在《只是朋友》① 一书中，以她一贯的清晰和洞察力，探讨了亲人和朋友义务之间的不同。在某种程度上，她的分析探讨了"你可以选择你的朋友，但不能选择你的家人"这一文化公理的深层含义。因为朋友可以**选择**做或不做，而家人则**必须**去做；和家人之间的界线相比，友谊的界线更清晰，更灵活，也就不那么受到限制。鲁宾指出，离婚等个人创伤通常影响到诸多的家庭成员，将他们直接带入家人的情感痛苦中，有时甚至威胁到他们自己的身份。鲁宾写道："由于这些原因，朋友比亲人更容易从困境中解脱出来，更容易与痛苦事件及其对痛苦事件的感受保持足够距离，以免像家人那样被困住。因此，在这样的时刻，朋友更会乐于助人，因为朋友不需要我们保护也能免受我们深重苦难的羁绊。"②

当我提起家人和朋友之间的不同时，约翰举了一个他自己的例子，以证实鲁宾的观点。他有个身患绝症的兄弟。当我问到，关心兄弟是否比关心朋友更难时，约翰回答说："他有利用我的倾向……

① L. Rubin, *Just Friends*: *The Role of Friendship in Our Lives* (New York: Harper and. Row, 1985).

② Rubin, ibid., 21.

比如，他甚至认为，只要他需要医疗护理就可以随意搬到我家，我就会照顾他。他甚至不问我就告诉别人：'哦，下个月我要住到约翰家里去。'我不得不说：'对不起，我们什么时候谈过这个？'"他接着说："所以关心……也有同样的限度。但这很难，因为不管我愿不愿意，我都得照顾他。我有这个责任，因为没有别的人［有］。我身体里有个声音在说：'不，我不要负责任。'而另一个声音则说：'但这是我的兄弟，我爱他。'"后来，约翰又说："［他是我兄弟］这让我不得不纠结。而如果是朋友，你就完全不必。对朋友你可以选择，不同于对家人的义务和责任。对一个朋友，你可以很坦然地说：'等等，我只是你的一个朋友，不是你的爸妈。'" ［290］

　　边界设置是本章的中心问题，所以我问约翰，他是否曾后悔与这么多有问题的朋友交往，以此让他多谈谈自己的经历。他承认，偶尔有人滥用他的情义。他举了个例子："我被逼到晚上不能接电话的地步，因为我知道是谁打的，知道他们不会接受我说不……就像是你喂狗，狗却咬你的手。"约翰告诉我，在这种情况下，需要以委婉体贴和"充满关爱但坚定的对话"才能设置好边界。他觉得有必要好好谈谈经常深夜来电的那个朋友，他说："这很不舒服。这［对我］不公平。这真的失控了。"约翰的声明再次印证了家人和朋友在设定适当界线上的不同。他是这么说的："是的，我是你的朋友……以恰当的方式帮助你。但我只是朋友，不是你的家人。"约翰言简意赅地总结了友谊和亲情的不同义务：

　　　　我会在可否选择的语境下讨论［二者的不同］。我可以自由选择投入一段友谊的程度，可以自由选择我要承担多少和不承担多少。这是最大意义的自由。我是完全自由的，

[291]　我可以离开，不承担任何责任。而家人则不同。我自己觉得可以自由选择如何与家人相处，但我的家人不一定认为我有选择。显而易见，就是这造成了两种互动关系的不同。即使我觉得我可以自由选择与我父母亲相处的方式，[他们] 也仍然以某种 [特殊的] 方式与我相处……并对我们的关系有他们的期望。而朋友只是和我在同一条船上，他们知道我是朋友，如果我想的话，我随时可以上路…… [在家里] 你所有的角色……都被社会预先设定好了。友情没有被设定。我的意思是，我们只是两个人，两艘在夜里相遇的船，我们是否同时……下锚是我们个人的选择。

约翰又详细讲述了他如何与几年前在工作中认识的一位女性逐步形成关爱关系的过程，揭开了友谊关系的另一个重要方面。当他描述这位朋友自我表露不断加深时，我就想问他，男性和女性朋友的自我表露过程可能会有什么不同。毕竟，约翰早些时候告诉我，他有20多个患抑郁症的朋友，我就以为这个朋友群体中既有男性，也有女性。因此，当约翰漫不经心地解释说"我没有帮过男性"时，我有点吃惊。优秀的采访者要能从任何暗示性的评论中捕捉到有潜在价值的新调查线索。有时，线索不那么明显，因此很容易错过，但就约翰的评论而言，只有最迟钝的采访者才会错过这个问题："你怎么解释你帮助的所有朋友都是女性？"

约翰第一次在回答时有点磕磕巴巴的，似乎有些不知如何解释他的动机。他首先说："因为女性可以……因为女性处在不同的位置……因为女性……"最后，他的回答是"我不知道"。之后，在我[292]　们俩共同做了一些推测后，约翰得出了更肯定的理由。他说："我的感觉是，当你开始谈到微妙之处时，男人没有继续谈下去的技巧……他们要么接受你试图提出的话题却又情绪失控地跑到一个方向去，要么就没有准备好或没有合适的技巧去理解你所说的微妙事情。"

经过我们进一步的讨论，约翰得出了一个结论。诸多社会科学研究也印证他的这一结论，即男人善**交际**（sociability），但并不善于建立**亲密关系**（intimacy）。[①] 正如电影《哈利遇见莎莉》（*When Harry Met Sally*）所描述的那样，没有性的介入，男女之间很难有亲密的友谊，而男人之间的深厚友谊也会由于普遍存在的同性恋恐惧，带来极大的问题。约翰说："如果［我想交朋友的］是个同性恋者，我抛出这些暗示时，他会认为我是在试图接近他……［而如果他们是异性恋者］他们又可能会怀疑我是同性恋，我对他们很感兴趣（他们就逃开了）。"在我看来，他总结得很准确。

在本书附录《关于抽样的思考》中，我试图解读这样一个事实：我在报纸上刊登广告，邀请抑郁症患者的照顾者参加我的研究访谈，**广告明确规定只要男性**，但实际上应征的只有女性。我发布了三则招募男性照顾者的广告，一则刊登在面向波士顿地区四个大社区的报纸上，一则刊登在受众更多元化的《波士顿凤凰报》（*Boston Phoenix*）上，还有一则刊登在波士顿学院校报《高地》（*The Heights*）上。没有一位男性回应。我只能从这一数据中得出结论，男性很少承担照顾者的角色，即使他们承担了，也对谈论此事并不

---

① 例如，G. Allen, *Friendship*（Boulder, Colo.: Westview, 1989）；B. Thorne and Z. Luria, "Sexuality and gender in children's daily worlds," *Social Problems* 33（1986）：176—190；M. Kimmel and M. Messner（eds.）, *Men's Lives*（New York: Macmillan, 1989）。

特别感兴趣。值得注意的是，最终加入我的研究访谈的马尔科和约
翰，本身也深受抑郁症的折磨。这可能是因为亲身经历过抑郁痛苦
是男性愿意照顾其他抑郁症患者的先决条件。但甚至连这些有过抑
郁经历的男性，也可能很难和他们怀疑有情绪问题的男性成为真正
的朋友。

[293]

　　从约翰的访谈中可以顺理成章地得出这样一个结论：当个人**能
够**与朋友建立帮助关系时，这通常比与家庭成员之间的照顾关系更
容易管控。在朋友间设置合理的界线远不如家庭成员之间建立界线
那么复杂。因此，被朋友的抑郁吞没的危险通常更小。同时，也不
能认为所有抑郁症患者的家庭护理都一样艰难费力。

　　当然，世界上的家庭千差万别，因此，对抑郁症患者的家庭护
理也是多种多样的。对于患者丈夫、妻子、父母和兄弟姐妹在相互
照顾中所面临的特殊意外情况，我们需要比本章更精细的分析。不
管家庭护理的差异有多大，毫无疑问的是，如果有足够多像约翰那
般宽厚大度的照顾者，数百万抑郁症患者会过得轻松得多。以下是
他对为什么选择投入大量时间和精力去帮助抑郁症朋友的解释。他
宽厚大度的精神在这段解释中得到了最好的体现。

[294]

　　　　我说的是让我有人情味的事情，它们使我特别有人情
　　　味，我非常珍惜。其中之一就是与他人的关系，也就是去帮
　　　助他人。所以在这次［访谈］提到的情景中，这［帮助有抑
　　　郁的朋友］是为爱付出……可能电话上聊几个小时，［而且］
　　　的确，这很麻烦，让人为难。的确，因为这个电话，我必须
　　　重新安排我的日程。你知道，这可能意味着我没能完成［第
　　　二天要交的］课程论文，第二天早上我必须放弃其他一些事

情来完成这该死的论文。这也可能意味着论文完成得不那么
好。然而，你，我的朋友，值得我这么做。

疾病与日常遭遇的脆弱

继 1959 年的经典之作《日常生活中的自我呈现》之后，欧
文·戈夫曼陆续出版了 11 本著作，每一本都充分展现了他分析复杂
的日常社会接触的独特天赋。[①] 他是一位民族志研究大师，出色地
记录了微妙的社会仪式，个体通过这些仪式管理自己的身份，同时
又保护他人的身份。戈夫曼的研究呈现了我们如何共同承担维护社
会生活的任务。

戈夫曼对精神病院中受侵犯病人的自救策略的描述，[②] 以及他对
"被污名化"身份[③]含义的非凡洞察，与本书主题有着最为密切的关

[①]　以出版时间先后为序，Goffman 的著作有：*The Presentation of Self in Everyday
Life*（New York：Doubleday Anchor，1959）；*Asylums：Essays on the Social Situation
of Mental Patients and Other Inmates*（Garden City，N.Y.：Doubleday Anchor，
1961a）；*Encounters：Two Studies in the Sociology of Interaction*（Indianapolis，Ind.：
Bobbs-Merrill，1961b）；*Behavior in Public Places：Notes on the Social Organization of
Gatherings*（New York：The Free Press，1963a）；*Stigma：Notes on the Management of
Spoiled Identity*（Englewood Cliffs，N.J.：Prentice-Hall，1963b）；*Interaction Ritual：
Essays on Face-to-Face Behavior*（New York：Anchor，1967）；*Strategic Interaction*
（Philadelphia：University of Pennsylvania Press，1969）；*Relations in Public：
Microstudies of Public Order*（New York：Basic Books，1971）；*Frame Analysis：An
Essay on the Organization of Experience*（New York：Harper and Row，1974）；*Gender
Advertisements*（New York：Harper and Row，1979）；*Forms of Talk*（Oxford：Basil
Blackwell，1981）。Goffman 的论文太多，这里就不一一提及。

[②]　E. Goffman，*Asylums*，同前。

[③]　E. Goffman，*Stigma*，同前。

联，而他的思想影响了本书的每一个章节，因为他所有的研究都涉及个体身份，探讨了它们是如何被塑造、被管理、被操纵、被保护、被改变的，以及有时被伤害而无法修复的。不过，在我看来，戈夫曼最重要的一项学术遗产是他对日常遭遇的脆弱性的深刻认识。他的作品共同展示了人类交往所产生的社会秩序有时是多么微妙。他挪揄道："生活也许不是赌博，但社会交往是。"① 在我看来，这就是说，作为整体的社会生活比我们在日常生活中的特定遭遇更具稳定性；然而在日常生活中，我们呈现的身份却经常发生变化。

[295]

戈夫曼的书中满是精湛的学术理论，他提出了一系列开创性想法，有力地阐明了人们习以为常的日常互动方式和运转机制，带领读者踏上了绚丽多彩的思想之旅。他提出了诸多重要概念，情境性涉入（situational involvement）便是其中之一。在他出版于 1963 年的《公共场所的行为》② 一书中，戈夫曼指出，每当我们进入一个社交场合时，我们都必须表现出喜欢交际，表现得体，展现自己的价值，并正确回答"在这种情境下，我在与其他人的交往时必须涉入多深"？鸡尾酒会、商务会议、体育赛事、卧室、匿名公共场所和课堂等情境③对参与者的涉入程度要求迥然不同。

"情境性涉入"这一概念是我选取和呈现本章四个案例研究的指

① E. Goffman, *The Presentation of Self in Everyday Life*，同前，243。

② E. Goffman, *Behavior in Public Places*，同前。

③ 我用 Goffman 的"情境性涉入"概念来探讨在大学课堂和城市公共场所中互动的特征。参见 D. Karp and W. Yoels, "The college classroom: Some observations on the meanings of student participation," *Sociology and Social Research* 60（July, 1976）: 421—439; D. Karp, "Hiding in pornographic bookstores: A reconsideration of the nature of urban anonymity," *Urban Life and Culture* 4（1973）: 427—451; "The social organization of everyday city life," in D. Karp, G. Stone, and W. Yoels, *Being Urban: A Sociology of City Life*, 2nd ed.（New York: Praeger, 1991）。

导框架。除了这些故事本身固有的戏剧性外，它们还阐明了抑郁症是如何让患者的家人和朋友陷入两难境地的。

我写作本书时感到惊讶的是，戈夫曼从未把疾病作为延伸分析的重点，因为病人和身边亲近之人的关系可能是思考所有人际关系的道德和社会基础的典型案例。如果社会科学的一个中心目标是理解日常生活中社会秩序的基础，那么最好要研究那些秩序崩溃、正常互动陷入混乱、围绕关系的规范变得难以理解的情境。例如，戈夫曼聚焦尴尬情境的分析，以此来揭示社会组织的原则和成功角色扮演的基础。① 同样，严重的疾病如此扰乱人际关系，因此可以阐释日常生活的脆弱性，并突出社会关系中被认为理所当然、往往隐而不见的界线。长期病患对患者伴侣、家人或朋友的索求，直接引发了这样一个问题："在一段关系中，个人该为对方做些什么？"蕾切尔、安妮、马尔科和约翰简述的经历表明，帮助抑郁者而不被拖累是一项多么微妙的任务。

[296]

我有意识地选取四个案例，来说明配偶、父母、孩子和朋友可能会以不同的方式向抑郁者恰当地施以同情。我在本章的多个地方谨慎地说明，这四个案件只是旨在唤起大家的思考和重视。除此之外，它们只是在抑郁压力下仍坚持下来的人际关系的实例。了解一段关系因疾病而结束的动态过程无疑也是很有价值的。我们还应全面研究抑郁症如何影响不同范畴下（如年龄、性别、种族、宗教和社会阶层）的个体的关系平衡：例如，我们是否可以预测，女性照顾者总体上比男性照顾者表现出更有渗透力的同情和涉入？我们是

---

① E. Goffman，"Embarrassment and social organization，" *American Journal of Sociology* 62（1956）：264—271.

否可以推测，对患有抑郁症的家人或朋友的反应会因社会阶层的不同而有所不同？等等。

[297]　　如果要我从对患者家人和朋友的 10 次访谈中得出一个初步假设，我会说，他们都经历了一个可预测的社会化过程。正如抑郁症患者最初不知道如何理解自己的感受一样，家人和朋友最初的反应也极有可能是困惑和惊愕。一旦发现问题是抑郁症——可能是在经历一场严重危机之后，家人和朋友会经历一段积极学习期，包括与医务人员的交流，有时也会有广泛的阅读。如果我的访谈和个人经历都具有代表性，那么在这个学习过程之后，会是挽救或治疗抑郁者的不懈努力期，有时这个阶段会很漫长。一般是在灾难性疾病的初期会采取英勇的帮助措施，因为那时同情余额充足，照顾者也可能相信，一旦抑郁症患者意识到自己受到许多关心和爱护，就会好起来。英勇的帮助措施也显示出强烈的责任心，是亲友陷入危机时，个体应有的表现。这种不懈努力可能会持续一段时间，甚至是几年，但后来它的效果会越来越受到质疑。情况没有好转，而照顾者自己的健康却受到严重损害，当这些不良结果变得很明显时，照顾者就可能开始从患者身边撤退。

　　戈夫曼的著作和本书中大部分的分析还有一个相似之处。本研究依赖于深入的访谈资料，即 50 位受访者讲述的疾病经历，我听到的大多是患者如何以高度个人化的方式在日常的面对面接触中对疾病做出反应。和戈夫曼一样，到目前为止，我都是在日常互动的"微观"层面开展分析，而相对忽略了历史、社会结构和文化等影响我们定义日常情境的"宏观"层面。然而，作为一名社会心理学家，我清楚地意识到日常生活中的戏剧是在更大的历史和制度环境中上演；意识到"社会并非［仅仅］'影响'个人生活，而是就栖身于个

人生活中"①。彼得·伯格和布丽吉特·伯格这样解释微观世界和宏 [298]
观世界的相互作用：

> 首先，我们在面对面的关系中与他人一起生活在当下
> 体验的*微观世界*中，这一点至关重要且从未曾中断过。此
> 外，带着不同的意义和连续性，我们也生活在一个由更大
> 的结构组成的*宏观世界*中；在这个世界中，我们与在大多
> 数情况下是抽象、匿名和遥远的他人建立关系。这两个世
> 界对我们的社会体验都是必不可少的，而且……两个世界
> 相互依赖，共同创建对我们的意义。②

最后一章《疾病、自我与社会》将分析美国文化的宏观结构特
征，进一步解释为什么很多美国人陷入抑郁。我反复强调，医学对抑
郁症病因的纯生物学解释在理论上是狭隘的。任何疾病，包括那些有
着无可争辩的生物学基础的疾病，都不能脱离社会背景来理解。找到
导致困扰的疾病，也很难告诉我们患者对此疾病的主观体验。例如，
艾滋病和某些癌症可能同样痛苦和致命，但是这些不同的疾病所蕴含
的意义，以及患者的体验方式，则是完全不同的。换言之，精神和身
体症状的体验都与社会有着密切的联系。就抑郁症而言，越来越多的
人是由于足以导致生活问题的情感痛苦而被诊断，接受治疗，其最主
要的原因可能是美国的文化互动关系，而不是生化物质构成的缺陷。 [299]

① R. Jacoby, *Social Amnesia* (Boston: Beacon Press, 1975), 引自 L. Rubin, *Intimate
Strangers: Men and Women Together* (New York: HarperCollins, 1983), 4。
② P. Berger and B. Berger, *Sociology: A Biographical Approach* (New York: Basic
Books, 1975), 8.

第七章

疾病、自我与社会

现在，人们经常觉得他们的私人生活充满了一系列陷阱。他们感到在日常世界中，战胜不了自己的困扰，而这种感觉往往是相当正确的……然而，人们一般不是根据历史的变迁和制度的冲突来确定他们所遭受的困扰……他们没有……抓住人与社会之间，个人生活与历史之间，自我与世界之间的相互作用……他们需要的……是一种心智的品质，这种品质可以帮助……看清世事，以及或许就发生在他们中间的事情的清晰全貌……这种品质……可以称之为社会学的想象力。

C. 赖特·米尔斯，《社会学的想象力》，1959 ①

我女儿是塔夫茨大学（Tufts University）的大四学生，主修社会学，要求阅读本书的第一章。交给她时我有一丝不安，但我知道本书终将公之于众，我当然也很想知道她的反应。我意识到，这些书页中描述的一些事件对她来说都是新鲜未接触过的，于是我就坐在起居室的沙发上，想看看她在阅读我的"自白"时脸上是否会有惊喜或痛苦的表情，但她似乎全神贯注于我的故事。当她读完后，我问她印象如何。她提出了两个主要想法：首先，也许是为了减轻我

---

① 译文引自陈强、张永强译，《社会学的想象力》，三联书店 2005 年版，第 1、3页。——译者注

的忧虑，她向我保证，我的抑郁症并没有我想象的那样对她产生严重影响。第二，她质疑文化在解读抑郁症中的作用是否像我说的那样大。她能够理解阶级、种族和性别等因素在塑造人类诸多行为中的重要性，但抑郁症明显是个人问题，很难看出文化解释是否恰当。这最后一章在很大程度上是在回答我女儿的这一问题。

和所有人一样，我女儿用因果关系来思考这个世界。我们都试图用因果推论来理解我们生活的重要特征。正如读者早些时候看到的，受访者也是基于自己假定的原因努力应对抑郁症的。在前几章中，许多受访者的叙述都是在直接或间接地表明他们试图圆满回答"我抑郁是因为……"。这样一来，每个抑郁症患者都不可避免地成了理论家，因为他们都努力给自己的处境赋予秩序和逻辑。除了极少数的例外，他们生成的理论要么将抑郁症归因于个人经历，要么归因于生物学。偶尔，受访者会提出更复杂的理论，认为抑郁症是个人历史、近期生活事件和化学失衡之间微妙的相互作用造成的。然而，即使是那些将自己的情绪问题归结为情境原因的患者，也往往将概念视野多局限于直接和局部的生活情境。很少有抑郁症患者将自身情况与广泛的文化趋势联系起来，但我相信这些文化趋势影响着我们对一切事物的看法。

社会学思维的范围远远超出了日常生活的直接情境。事实上，运用社会学的想象力*需要*分析日常生活与更大的文化语境之间的关联。如第二章所述，社会学永恒不变的理论问题源自对个体与社会关系的考量。社会学家认为，个人经历总是与更宏大的历史和社会结构交织在一起。从社会学的视角来看，文化的特性和我们内心深处的思想和情感之间（当然也包括我们称为抑郁症的这一深深困扰我们的思想和感受）是不可分割的。正如乔治·赫伯特·米德的名

[302]

著《心灵、自我和社会》一书的标题，一个充分的人类经验*社会*心理学必须考虑*心灵、自我和社会*①相互转化的方式。这最后一章将集中讨论当代美国的社会结构如何造成越来越多的人自述并被诊断有精神和自我疾病。

　　有些问题最初看来完全是个人问题，但其实有其文化根源。和许多社会学家一样，在追溯这些个人问题的文化根源的研究中，我最喜欢的是埃米尔·涂尔干对自杀的经典研究，②他的这一研究被视为社会学绝妙的经典。除了主题本身的内在重要性，涂尔干选择研究自杀，还因为乍一看，自杀似乎*只能*用个人主义和心理学的术语来解释。然而，在对一系列逻辑推理、演绎得出的假设进行验证后，涂尔干将自杀与宗教、婚姻状况和军人身份等社会变量联系起来，令人信服地证明了自杀率与*社会整合*（social integration）程度之间的相关性。具体来说，他认为，现代社会（如他所在的19世纪法国）在为其成员提供社会整合资源这一方面，不如早期的农业社会那样成功。现代社会的特点是涂尔干所说的失范状态（anomie），即一种相对无规范的状态。他出色的研究证实了那些不能充分让其成员融入的社会也不能使他们免于自杀。简言之，自杀既是一种心理现象，也是一种社会现象。

[303]

　　另一位一流的社会学家卡伊·埃里克松也阐明了社会学的视角在观察社会模式中的必要性。如果我们只是像美国广播公司电视节目《世界体育秀》（*Wide World of Sports*）那样"近距离、个人化"③地看待事物，就会忽略这些社会模式。埃里克松让我们想象走在时

---

① George Herbert Mead, *Mind*, *Self and Society*（Chicago：University of Chicago, 1934）.

② E. Durkheim, *Suicide*（Glencoe, Ill.：The Free Press, 1951）.

③ K. Erikson, "On sociological prose," *The Yale Review* 78（1989）：525—538.

代广场附近的 42 号大街上。我们可以清楚地看到成千上万路人的脸，可以看到他们个性化的表情、特有的身体习语以及他们的年龄等。在这个范围内，他们通常似乎对周围的人毫不在意。每个陌生人都像一个孤立的原子，完全独立地忙碌着。

然而，假如我们爬上附近 12 层楼的楼顶，俯视人行道上来来往往的人流，我们会看到一件非同寻常的情景。诚然，从这个高度俯瞰街道，我们无法看到每个个体的特殊性。然而，我们会看到一个奇迹般的模式，成千上万的人在街道上以一种令人难以置信的有序、高效且相互配合的方式移动。此外，街上的每个人都可能完全不知道自己是这行为网络的一分子，最终维持了如此复杂的社会秩序。就好像每个行人都被一种看不见的社会力量，一种社会引力所引导，但他们对此只有极朦胧的认识。我认为，大多数抑郁症患者就像街上的行人一样，只是朦朦胧胧地意识到文化结构可能是导致其抑郁症的原因之一。

尽管对美国抑郁症患者数量的估计各不相同，但研究者普遍认为，患者数量大约在 1100 万人；由于患者工作效率低下、工作时间少，以及需要住院治疗、门诊治疗等原因造成的经济损失每年高达 437 亿美元，[①] 这一数字令人震惊。对我研究更重要的一系列调查数据显示抑郁症的发病率在大幅上升，例如：（1）二战后出生人群的抑郁症发病率要高得多，发病年龄也比之前的患者群体早得多；[②]（2）近几十年来，年轻女性的抑郁症发病率持续上升，但男性抑郁

[304]

① M. Miller, "Dark day, the staggering cost of depression," *The Wall Street Journal*, Thursday, December 2（1993）: B1, 6.

② G. Klerman, "Evidence for increases in rates of depression in North America and Western Europe in recent decades," In H. Hippius, G. Klerman, and N. Matussek（eds.）, *New Results in Depression Research*（Berlin, Germany: Springer Verlag, 1986）.

症的增加速度特别快，正在缩小抑郁症的性别差距；[1]（3）在"婴儿潮"这一代人中，抑郁症绝对是爆炸式增长。[2] 这些和类似的发现都表明美国正处于抑郁症流行病的魔爪之下，我们已经进入了一个"忧郁的时代"（age of melancholy）。[3]

从本章以上这几段的表述来看，我似乎正在背离了我在第一章做出的承诺，即不就抑郁症的原因提出论断。尽管探求事物的模式必然会涉及其背后的原因，但我更喜欢从概率角度考虑文化维度与抑郁症之间的关系。例如，流行病学家将贫困视为一系列健康问题的"风险因子"（risk factor），贫困导致一个使人更容易感染疾病的环境。风险因子的概念意味着可能性，而不是直接的因果关系。这最后一章以涂尔干的方式详细描述了当代美国社会的文化层面，这些层面为我们面对情绪困扰时的集体脆弱性提供背景。[4] 具体来说，我的观点可以表达为一个理论方程式，即：

---

[1] J. Brody，"Recognizing demons of depression, in either sex," *New York Times*, Wednesday, December 18（1991）：C21.

[2] 参见 G. Klerman et al., *Interpersonal Psychotherapy of Depression*（New York：Basic Books，1984）；B. Felton，"Cohort variation in happiness," *International Journal of Aging and Human Development* 25（1987）：27—42；D. Regier et al., "One month prevalence of mental disorders in the United States," *Archives of General Psychiatry* 45（1988）：977—986。

[3] T. Maher，"The withering of community life and the growth of emotional disorders," *Journal of Sociology and Social Welfare* 19（1992）：138.

[4] 尽管这里以及全书讨论的背景是社会背景塑造抑郁症体验的方式，但是本章描述的广泛的社会文化安排并不仅仅和抑郁症有相关性。正如文中所指出的，仅仅将抑郁症归因于美国文化的共性特征，就好比认为美国的贫困仅与一个社会问题挂钩。贫困与人类的许多困难有着密切的关系，与此相同，孤独感、丧失个性、不信任感、不真实感、相互冷漠和断联等美国社会特征是多种情感疾病的温床。从焦虑障碍到抑郁障碍，从偏执狂到精神分裂症等一系列精神疾病在社会和具体情境中盛行，这些社会和具体情境最大限度地增加了因社会脱节（social disattachment）而产生的个人错位。

医疗化 + 断联 + 后现代化 = 个人错位　　　　[305]
（MEDICALIZATION+DISCONNECTION+POSTMODERNIZAITON=

PERSONAL DISLOCATION）

　　本章接下来的部分将详细阐述这三种文化趋势之间的关系，[①] 因此，我会定义每一种文化趋势。不过，我会先分析抑郁症概念与文化之间的根本联系来推进我的观点。如果某一特定文化特征真的影响了人们对疾病的定义，那么我们可以预想到，为特定身体和情感体验贴上健康或疾病标签的行为体现了广泛的文化差异。

文化、健康与情感

　　在约 50 年前的一篇经典文章中，医学历史学家欧文·H.阿克内克特反对将疾病看作是严格意义上的身体现象。他援引了社会因素在疾病定义和治疗中的重要性，坚持认为"医学的实际目标主要不是生物学上的治愈，而是实现在特定社会的社会适应……甚至疾病的概念也是取决于社会的认知和决定，而非客观事实"[②]。如下列例子所示，不同社会对相同身体症状的反应差异

---

① 　本章接下来的讨论是对我先前两本书所提观点的进一步阐述。尤其见 J. Clair, D. Karp and W. Yoels, *Experiencing the Life Cycle: A Social Psychology of Aging* （Springfield, Ill.: Charles Thomas, 1993）中 "The therapeutic State and the problem of aging"；以及 D. Karp and W. Yoels, *Sociology in Everyday Life*, 2nd ed.（Itasca, Ill.: F. E. Peacock, 1993）中 "Social change and the search for self"。

② 　E. H. Ackerknecht, "The role of medical history in medical education," *Bulletin of the History of Medicine* 21（1947）: 142—143.

很大：

> 品他病（pinto），又称色素异常性螺旋体病（dyschromic
> spirochetosis），在南美许多部落非常普遍，因此，少数未患
> 品他病的**健康者**反而被视为病患，甚至被排除在婚姻之外。
> 对我们西方人来说，中国古代女性裹脚后的脚部是畸形
> 的，但对他们来说却是正常的。在非洲聪加人（Thongas）
> 看来，肠道蠕虫根本不是病理性疾病，而是消化所必
> 需的。①

[306]

不仅疾病的定义和病理状态的界定受到文化差异的影响，从更深远的意义上来说，个人对身体症状的**体验**也受到社会过程和社会期望的影响。在一项知名的研究中，马尔科·兹博罗夫斯基说明了被调查者的种族渊源对其疼痛反应的影响。② 例如，犹太裔美籍病人对自身状况表现出极大的哲学思考和焦虑，并对他们未来的疾病进程持悲观态度。新教患者对他们的康复前景感到乐观，认为医生是专家，把自己交给他们"修理"，就像把汽车交给修理工一样。相比之下，意大利裔美国人希望立即缓解疼痛，与犹太人不同，他们对疼痛的更大"含义"并不关心。

我们认为文化差异原则同样适用于情感痛苦。事实上，大量证

---

① E. H. Ackerknecht, "The role of medical history in medical education," *Bulletin of the History of Medicine* 21（1947）: 143.

② M. Zborowski, "Cultural components in responses to pain," In C. Clark and H. Robboy（eds.）, *Social Interaction*（New York: St. Martin's. 1992）.

据表明，抑郁症在不同的文化中有着非常不同的含义。既是人类学家又是内科医生的凯博文在其一系列书籍和文章中，① 雄辩有力地论述了从跨文化视角看待一系列情感障碍的价值。尽管他并未在其调查的基础上提出特定的理论，但他的分析与本书的指导理论"符号互动论"有着惊人的相似之处。我之所以这样说，是因为他研究的基本主题是*社会生成的疾病意义*，理解身体与文化、症状与社会的辩证关系的重要性。事实上，凯博文的使命似乎就是改革医学的教学和实践。西医是几乎完全基于生物医学的模型，由于忽视了疾病在不同文化背景下具有非常不同的象征意义，在诊断和治疗模式上都有所欠缺。

[307]

和其他医学人类学家一样，凯博文的思想建立在疾痛（illness）和疾病（disease）的根本区别上。本书中这两个词可以互换使用，因为日常会话中人们就是这样用的。然而，区分这两个词有助于明确身体或情绪痛苦的主观体验（疾痛）与痛苦的生物学原因（疾病）之间的区别。

我们一生病就会开始解读症状的意义。我们会评估不适的严重程度，并且通常会与家人和朋友协商，评估疾病对我们的重要性，决定它的名称以及应对之法。我要说的重点是，这些解释植根于千差万别的规范秩序和文化符号系统。此外，这种文化衍生出来的理解，"指引着我们在生病的时候做些什么、如何与人交流我们的痛

---

① Kleinman 关注情感障碍意义的跨文化差异的研究有：A. Kleinman and B. Good（eds.），*Culture and Depression：Studies in the Anthropology and the Cross-Cultural Psychiatry of Affect and Disorder*（Berkeley：University of California Press，1985）；A. Kleinman，*Social Origins of Distress and Disease*（New Haven，Conn.：Yale University Press，1986）；*Rethinking Psychiatry*（New York：Free Press，1988）；and *The Illness Narratives*（New York：Basic Books，1988）。

苦、如何诊断治疗、如何应对和安排疾痛造成的生活问题、如何与社会现实交涉、如何向我们自己和他人解释疾痛的含义"①。与疾痛不同，疾病是"是医生根据病理理论解释和重组疾痛时发明的"②。在西方医学中，这通常就是指识别可能引起患者所描述症状的生物功能障碍。

一旦我们认识到文化意义在认识和应对各种病状过程中的重要性，就可以发现西医实践中的一个根本性难题。美国医学主要关注疾病，很少关注病人的疾痛。医生们几乎都是一心一意地试图快速找到与症状有关的假定的生理机能紊乱，导致病人预期从医生那里得到的帮助和实际所得脱节。最近一项关于美国常规医学不满意度的民意调查③显示，患者希望医生倾听他们的疾痛，但他们的疾痛经历被医生定义为与治疗无关，于是患者感觉被疏远了。因此，越来越多的患者正在寻求"替代"治疗师的治疗。在寻求替代治疗的健康问题中，焦虑症和抑郁症分别排在第一和第二位。这绝非偶然。

[308]

由于医院科层制的时间规定④以及医生认为需要对患者的疾病做出快速诊断，美国大多数医生与患者的对话时间都很短。虽然初次就诊的时间可能长达 30 分钟，但医生与患者的平均对话时间通常在 5 到 10 分钟之间。《新闻周刊》最近的一篇报道称⑤，在一些医

---

① A. Kleinman, *Social Origins of Distress and Disease*，同前，145。（译文引自郭金华译，《苦痛和疾病的社会根源》，三联出版社 2008 年版，第 146 页。——译者注）

② A. Kleinman, *The Illness Narratives*，同前，5。

③ 这项调查的结果发表在 1993 年 1 月 28 日星期四的 *Boston Globe* 第 11 版。

④ 参见 W. Yoels and J. Clair, "Never enough time: How medical residents manage a scarce resource," *The Journal of Contemporary Ethnography* 23（1994）：185—213。

⑤ G. Cowley, "The culture of Prozac," *Newsweek*, February 7（1994），42.

院里，精神科医生和患者的对话时间平均只有 3 分钟，短得惊人！不管对话的时长是低至 3 分钟还是高达另一项研究报告所说的 17 分钟，[①] 有一件事是显而易见的：医生通常对患者的疾痛经历不感兴趣，只有当患者描述的信息有助于他们做出诊断时才会听上一听。事实上，他们认为，让患者"唠叨"自己的症状和感受，往往被视为是"良医"的障碍 [②]。医学史学家戴维·罗思曼记录了一件颇能反映医生内心想法的轶事。[③] 他的一位医生朋友在用听诊器检查患者时，患者开始问了一个问题。罗思曼这位很有同情心的朋友却不假思索地对患者说："别说话，我才能听见你。"

　　人类学视角下的诊断和治疗与此有很大的不同。疾痛叙事被认为是至关重要的，因为它准确地理解了医生通常忽略的一面，即文化意义如何塑造疾病现实以及患者对不同治疗方式的可能反应。患者对症状的体验产生于特定的符号系统，同样，各种治疗方法的可能疗效也须在文化背景下理解。这一思维模式对精神病学领域最合适不过，因为在精神病学中，患者的问题由情感定义，疾病实体也最是难以捉摸。凯博文和同事拜伦·古德非常清楚地阐述了抑郁症的跨文化视角给我们带来的启示。在一系列调查的基础上，他们发现：

[309]

　　　　认为病理性心境恶劣和抑郁症在不同文化中是普遍一致的……这根本站不住脚。当文化被视为一个常数

---

①　H. Waitzkin, *The Politics of Medical Encounters: How Patients and Doctors Deal with Social Problems*（New Haven, Conn.: Yale University Press, 1991）。

②　W. Yoels and J. Clair, 同前。

③　D. Rothman, "Shiny happy people," *The New Republic*, February 14（1994）。

时……抑郁症相对较容易被视为［完全］是一种生物学疾病……从这个角度看，文化似乎是一种附带现象（epiphenomenal）；文化差异可能存在，但它们对抑郁症这一现象不重要。然而，当文化被视为一个重要变量时……我们对情绪和疾痛本质的许多假设就格外醒目了。不同文化在社会组织、个人经历、悲痛和愤怒等情绪带来的后果、退缩或攻击等行为造成的后果，以及消极和无助等心理特征造成的后果等方面，存在着巨大的差异……焦虑，甚至是无处不在的快乐缺失……导致的痛苦症状相当不同，对患者造成的后果也大相径庭……因此，抑郁症和病理性心境恶劣不仅在非西方社会和不同文化中有着不同的解释，它们也构成了完全不同的社会现实形态。①

[310]

　　凯博文和其他一些人类学视角的抑郁症研究有一个基本发现，即生物学、心理学和社会过程错综复杂地交织在一起，共同形成抑郁症现象。虽然在不同的文化中似乎都可观察到普遍存在的抑郁症核心综合征（core syndrome of depression），但是跨文化比较研究同样清楚地发现抑郁经历有很大的文化差异。换句话说，抑郁症既有文化的普遍性，又有文化的特殊性。

　　美国的精神病学带有严重的科学偏见，基本上认定生化病理学是抑郁症的最终根源。尽管"大量数据表明，不存在纯粹由生物原因引起的抑郁症"②，这种生物医学观点仍然被广为认可。现实

---

① A. Kleinman and B. Good，同前，492。

② A. Kleinman，*Rethinking Psychiatry*，同前，73。

生活中的经历会改变人的生物化学物质而产生抑郁症，因此在抑郁症的病因中应该居首位，这一点也同样合理。然而，现在，这样的论断和美国医学界声称生物学因素是抑郁症的最终根源一样自以为是。事实是，我们没法解开文化和生物因素的交集，因此，也没法确定在抑郁症生成过程中是先天基因还是后天环境占据更重要的一角。暂且抛开这一认识论问题，文化和社会科学在理解疾病过程中的作用在很大程度上仍然处于美国医学教育和实践的边缘。

　　以上讨论主张精神障碍的发病率、意义和患者体验存在极大的文化差异，但未提供具体的例子。具体来说，从历史上看，我发现北美精神病患者住院率和自杀率的最佳预测指标是经济状况（经 [311] 济状况越差，住院率和自杀率越高）；精神分裂症的发病率和病程与社会的技术水平有关 [社会越是现代化，难治性精神分裂症（intractable schizophrenia）的发病率就越高]；像"自恋型人格障碍"（narcissistic personality disorder）这样的诊断类别在美国越来越普遍，在其他地方却几乎闻所未闻；在某些亚洲社会中，人们对因梦遗而导致的"精液丢失"会感到极度惊恐和痛苦，因为精子中含有人体健康必不可缺的"气"（生命能量）；厌食症（anorexia）和贪食症（bulimia）等饮食失调是资本主义经济体最为典型的特征；快乐缺失在美国是定义抑郁症的一个中心标准，而在斯里兰卡这样的佛教文化中则从来都不会被看作是问题；对于为失去配偶而悲伤的印第安人来说，听到死者的声音是完全正常的；焦虑症和抑郁症在许多语言中没有相应的表述。①

---

① 这些和类似的例子在上述 Kleinman 的著作中随处可见。

凯博文在他的几本著作中都特别提到了中国，分析了文化情绪如何影响中国医生和患者对美国医生断定为抑郁症的复杂情绪的反应方式。与美国不同，抑郁症在中国是一个罕见的诊断。相反，患有焦虑、全身无力、头痛、背痛、悲伤、易怒、失眠、食欲减退、性功能障碍等综合症状的患者被诊断为患有"神经衰弱"（neurasthenia）。颇具讽刺意味的是，神经衰弱作为一种诊断类别起源于美国，曾经被认为是"美国病"。但现在，美国几乎不再使用这一诊断类别，而中国则很少使用抑郁症这一诊断类别。神经衰弱的诊断取决于文化偏好。在中国，精神疾病对患者和他们的家庭来说都被赋予一种深深的污名化，神经衰弱这一诊断认为疾病是由神经系统虚弱造成的，而不是精神障碍，因此，医生和患者认为这一诊断很合意。换言之，在两种文化中，相同的症状被贴上不同的标签，解读、应对和体验的方式也截然不同。可以说，尽管从形式上看，症状完全一样，但中国人和美国人构建的疾痛事实却完全不同。

[312]

医疗化

上述讨论暗示了抑郁症变得普遍的一个必要条件是：文化诱导大众有意愿将情绪痛苦视为一种需要医学干预的疾病。越来越多的医学和其他治疗专家介入我们生活的方方面面，为将疾痛解释为一种不正常的疾病建立了基础。尤其是医生已经成为探索者，他们发现人类生活的每一个方面都有潜在的问题，因此有必要进行干预。当前诸多不舒服或不喜欢的感觉和行为被我们视为疾病，是这个

"医疗化"过程 ① 大大增加了此类疾病的数量。

所谓的医学模式有两个明显不容置疑的前提：（1）正常比异常可取；（2）正常等同于健康，而异常是病态的同义词。健康和病态的定义来自被认为是完全客观的实验室研究。这样，医学上对健康的定义就获得了科学事实的地位，而不仅仅是获得集体认可的文化称谓。 ［313］

因为健康比生病好，所以医学模式将医生干预（无论是否被要求）正当化，以此判断个人的健康状况。没有哪个专业像生理和精神医学那样，能够深入人的身体、头脑和自我。医生将某些人体状况定义为可治愈的疾病，由此使自己有权探知人体的各个部分，开出大量治疗用药，甚至强迫他人接受治疗。

医学模型中的*健康*（healthy）一词可以等同于*从众*（conformity）。在它占主导地位的社会里，医学模式在规范行为方面超过了法律或宗教戒律。曾经被视为被魔鬼附体或魔鬼代理人的"特殊"个体现在被归类为精神疾病患者。借着科学的名义，医学专家的建议在法庭上被用来决定某些行为是否应该被定义为犯罪。医学，特别是精神医学，是用来"治疗"那些行为不符合当权者的期望或严重侵犯其道德敏感的人。

毋庸置疑，当今"后工业"社会的行为是由"专家"主导的。专家伴随我们的整个人生过程，在我们生活的几乎每个方面提供建议。他们从我们出生就一直陪伴我们，直至我们离开尘世。我们依靠专家告诉我们如何保持健康，如何变得有文化，如何做爱，如何

---

① 有关医疗化过程，特别是越轨行为的医疗化过程的完整讨论，参见 P. Conrad and J. Schneider, *Deviance and Medicalization* (St. Louis: C.V. Mosby, 1980)。

抚养孩子，以及如何正确地变老。和本章主题最相关的是，现在专家告诉我们何时需要修复"自我"，以及修复的正确程序是什么。几年前，医学专业的学生艾略特·弗赖森明智地指出，专业人士的角色在我们生活中日益扩大其实有很大的危险性。

> 　　由于技术、经济和社会基础日益复杂，我们正处于社会结构变革的边缘，这将对构成社会的个体的生活质量产生巨大影响。**专家与现代社会的关系实际上似乎是我们这个时代的中心问题之一，因为其核心是民主和自由问题，以及［人们］能够在多大程度上塑造自己的生活特质。**①

　　我们也明白，这种对治疗专家的依赖是由现代生活所带来的特殊问题引起的。每一代人由于其独特的历史环境，对世界的体验不同于前人。然而，无论人是在什么样的历史条件下出生，有一个问题始终不变：人类需要一个清晰连贯的框架来理解生与死。在某些历史时期，代代相传的传统意义充分发挥了这一功能；而在其他时代，意义的连贯性并不是那么容易建立起来的。正如彼得·伯格和托马斯·卢克曼指出的那样，当下的西方世界，似乎许多人在理解自我时遇到了极大的困难。他们说："在有着极其简单的劳动分工的社会里……不存在认同问题。像'我是谁？'这种问题不可能在意识中出现，因为社会预先定义的答案在主观上是压倒性的事实，并且所有重要的社会互动都一致确认这

---

① E. Freidson, *Profession of Medicine*（New York：Harper and Row，1970），336. 强调为本书作者所加。

[315]

一点。"①

　　当人们走到一起，集体按照他们对不公正的定义行动时，一场社会运动就诞生了。用拉尔夫·特纳的话来说："个体因为社会没有给他提供个人价值感和身份认同感而愤慨地高声呼喊，这样的现象是我们这个时代鲜明的新特点。感觉不到自我价值、在生活中找不到合适位置的个体应该受到同情，这种想法已经老掉牙了。新的观点是，他实际上是社会不公正的受害者。"② 以前认为异化是仅与工作相关的现象，但今天，异化有了更广泛的内涵。在当代，异化是指人们缺乏清晰的自我概念、没有完整感的心理状态。在这种异化背景下，"治疗状态"取得了胜利。③

　　随着更加个性化的异化观念在美国社会生根发芽，精神科医生、心理学家和专栏作家的通俗著作也变得越来越有影响力。通过在电视上频频露面，利奥·布斯卡利亚、露丝医生、玛丽安·威廉森和约翰·布雷德肖等"心灵修补者"（mind-tinkerer）成了全国名人。④他们的吸引力证明了整个社会对身份认同和心理健康问题的普遍焦虑。这些专家不断地开出幸福、性满足和心理健康的处方。

　　伴随着对心理健康和个人认同的全面关注，我们对人类行为的解

---

① P. Berger and T. Luckmann, *The Social Construction of Reality*: *A Treatise in the Sociology of Knowledge*（Garden City, N.Y.: Doubleday, 1966）, 164.（译文引自吴肃然译，《现实的社会建构：知识社会学论纲》，北京大学出版社 2019 年版，第 203 页。——译者注）

② R. Turner, "The theme of contemporary social movements," *British Journal of Sociology* 20（1969）: 395.

③ 参见 P. Rieff, *Triumph of the Therapeutic*（New York: Harper and Row, 1966）。

④ Leo Buscaglia，美国作家、演说家、南加州大学教授。Dr. Ruth，原名 Ruth Westheimer，美国性治疗师、作家、电视节目主持人。Marianne Williamson，美国作家、政治活动家。John Bradshaw，美国作家、教育家、演说家、节目主持人。

释也发生了相应的转变。当有人以我们认为越轨的方式行事时，我们首先就会质疑他们的心理健康状况，并探究他们的心理构成。他们正常吗？他们为什么这么做？他们怎么了？像酗酒这样的行为在几年前被视为罪恶或道德堕落的表现，但由于医学化，现在被解释为疾病。"疾病词汇"（sickness vocabulary）已经取代了过去的"罪恶词汇"（sin vocabulary）。例如，轰动一时的埃里克（Erik）和莱尔·梅内德斯（Lyle Menendez）兄弟谋杀父母案中，所谓的"虐待理由"（abuse excuse）使两个陪审团无法达成一致裁决。① 我想如果梅内德斯兄弟在 20 年前犯了同样的罪，几乎是不可能出现这一结果的。

[316]

由于对自己的疾病忧心忡忡，大量美国人出钱购买专业人士的时间和专业知识，以便更多地了解自己。在过去几十年里，帮助性职业（helping professions，包括精神科医生、心理学家、治疗师和社会工作者）已经成为一支主要的文化力量，越来越多的人开始寻求获得更好的感受，"集中精神"，"理清思路"。我们所处的时代被描述为*自恋的时代*（the age of narcissism）②，美国人据说已经构建了一个"我、自己和自我"（me，myself，and I）的社会。光是市场上成千上万的自助书籍就足以说明我们的文化是一个专注于自我满足和自我实现的文化。

自我概念的转变并不是由心理健康专家独自完成的，其他以自我为导向的自我发现团体和运动也发挥了作用。例如，大量美国人继续参与各种宗教团体，或先验冥想（Transcendental Meditation）等类似

---

① 1989 年兄弟两人合力杀害父母。他们称长期受父母虐待，尤其受父亲性虐待。1993 年兄弟俩分别受审，均因陪审团意见不一而导致悬案，但最终在 1996 年被终身监禁、不得假释。——译者注

② C. Lasch，*The Culture of Narcissism*（New York：W.W. Norton，1978）.

宗教式的"个人成长"运动。① 这类团体为自我探索的朝圣者提供指导，对"我是谁，我适合何处"等问题提供绝对明确的答案。科学和科层的理性巧妙地潜入了我们日常生活的最深处，而"新"宗教提供了替代科学和科层理性的世界观，从而越来越兴盛。人们对占星术、排除有害印象精神疗法（dianetics）和超自然现象的广泛兴趣可以理解为人们对科学技术把宇宙描绘成贫瘠、没有意义的世界所做出的反应。 [317]

不过，在过去十年左右里还发生了另一场旨在寻找和修复破碎自我的"革命"。自助和支持团体可以应对我们能想象到的每一个人类问题，在许多方面，它们的兴起都体现了我所描述的诸多因素的结合。自助革命反映了美国治疗文化的全面繁荣。在自助团体中，人们求助于其他受同样问题困扰的人，通过交谈，试图"治愈"自己所感知的共同疾痛。疾病修辞（通常暗示了生物学上的因果关系），有时与精神词汇（如嗜酒者互诫协会的词汇）结合在一起；精神词汇假定"康复"需要向更高的力量屈服。因此，自助现象通过将治疗元素与宗教和科学元素相结合，产生了极大的吸引力。这是一次强大的多元素交融，获得了数百万人的信任。②

据估计，在任何一周内，大约有 1500 万美国人参加约 50 万个

---

① 有关这些团体的探讨，参见 R. Wuthnow, "Religious movements and counter-movements in North America," In J. Beckford (ed.), *New Religious Movements and Rapid Social Change* (London: Sage, 1986)。

② Robert Wuthnow 在其新书 *Sharing the Journey Together: Support Groups and America's New Quest for Community* (New York: The Free Press, 1994) 中认为，不断增加的支持团体现在成了美国人获得社区归属感和联结感（a sense of community and connection）的一个主要机制。

的支持小组集会，由此可见自助运动的规模有多大。① 此外，这类组织的数量在过去十年中翻了两番。今天，在任何一个大城市，你都可以加入某一团体来应对诸如酗酒、精神疾病、赌博、配偶虐待、吸毒、阳痿、异装癖和暴饮暴食等各种各样的问题。正如所料，心理健康专业人士对自助现象的反应一直不温不火。② 虽然许多心理健康专业人士有理由忧虑外行人是否能够自我治疗，但我们也不应忽视这样一点：自助观念威胁到了专业人士所标榜的对多种心理健康问题独有的知识权威。

[318]

　　最近出现了对自助运动的强烈抵制。虽然参与这些活动可能会获得更好的个人感觉，但批评者说，聚在一起的集体效应却可能产生一种全民心态，几乎人人都认为自己患有某种疾病，是无法控制的环境的"受害者"。"康复运动"领袖约翰·布雷德肖提出，96%的美国家庭"功能失调"，而持不同意见者质疑，这样是将乱伦等真正的施虐行为和其他各种各样的伤害行为混为一谈，从而淡化了真正的施虐行为。批评者担心，支持团体的潜在疾病意识形态会进一步强化如下观点：个体对自己的生活问题和个人行为不承担最终责任。这一观点显然是现代世界的产物。社会学家埃德温·舒尔几年前就指出，个人意识的增强往往是以社会意识的减弱为代价的。③

　　我想补充对治疗文化兴起的最后一点观察，自我关注与资本主

① *Newsweek*，"Unite and conquer，" February 5（1990）：50—55.

② 参见 T. Powell, *Self Help Organizations and Professional Practice*（Silver Spring, Md.: National Association of Social Workers, 1987）; and T. Powell（ed.）, *Working with Self Help*（Silver Spring, Md.: National Association of Social Workers, 1990）。

③ E. Schur, *The Awareness Trap*（New York: McGraw-Hill, 1976）.

义和广告业所宣扬的自我满足是一致的。在工业时代，社会主要是围绕工作世界组织起来的。除了身体残疾以外，个人如果因为其他任何原因不工作，都会被认为是不道德、懒惰、毫无价值。马克斯·韦伯的新教伦理观描述工作的内在价值，完美诠释了这一观点。[1] 然而，工作伦理的道德约束似乎从根本上被消费伦理削弱了。如果说满怀新教伦理的工人活着是为了工作，那么现在我们大多数人则是工作为了消费。

[319]

社会制造了以消费者导向的自我，这一变化已产生了深远的影响。由于物质财富本身并不能确保个体的意义感和满足感，今天的许多人发现自己陷入了对个人意义无止境的追求中；而且，由于生产的产品本就会过时被淘汰，这种追求就变得更加虚幻。"更好"的产品永远层出不穷，因此广告的火焰总是在一旁加热着当代焦虑的大锅。[2] 在先进的资本主义社会，几乎任何东西都可以被制成商品出售，包括我们自己。

> "魅力""喜悦"和"狂喜"与其说是自发的表现，不如说是营销香水的说辞。"爱"成了美国一系列邮票的主题。[3] "快乐的脸"图案印在了电力公司的账单上。"自我实现"不是……不断成长的过程，而是狗粮和烟草公司下

---

① M. Weber, *The Protestant Ethic and the Spirit of Capitalism*, translated by T. Parsons（New York：Scribner，1930）.

② 在有关资本主义和广告之间关系的研究中，Stewart Ewen 的研究尤其令人信服。参见他的两本著作 *Captains of Consciousness*（New York：McGraw-Hill，1976）和 *All Consuming Images*（New York：Basic Books，1988）。

③ 美国邮政总局从 1973 年到 2001 年，共发行了 28 种以"爱"为题材的邮票——LOVE 系列邮票。——译者注

属的意识培训机构（awareness-training organization）销售的最终产品。你在我们的自我实现量表上得分只是"三"吗?? 太糟糕了! 我们可以让你变成"十"，只要你来参加我们的一个周末研讨会，就在阿纳海姆（Anaheim），离迪士尼乐园只有几分钟路程，费用只要几千美元。①

　　在第三章中，我探讨了个体自我定义为抑郁症患者的过程。本章上述讨论没有削弱之前描述的受访者的真实痛苦，而是承认抑郁经历发生在一个大大扩展了异常情绪范围的文化背景之下。马丁·格罗斯等作者一直对这种重新定义的合理性表示怀疑。例如，他指出："心理学界所做的就是重新定义常态。它带走了对 [320] 人生正常起伏的痛苦反应……绝望、愤怒、沮丧等，把它们贴上适应不良（malad justment）的标签。他们玩了个语义把戏，把幸福等同于正常。这样做的话，我们就放弃了同时保持正常和痛苦的根本权利。"② 虽然我认为这些对"病中美国"（diseasing of America）③ 的粗线条评论对数百万患者是不公平的，因为他们的痛苦远远超过了人类应该承受的程度，但是，这些评论确实使我们意识到，整个社会越发倾向于将情感不适解释为疾病。这种文化心态使医学界"发现"抑郁症，并使数百万美国人意识到自己患有抑郁症。

---

① 　L. Zurcher，"The bureaucratizing of impulse：The self-conception of the 1980s," *Symbolic Interaction* 9（1986）：169—178.

② 　M. Gross，*The Psychological Society*（New York：Random House，1978），6.

③ 　S. Peele，*Diseasing of America*：*Addiction Treatment Out of Control*（Lexington，Mass.：Lexington Books，1989）.

催化抑郁症的文化互动关系是贯穿本章的基本隐喻。在诱发抑郁症的多种因素中，我已经勾勒出一个方面，即文化诱导大众有意愿将情绪痛苦解释为疾病。和任何化学混合物一样，各元素只有聚集在一起才能发生特殊的反应。真正让抑郁反应持续下去的第二个因素是断联，这似乎是当今美国人与人、人与社会关系的重要特征。接下来对社会力量削弱人类联系的阐述，将会扩展本书前面的论点，即抑郁症本质上是一种断联的疾病。

断　联

西格蒙德·弗洛伊德曾经被问到人们需要什么才能幸福。毫无疑问，提问者期待听到一个漫长而复杂的解答，反映弗洛伊德多年来对这个问题的深刻反思。然而，弗洛伊德的答案非常简单，就是"爱与工作"。快乐的人在工作中、在建立亲密关系的过程中感受到　[321]　自己和他人的联结。当这些联结受到威胁、被削弱或中断时，人们就会感到痛苦。今天，数以百万计的美国人正遭受着我的同事查尔斯·德伯所说的"双重困境"。[1]那些身陷双重困境的人既没有有意义的工作，也没有和他人建立持续的亲密关系。在这两个方面，社区生活的凋零催生了一种无根之感，也催生了社会分裂，这无疑会导致情绪障碍的增长。[2]

第二章说过，上述思想有着丰富的历史渊源。古典社会学

---

[1]　这一说法源自我们俩私下的谈话。

[2]　参见 T. Maher，"The withering of community life and the growth of emotional disorders，" *Journal of Sociology and Social Welfare* 19（1992）：125—146。

理论家，如埃米尔·涂尔干、马克斯·韦伯和斐迪南·滕尼斯
(Ferdinand Toennies)，从根本上认同，"现代"社会中个人与社会之
间的关系纽带被削弱，变得岌岌可危。① 他们一致认为，人们在城
市社会中较少受到道德约束，因为他们的各种社群关系和责任已经
极为脆弱。这些 19 世纪的作者担心，社群的衰落将预示着家庭的消
亡，进而引发从犯罪到自杀等各种人类病态的增加。

这些社会学家在写下这些观点时不可能想到美国，但他们的分
析颇具预见性。即使是我们当中最乐观的人也必须承认，美国有着
非同寻常的问题。每天，报纸上越来越多有关无家可归、贫困、自
杀、吸毒、艾滋病、少女怀孕、文盲和失业等坏消息冲击着我们。
在巨大的财富之下，我们却越来越被分化成两个国度：一个是富人
的，一个是穷人的；一个是黑人的，一个是白人的；一个是舒适的，
一个是贫穷的。② 种族主义、性别歧视和年龄歧视反映了将彼此视为
对手的群体之间日益加剧的对抗。不过，本章关注的重点范围更窄。
[322] 我的分析聚焦一个问题："工作和家庭中日益减少的人际联结是如何
导致越来越多的美国人患上抑郁症的？"家庭和工作这两个领域是相
互影响、密不可分的，③ 我将它们分开讨论纯粹是个人主观行为。为
简单起见，我先后分别讨论。

---

① 有关 19 世纪的理论家如何看待城市工业化趋势下社会纽带性质发生的变化，参
见 D. Karp, G. Stone, and W. Yoels, *Being Urban: A Sociology of City Life*, 2nd
ed. (New York: Praeger, 1991)。

② A. Hacker, *Two Nations: Black and White, Separate, Hostile, Unequal* (New
York: Scribner's, 1992).

③ 举例来说，R. Sennett 和 J. Cobb 论述了如何以工人阶级男性在工作中的弱势
来解释工人阶级家庭中普遍可见的男性威权主义，详细分析参见其著作 The *Hidden
Injuries of Class* (New York: Random House, 1973)。

工作断联

社会学文献一个根深蒂固的思想传承就是工作是个人身份的中心。① 职业状态可能是我们评估自己和他人"社会价值"的主要标准。从根本上说，我们**做**什么决定了我们**是**什么。工作与我们的自尊心和个人健康息息相关。因此，大量研究表明，失业剥夺的不仅仅是一份固定的工资报酬，失业始终与严重的家庭和精神问题有关。② 毫无疑问，我们的心理健康取决于能否对"你做什么工作"这个处处能听到的问题给出令人满意的答案。没有工作，人们会感到自己被边缘化，死气沉沉，漂泊无根。

失业给美国底层阶级带来的灾难性后果已经是老生常谈。如果说有什么新发展的话，那就是，在美国垂死的内城区中，最贫穷和最边缘化的人口的情况变得更糟了。何其不幸！也许与此相关的突出事实就是非白人日益集中在内城区。自1970年以来，有黑人迁移到郊区，但大部分是黑人的中产阶级，而越来越多的贫困黑人则被集中留在了城市贫民区。自20世纪50年代黑人开始从南部农村向北部城市迁移以来，黑人在内城区的比例一直居高不下。据威廉·朱利叶斯·威尔逊（William Julius Wilson）的说法，贫穷的黑人在内城区正经历着越来越严重的*社会孤立*（social isolation）。③ [323]

---

① 例如，H. Becker and A. Strauss, "Careers, personality, and adult socialization," *American Journal of Sociology* 62 (1956): 253—263; and E. Hughes, *Men and Their Work* (New York: The Free Press, 1958)。

② 参见 R. Cohn, "The effects of employment status change on self attitudes," *Social Psychology* 41 (1978): 81—93; R. Coles, "Work and self-respect," In E. Erikson (ed.), *Adulthood* (New York: W.W. Norton, 1978); R. Rothman, *Working: Sociological Perspectives* (Englewood Cliffs, N. J.: Prentice-Hall, 1987)。

③ W. Wilson, *The Truly Disadvantaged* (Chicago: University of Chicago Press, 1987)．

　　要理解美国社会如此重大的人口变化，不能不提企业资本主义的当务之急。我们进入了新一轮的资本主义积累，旧的工业城市不再是积累利润的有利场所。哪里的劳动力成本更低、法律限制更少，企业就会流向哪里；现在，它们基本上已经逃离中西部的锈带城市（rustbest cities）和东北部的霜冻带城市（frostbelt cities），转而选择了南部和西南部的城市。在更新一轮的移动中，企业正完全离开美国，转而去"开发"第三世界国家的廉价劳动力。这些过程是"美国去工业化"的一部分①，而在曾经辉煌的大城市里，少数族裔被大量困在贫民区中，几乎被剥夺了所有有意义的就业机会。

　　没有工作，黑人男性就不是那么理想的婚姻伴侣，也无法养活他们的家庭。黑人贫困家庭越来越多由年轻女性当家，她们或是靠福利生活，或是工资微薄，勉强维持生计。结果，"孩子们在一个没有社会机构的社区（institutionless community）里长大，每个人都很穷，不稳定是常态，父亲的社会和心理角色缺失"②。这种情况滋生了抑郁症，并且很容易一代代往下传。代代相传的机制如下：

[324]　　（1）在家照顾孩子的失业女性患抑郁症的比率高达40%；③（2）抑郁的母亲无法为孩子的心理健康成长提供充分的照顾和关心，也无法给予足够的同情和理解；（3）不难理解，如果主要看护人抑郁，儿童抑郁的风险就会非常高；④（4）抑郁的孩子会长大成为抑郁的成年人，再把抑郁传给自己的孩子。以此类推，出现了另一个与抑郁症

---

① B. Bluestone and B. Harrison, *The Deindustrialization of America*（New York：Basic Books，1982）.

② T. Maher，同前，134。

③ 参见 T. Maher，Ibid。

④ 参见 T. Maher，Ibid。

相关的恶性循环。不过，这个循环是由功能明显失调的*社会*系统而不是生物系统所推动的。[①]

美国的穷人一直生活在职业不稳定及其后果之下。相比之下，中产阶级雇员历来没有职业不安全感。事实上，直到最近，实现中产阶级生活的美国梦一直是职业稳定的代名词。在过去的几十年里，大型组织的中产阶级和中上层阶级雇员，从出生到死亡都有保障，但现在没有了。如今，"精减"和"重组"这两个流行语使中产阶级雇员的集体意识中一直怀有对失业的恐惧。资本主义积累的逻辑再一次开启革命。这一次与早期的经济重组有质的不同，因为它对中产阶级也造成了直接伤害。企业生活的新经济规则强调不计人力成本的效率，而不再如先前一般，工作机构和中产阶级雇员之间建立起彼此负责和忠诚的牢固纽带。中产阶级雇员知道，他们可能今天还在这里工作，而明天就要离开，他们总是"害怕失去"。[②]

除了继续从事并不稳定的全职工作的中产阶级雇员，还有一支越来越庞大的受过良好教育的"临时工"（contingent workers）。他们是职业中的游牧族，挂靠"临时工作机构"（temp agency）。到 1988 年，美国劳动力中有四分之一是临时工，而且人数增长非常迅速，到世纪之交，他们的人数很可能超过全职工人。[③] 查尔斯·德伯写道："可以说，永久性雇佣关系的松散是美国生活中最重要的革命。这标志着公司发生了根本性的转变，也是过去 50 年来就业形势发生

[325]

---

① 其实美国下层阶级人口中严重抑郁症的发病率可能被低估了，因为这部分人群是最被忽视，最难获得抑郁症相关信息的，他们实际上已被医保系统抛弃。

② B. Ehrenreich, *Fear of Falling: The Inner Life of the Middle Class*（New York: Pantheon, 1989）.

③ *Time*, "Temping of America," March 29（1993）: 41—44, 46—47.

的最重大变化。每一个美国雇员和家庭都会感受到它的后果……，因为就业的松散威胁到支撑着中产阶级和美国梦的社会契约。"[①] 中产阶级临时工有充分的理由*感到*不确定。他们以一种前所未有的方式与工作断联了。

所有的社会生活都涉及自由与约束之间的对立。生活在一个社会中，不可避免地要权衡个人自由和对他人的责任。有些社会被视为是不道德的，因为它们几乎不允许个人自由；而另一些社会则是因为它们似乎无法约束其成员。在美国大部分的历史时期，民主的荣耀似乎在于保持了责任和自由的平衡；在很长一段时间里，追求个人幸福和个人目标似乎与一系列文化价值观是一致的，美国人愿意接受这些价值观，并由此凝聚成一个国家。

在工作领域，到目前为止，至少对"白领"工人来说还存在对等交换。工作机构为员工提供长期的安全感，反过来也得到了员工的忠诚、奉献和责任心。忠诚、责任心、安全、奉献，这些都是社会制度的约束性特征，是维系个人与社会机构联结的黏合剂。不幸的是，美国新兴的"后工业"经济侵蚀了机构和工人之间的忠诚、奉献和相互责任，因此，似乎已经从根本上改变了许多人工作的意义。[②] 因为情绪健康与社会依恋毫无疑问是相关联的，所以数以百万计处于职业边缘的美国人越来越有可能成为断联疾病的受害者。

[326]

本节关注美国后工业发达资本主义社会如何重塑其工作形态和

---

① C. Derber, "The loosening of America: Contingent work and the temporary life," (unpublished working paper) 5.

② 例如，C. Davies, "The throwaway culture: Job detachment and depression," *The Gerontologist* 25 (1985): 228—231。

观念。不过，资本主义的批评者会坚持认为，资本主义对人际关系的负面影响远远超出工作场所的范畴。从更广泛的角度来说，资本主义的价值观在各式各样的面对面接触中都显而易见。

例如，竞争是资本主义的基石之一。资本主义的倡导者认为，竞争是维持组织效率和激励个人的必要因素。但是，从消极的一面来看，竞争削弱信任，使个人相互对立，在总体上使人际关系丧失人情味。之前对广告的讨论已表明，资本主义助长了一种不真实的文化。在一个以潜在利润来评价一切人和事物的社会中，个体意识到他们不断地被那些想要出售或"购买他们"的人所操纵、诱惑和欺骗。在一个由表象、幻觉和欺骗组成的世界里，每个人都是某种敌人，他们的动机不能只从表面判断。简言之，资本主义的抽象价值观"涓滴"到人们的日常意识中，导致了人们互不信任，从人际交往中退缩。我在第二章中指出，退缩和加剧的孤立是抑郁症社会辩证分析的重要特征。

[327]

爱情断联

19 世纪社会学理论的另一个基本主题是资本主义和毫无约束的个人主义并行发展。尽管每位古典理论家关注不同的社会秩序特征，但他们一致认为，早期社会的核心单位是家庭和社区这些更大的集体，而当代社会的核心单位是个人。此外，随着追求经济利益和个人流动性（personal mobility）成为主导的社会价值观，人际关系变得更加理性，也更加客观化和契约化。在早期的农业社会中，人们在情感上、心灵上相互关联，而在新社会秩序中，人们则用头脑理性地交往。

虽然对个人主义的社会学分析可追溯到这门学科的起源，但多亏罗伯特·贝拉及其同事的著作[①]，关于个人主义在理解美国性格和社会结构方面的重要性的讨论又重新活跃了起来。1985 年，他们出版了《心灵的习性》一书，详细分析了个人主义如何助长个人的自我关注，如何导致一种陌生、孤立和孤独的集体意识。该书为我们当前的文化状况提供了清晰、透彻的分析和见解，广受赞誉，也激发了人们对其思想的诸多反响。

　　贝拉和他的合著者区分了个人主义的两种形式，功利型个人主义（instrumental individualism）和表现型个人主义（expressive individualism）。功利型个人主义是指个人追求经济和事业成功的自由。这种个人主义在本杰明·富兰克林笔下的"可怜的理查德"（Poor Richard）和霍雷肖·阿尔杰（Horatio Alger）"由穷至富"的故事中都得到了肯定和颂扬。相比之下，表现型个人主义指的是美国人对个人自我实现深切而持久的关注，认为人生的使命之一就是通过发现"真正"的自我来最大限度地提高个人幸福感。这第二种形式的个人主义与前面描述的"治疗文化"完全一致。

[328]

　　"过度"的个人主义所带来的根本问题是，它将个人的目标和追求私有化，从而侵蚀了为社会提供道德支柱的社会依恋。个人主义削弱了对集体的责任，因为成为任何集体（从家庭到地方社区再到国家）的成员都意味着接受被认为与个人自我实现不一致的行为约束。在贝拉对美国浪漫爱情的分析中，完美捕捉了依恋和自由这组对立体带来的困境。美国人深信浪漫的爱情是自我满足的必要条件；同时，建立在自愿交出自我基础上的爱情和婚姻也带来了这样一个

① R. Bellah et al., *Habits of the Heart: Individualism and Commitment in American Life* (Berkeley: University of California Press, 1985).

问题：与他人过于彻底的分享可能会丧失自我。美国人在维持亲密关系方面遇到的困难，部分源于分享和保持自我之间脆弱的平衡。贝拉的论点总结如下：

> 总而言之，爱情给美国人造成了一种两难境地。一方面，爱情是个性和自由的集中表现。另一方面，爱情有亲密、互补和共享的特性。在理想的爱情关系中，爱情的这两个方面是融为一体的——它既是绝对自由的爱，又是完全共享的爱。只可惜在自由个体中间这种完美的和谐实在很少。在有些人看来，爱情关系中共享和责任的成分常常会吞噬个性，使得她（常常是她而不是他）看不到自己的利益、意见和愿望……丧失了自我意识，还可能遭到爱人的利用，甚至为爱人所遗弃。[1]

[329]

当自助蔚然成风，有一个自助团体值得在本章讨论中特别提到。如今，全国各地成千上万的人蜂拥加入一个名为"共同依赖互诚协会（Co-Dependendents Anonymous）"的组织，这是一个相对较新的"12步走"组织。"共同依赖症"（co-dependency，也称为"关系成瘾症"）是"一种流行的新疾病，被认为是滥用药物、酗酒、厌食、虐童、强迫性赌博、长期迟到、亲密关系恐惧症以及自卑等多种疾病的罪魁祸首"[2]。我发现共同依赖症的概念很有趣，因为这种

---

① R. Bellah，同前，93。译文引自翟宏彪、周穗明、翁寒松译，《心灵的习性：美国人生活中的个人主义和公共责任》，三联出版社 1991 年版，第 138—139 页。——译者注

② W. Kaminer, "Chances are you're co-dependent too," *New York Times Book Review*, February 11（1990）: 1, 26ff.

新发现的情绪障碍源于人们对亲密关系容许限度普遍存在的困惑。成员们加入这一团体，是因为他们认为自己无法维持合理的亲密关系界线，并对某些关系感到不知所措。如前所述，不应该轻视促使个体治疗过度涉入（overinvolvement）的真切痛苦。不过，只有在一个对紧密联系的价值产生深刻矛盾心理的社会中，共同依赖才会成为一种病态。

美国一半的婚姻失败，这无疑反映出美国人处理亲密关系和责任时存在问题。当然，婚姻问题及婚姻失败不完全是个人主义文化伦理中固有的自我关注特征造成的。我已在上文说明，长期的制度化贫困和经济财富下降也会导致失败的婚姻关系。这些困境使人很难维持牢固的家庭和社群关系。不过，对个人主义的狂热信仰本身也有很大的破坏力。美国人对各种形式的社会依恋都极其矛盾。他[330]们就像扑向烈火的飞蛾一样，被吸引到各种人际关系的源头上寻求安慰，但同时也害怕各种亲密关系令人窒息的一面。许多人担心支持性的社会纽带会演变成束缚。他们总是随意对待亲密关系和责任，最终往往选择一种既自由又孤独的生活方式。

一段时间以来，美国普遍的看法是：总体而言，当糟糕的婚姻彻底破裂时，孩子们的生活反而会更好。按照这种看法，一段婚姻刚结束时诚然会带来实质性的创伤，但孩子们适应力强，最终会在心理上适应这一家庭变故。如果孩子们不得不忍受父母糟糕的婚姻，那任何可能持续的问题都肯定会恶化。离婚革命真正开始是在 20 世纪 70 年代，所以直到现在，我们才能够了解到婚姻破裂对孩子的长期情感影响。

首先我们应该承认的事实是，离婚后孩子们通常和母亲一起生活；再加上诸多令人信服的关于离婚后"贫困女性化"（feminization of poverty）①的数据，表明这些家庭很可能会像上文所述贫困内城区的女户主家庭一样，出现代代相传的抑郁症循环。此外，最近诸多数据表明离婚对孩子具有长期影响，这驳斥了离婚对孩子的负面情绪影响短暂的观点。50% 的离婚率似乎造成一部分成年人有持续而严重的情感问题，其中包括患抑郁症。②即便是如今难得达成共识的政治保守派和自由派也都一致认为，传统家庭在所有社会阶层的解体可能正在产生 19 世纪社会理论家们预见的那些问题。

[331]

据说，当人们临终回顾自己一生时，很少说他们本该更加努力地工作以拥有更多。或许，大多数人感到遗憾的是没有好好经营那些本可以经营得更好、更融洽的关系。然而，正如贝拉所分析的那样，对许多，或许是大部分美国人来说，实在很难将生活重心放在维持人际关系质量上。远离他人的文化力量着实太强，个人往往难以抗拒。一种将个人自我实现凌驾一切的文化，变成了一个只由最简单、最脆弱的社会关系维系的世界。越来越多的美国人把个人成就作为自我实现的主要途径，却加入了戴维·里斯曼多年前提出的"孤独人群"（lonely crowd）③的行列。成为孤独人群的一员意味着与许多人有宽泛的联系，有特别联系的人却很少。在选择了松散的亲密关系之后，越来越多的人想知道为什么最初的不良情绪往往会演变成更严重的抑郁顽症。

---

① L. Weitzman, *The Divorce Revolution：The Unexpected Social and Economic Consequences in America*（New York：Free Press, 1985）.

② J. Wallerstein and S. Blakeulee, *Second Chances：Men, Women and Children：A Decade After Divorce*（New York：Ticknor and Fields, 1989）.

③ D. Riesman et al., *The Lonely Crowd：A Study of the Changing American Character*（New Haven, Conn.：Yale University Press, 1950）.

后现代自我

本章大部分内容在探讨美国人艰难的寻找自我之旅。我的论述有个充满希望的前提，即在某处可以找到一个真实且令人满意的自我。然而，如今，有一种思维方式对单一的、连贯的自我提出了质疑。从文学到法律再到社会学，各个领域的学者们都描述了一场正发生在发达资本主义社会的文化革命。他们说，我们正处在一场社会变革之中，这场变革对未来自我的重大影响堪比工业革命给前几代人带来的变化。我们现在正迈入一个以信息技术为主导、以迅速且常常令人困惑的社会变革为特征的"后工业"社会。20世纪70年代初，未来学家阿尔文·托夫勒将变革加速描述为"一种深入到我们个人生活的具体力量，它迫使我们扮演新角色，并不得不面对一种新的、强大到令人不安的心理疾病带来的危险"，他称之为"未来的冲击"。① 托夫勒认为，迷失方向（disorientation）、无理性（irrationality）和"无缘由的暴力"（free-floating violence）是因为人们无法适应变化而产生的。

面对如此的社会变化，社会学家对未来提出了好些令人不安的问题。强调技术信息、服务和消费的后现代社会，是否需要一个不同于农业和工业生产时代的自我概念？个人是否能在一个复杂的、快速发展的社会中做出相应的自我调整？

肯尼思·格根以"饱和的自我"这一概念为书名② 提出，交流和生活本身的速度实际上已经压倒了我们，结果是我们的自我被

[332]

---

① A. Toffler, *Future Shock*（New York：Bantam Books，1973）. Toffler 在 *The Third Wave*（New York：Bantam Books，1984）中也对未来做出了预测。
② K. Gergen, *The Saturated Self*：*Dilemmas of Identity in Modern Life*（New York：Basic Books，1991）.

"围困"了。我们可能会达到一个社会饱和点，它对自我的概念化方式及其在人类社会中的地位有着深远的影响。格根令人苦恼的观点是，我们的身份在后现代世界中如此支离破碎和不连贯。在后现代语境下，自我的概念变得不确定，"完全饱和的自我即是完全没有自我"①。格根评论道："在后现代条件下，人存在于一种不断建构和重构的状态中，这是一个任何事情都可以协商的世界。自我的每一个实相都让位于反省性的质疑和反讽，并最终让位于对另一个自我实相的戏谑式的探索。"② [333]

在新兴的后现代世界中，完整自我的建构和维护变得非常困难，因为锚定自我所必需的社会结构本身已经变得瞬息万变，缺乏稳定性。后现代社会的特点表现为：人际关系越来越短暂和肤浅，地理上的流动性削弱了我们对本土的责任，大众媒体对几乎所有事情都呈现多种相互矛盾的观点。在这样一个世界里，所有的价值观都被彻底相对化了。③事实上，当代美国社会让我们能抓住和相信的东西很少。无论是什么价值、仪式或信仰，都只能提供暂时的安慰，因为它们的有效性一直受到质疑，而且它们存在的时间也很短暂。短暂无常和快速惊人的社会变化让第二章中几位受访者使用的隐喻变得合理。读者可能还记得，有些受访者在描述他们的抑郁情绪时，曾谈到以下感受：像是漫无目的地在海上漂泊，被切断联系，孤独寂寞，被淹没在毫无意义的海洋之中。

①② K. Gergen, *The Saturated Self*, 同前，7。

③ 有研究对后现代社会理论家有关自我的思想进行了梳理和批判，参见 M. Schwalbe, "Goffman against postmodernism: Emotion and the reality of the self," *Symbolic Interaction* 16 (1993): 333—350。

所有的社会生活都包含着信任和怀疑的元素。例如，在我们与他人的关系中，总是有怀疑的成分，因为我们永远无法确定他人的想法和感受，永远无法确定他们的"真正"动机和意图。同时，有序的社会生活也需要信任，使我们能够认定，在大多数情况下，其他人本质上是他们声称的和看上去的样子。埃里克·埃里克松告诉我们，[①] 在个体心理学的层面上，保持身心健康需要个体对他人和整个世界有一个基本的信任。不幸的是，后现代社会中不断变化和难以捉摸的社会安排助长了巨大的怀疑，而不是信任。许多后现代理论家称，构筑社会生活和个人生活秩序的可靠意义结构已然崩溃，造成一种"本体论意义上的不安全感"（ontological insecurity）[②]，使我们所有人越来越容易陷入一系列情绪障碍。

[334]

文化批评家托德·吉特林指出，后现代意识是空白的、悲观的、矫揉造作的、愤世嫉俗的。[③] 我在波士顿学院的同事斯蒂芬·福尔 [④] 将美国社会描述为一个"恐慌的场景"，安东尼·吉登斯 [⑤] 则写道："个人无意义感，即生活毫无价值的感觉，成为现代性晚期一个根本性的心理问题。"在 20 世纪 60 年代反主流文化运动的鼎盛时期，"嬉皮士"对美国的政治和文化结构深感失望。无论他们有多么不容于主流文化，他们的社会革命诉求都隐含着一种潜在的乐观主义，认为事情会好转。相比之下，推动 90 年代"狂热者们"（Freaks）的反文化倾向的则是"一种悲观且疲惫不堪、绝望且愤世嫉俗的内在

① E. Erikson, *Childhood and Society*（New York：W.W. Norton，1963）.

② 参见 A. Giddens, *Modernity and Self-Identity*（Stanford, Calif.：Stanford University Press，1991）。

③ T. Gitlin, "Post-modernism：Roots and politics," *Dissent*（Winter，1989）：110—118.

④ S. Pfohl, *Death at the Parasite Cafe*（New York：St. Martin's Press，1992）.

⑤ Giddens，同前，9。

性情，一种认为信任、信念和信仰已终结的性情"①。

作为一名抑郁症患者，我有时倾向于接受对美国的现在和未来抱着这样一种无可挽回的消极看法。事实上，我确实同意我所总结的论点的大方向：文化支离破碎的社会产生了分裂和病态的自我，因此，后现代状态无疑助长了集体认同危机。但与此同时，作为一个符号互动论者，我的理论冲动会说，这样的情形被夸大了。我对人类最终能改造自我和世界的能力有着极大的信心，尽管这个世界现在剥夺了他们获得良好心理健康的条件。罗伯特·杰伊·利夫顿 [335] 认为人的自我具有非凡的适应能力，最终会积极地适应当今这个文化碎片化的时代。② 我认为他说的完全正确。

我的社会心理学观点是，人的自我易变 ③ 且适应性很强。当个体发现自己的生活变得过于客观和理性时，就会给生活注入一些柔情，一些激情。当社会生活变得过于常规化时，人们会共同寻找各种方式去体验新奇。另一方面，当他们发现自己的生活变得太不可预测时，他们又会想方设法把程式和常规引入日常活动中。

我期待，后现代世界所面临的突发事件最终将使人们质疑本章前面所述的个人主义意识形态。虽然我们要面对令人眼花缭乱的社会变化所造成的毁灭性社会脱节，但我相信，我们有足够智慧，终将能以**关系**而非个人主义的话语来重新定义我们自己。和越来越多的社会科学家一样，我认为我们需要重新发现社群是治疗许多疾病

---

① S. Gottschalk, "Uncomfortably numb: Countercultural impulses in the post-modern era," *Symbolic Interaction* 16（1993）: 369.

② R. Lifton, *The Protean Self*: *Human Resistance in an Age of Fragmentation*（New York: Basic Books, 1993）.

③ 参见 L. Zurcher, *The Mutable Self*（Beverly Hills, Calif.: Sage, 1977）.

的最佳良药，包括抑郁带来的悲伤。① 不幸的是，我们可能还需要承受更多的人世痛苦，方能重塑一个更健康的社会。当然，我们永远无法根除抑郁，因为生活不可避免地会有一定程度的痛苦。共建未来所面临的问题是：我们是否有足够的智慧重塑美国生活方式，将断联的痛苦减到最低，而将人道主义放到最大？

[336]

---

①   例如，A. Etzioni, *The Spirit of Community*（New York：Simon and Schuster，1993 ）。

後　记

社会学，灵性 ① 与苦痛

在完成本书的过程中，我和许多人在许多不同的场合谈到过我的工作以及研究抑郁症的视角。无论是参加家庭聚会，还是和朋友晚餐，或是参加社会学家的专业会议，我都随时准备回答关于我正在研究什么的问题。当被问到这类问题时，我通常只给出两三句话的描述，因为大多数人都不想听到更多的解释。通常，我的回答如下："我感兴趣的主要不是解释什么导致抑郁症或者如何治愈抑郁症，因为我认为没有人能回答这些问题。我感兴趣的是，抑郁者如何理解这种从本质上来说是模棱两可的生活情境，他们的抑郁意识如何随时间推移而发展，他们如何看待精神病学和药物治疗，以及如何与家人和朋友打交道。"

偶尔，在我简短的描述性回答后，有人可能会问一些更难以回答的问题。例如，他们可能想知道，采访其他抑郁者是否影响了我自身的境况，倾听别人的故事后，我对自己有了哪些了解；或者，还有更困难的问题，与抑郁者交谈和写这本书的经历给我带来怎样的变化。我总能想出一些看似可信的答案，但这些答案并未让我自

[337]

---

① 英文 spirituality。书中在不同地方使用过该词。此处译为"灵性"，原因有二：一是 spirituality 在社工或心理文献中常译为"灵性"，二是后记要传达的是偏向宗教灵修意涵的精神层面。当文章主要探讨精神层次方面，但又不是太玄而不可理解的精神事物时，或者是探讨有意义的人生哲理这类精神层面的议题时，我们将该词译为"精神性"，主要是为了不会让读者觉得内容太玄乎。——译者注

己信服。我发现关于个人变化的问题特别值得思考，因为我同意舒拉米特·雷恩哈兹的观点，即研究应该是自我反思性的，因此研究人员在某种程度上会受其研究影响而有所变化。① 我越是权衡这项研究对我个人的影响，就越是意识到，我想法的主要变化与社会学关系不大，更多的是让我高度重视精神性在应对疾病中的价值。

宗教和灵性在我生活中的作用一直是微不足道的。我是犹太人，很欣赏犹太教文化的诸多方面，尤其是其重视学习的文化传统，但对犹太教的神学几乎是一无所知。虽然我一直对广泛的哲学问题感兴趣，也非常喜欢讨论这些问题，但我一直是以理智、理性及高度分析的态度对待这些问题。我当然不会把自己归类为"灵性"的人，因为这即使不是意味着无理性（irrational），也总是隐含着一些神秘和非理性（nonrational）的东西。作为一名社会"科学家"，我始终对缺乏系统数据支撑的各种人类行为的诠释持怀疑态度。因此，信仰问题在我的生活中就不那么重要了。

在这项研究的开始阶段，我参加了波士顿哲学基金会（the Philosophy Foundation）② 开设的一门课程。我上这门课与本研究无关，我只是想找一个机会"晚上出去"，之前又恰好听别人称赞这所学校对哲学的"实用"取向。我上了两个学期初学者小班课，非常享受这种哲学辩论和冥想练习相结合的形式。我们讨论的观点主要出自东方宗教哲学，我很欣赏同学们对美、智慧和真理本质的看法，更具体地说，我欣赏他们对日常生活的看法。

[338]

---

① S. Reinharz, *On Becoming a Social Scientist* (New Brunswick, N.J.: Transaction Books, 1984).

② 世界各地都有哲学基金会。我在波士顿分部结识的许多人都是这所哲学"学校"长达 20 年的成员。

虽然我听到的许多想法对我来说过于抽象，并且是纯粹的推测，但我还是喜欢这门课的要旨，我认为那就是：人应该努力活在当下，而我们被误导了，仅用世俗的成功或失败衡量自我。课程老师认为，在更大的范围内，宇宙中的每一个人和每件事物都像一张无缝的网络一样被连在一起。这最后一个想法从美学上来说是令人愉快的，但在整个课程中从未真正进入我的心里。

在学习实用哲学的同时，我也在为本书采访一些抑郁症患者。正如第五章所提到的，听到不少受访者自发地谈论精神性/灵性在他们生活中的作用，我起初颇感困惑。在资料收集的早期阶段，精神性/灵性对我来说只不过是访谈中出现的诸多话题中的一个。但是后来谈论灵性的受访者越来越多，所以我开始向每位受访者提出这个问题。当然，有许多受访者对此没有什么可说的，也有一些声称对灵性没有兴趣，但这个问题总能引出受访者滔滔不绝地谈论自身经历。在大约进行了 25 次采访后，我越发觉得计划中的《应对和适应》一章至少要关注一下灵性的作用。

在我意识到灵性与抑郁症之间关联的同时，许多受访者面对超乎想象的痛苦和损失时的勇气和从容也使我惊叹不已。那些把自己的抑郁当作礼物且从中学到宝贵经验的受访者，让我印象特别深刻。我无法从情感和理性上认同轮回转世的想法，也不能认同把抑郁解释为上帝赋予的生活使命的中心，但我在许多采访中都感受到，参与灵性活动的受访者抓住了重要的*某些东西*。问题不在于评估他们独特的灵性活动的真实性。我甚至有些嫉妒那些表现出接受灵性的受访者，在我看来，这种接受与异常痛苦的描述格格不入；这些人拥有或知道一些我不知道的东西。[339]

我最喜欢的一个消遣方式就是逛书店，我的每一个研究项目也让这消遣有非常正当的理由。一次，我到一家本地书店看看有没有与本研究相关的新书上市，偶然发现了凯特·达夫的《疾病的炼金术》①。这本文字优美的小书捕捉到了疾病经历的普遍特征。书中既有对疼痛实质的情感和生理层面的描述，也清晰解释了作者与慢性疲劳综合征的斗争如何改变了她的自我。

我认为，这本书之所以成功，是因为它展示了疾病对个人转变的价值，且丝毫未将痛苦浪漫化。这本书也帮助我更全面地理解到，西医对抑郁症的反应给我的不适感，与我在哲学课上、在许多受访者那里所听到的信息是有关联的。例如，达夫写道："作为个人，作为社会"，有很多东西是我们要从"疾病和我们在痛苦里所处的神圣空间中学习的……但这一认知被世界各地的医学所否认；医学坚持认为可以从技术上消除疼痛，因此痛苦没有意义，也没有必要。症状从病人和他们所处的情境中分离出来，被世俗化为机械性的灾难，因此它们背后的故事、有意义的精神影响和缺失的人生片段都被剔除了。"②《疾病的炼金术》一书中不少对传统［西方］智慧的惊人翻转颠覆了我们的想法，其中之一就是宣扬疾病可以开悟的佛教理念。从正确的角度看，不是我们治愈疾病，而是疾病有潜力治愈我们，只要我们意识到疾病"与其说是一种存在状态，不如说是一种转化过程"③。

[340]

尽管这类讨论大多受到宗教文本、东方神秘主义和美国土著文化信仰的启发，但与社会心理学的原则也很一致。毕竟，符号互动论的基本思想是，所有物体、事件和情境都通过人类的解释获得意

---

① K. Duff, *The Alchemy of Illness* (New York：Bell Tower，1993).

② Ibid., 45—46.

③ Ibid., 78.

义。我们最终可以自由地定义任何事物，包括疾病。达夫阐述的关于疾病的各种精神主张主要源于她拒绝将疾病视为是本质上的坏事。

达夫的书开始让我相信社会学和灵性思维之间没有必然的矛盾。事实上，当我读完她的书以及托马斯·摩尔的畅销书《呵护灵魂》①等其他类似书籍，我发现某些灵性观点和传统的社会学观点高度相容。在第五章中，我尚未阅读任何有关灵性的文献，只是从访谈材料中得出结论，患者在意识到抑郁症无法治愈之后，进入适应的最后阶段（我称之为"融合"）。我说，一旦个体意识到医疗不能解决他们的问题，他们的观念就会从医疗话语转变为精神嬗变话语。得出这种解释，只是因为作为一个社会学家，我想发现材料中的规律。几周后，我在摩尔的书中读到了一个几乎相同的想法。作为神学家和哲学家的摩尔写道："呵护（care）和治愈（cure）的一个主要区别是治愈意味着麻烦结束了……但是呵护含有持续关注的意思。没有结束。冲突可能永远无法完全解决。你的性格永远不会彻底改变，尽管它可能会经历一些有趣的转变。当然，你的意识可以改变，但问题依然存在，而且永远不会消失……呵护灵魂……就是理解人类苦难的神秘，而不是呈现生活没有问题的幻象。"②　　［341］

摩尔用了整整一章篇幅来讨论"抑郁赐予的礼物"。正如该章标题所示，他反对当下盛行的医学观点，将抑郁视为不惜一切代价要打败的敌人。紧扣"呵护"灵魂这一主题，摩尔坚持认为我们不应该把抑郁病态化。他提出了一个有趣的观点："抑郁"这个词本身塑

---

① T. Moore, *Care of the Soul* (New York: HarperCollins, 1992). 该书已有中译本，译名为《少有人走的路——心灵地图》，此书中采取直译，以便更好反映该书主旨。——译者注

② Ibid., 18—19.

造了我们对它所描述的人类状况的思考方式。今天，我们遵循医学主导的情感痛苦观，偏好更具临床意义、更严肃的"抑郁"一词，而不是"忧郁"或"悲伤"等更人性化的词汇。这一观察和社会心理学中的标签理论完全一致，即我们的身份构建与他人给我们而我们最终接受的标签紧密相关。

此外，达夫和摩尔都有这样一个观念：疾病不是病人的个人状态，而是一个集体问题。例如，易洛魁印第安人（Iroquois Indians）认为，任何一个人的苦难实际上反映了大自然和整个世界的苦难。到目前为止，这个想法让我感到熟悉，听起来像是我的哲学老师在努力让我明白，每个人、每件事都是相互联系的。从社会学的角度来看，就是医学诊断可能掩盖了社会问题。表面上的个人疾病实际上是病态社会的症状，反映了社会结构所遭受的人为破坏。事实上，易洛魁人对疾病的精神信仰与我在第七章中的论点基本一致，那就是抑郁症与美国文化的功能失调相关。从肺气肿等在污染最严重的环境中滋生的疾病，能明了地看到个人疾病和社会疾病之间的关联。而我们"萧条的"（depressed）① 城市与"萧条的"经济和普遍存在的抑郁疾病（depressive illness）之间的关联不是也很明显吗？

我一直认为，社会学分析中聚焦社会结构和文化等的宏观思想有一个困境，即未能明确提出应对社会变化的政策建议。例如，纵观本书，特别是第七章，我坚持认为，个人主义伦理所造成的社会断联是美国情感障碍激增的一个重要因素。假设这一看法正确，那么我们能具体做些什么呢？真的有什么社会政策可以改变这一经过

[342]

---

① depressed 一词，既有"抑郁的"意思，也有"萧条的"之义，此处使用了双关修辞，下文笑话中的 change 一词亦是如此。——译者注

了几十年乃至几百年演变的基本文化特征？在这方面，心理学家和内科医生比社会学家更有优势，因为改变个人似乎比改变触不可及、难以捉摸且来源不明的社会特征要容易得多。

当然，我并不是主张社会学家放弃旨在改革社会弊病的有趣想法。利斯贝思·肖尔（Lisbeth Schorr）在《力所能及：打破劣势循环》（*Within Our Reach：Breaking the Cycle of Disadvantage*）一书中，有力地证明了低收入母亲的产前护理、儿童保健服务、家庭支持和加强学校教育等领域的诸多项目，使那些不幸之人的生活发生了显著的变化。此外，由社会科学家的著作协同推动的社会运动从根本 [343] 上改变了社会结构。比如说，社会活动积极分子的工作无疑加速了越南战争的结束；尽管仍然存在巨大的性别不平等，但由妇女运动直接促成的立法变化创造了一个更加公正的社会。

有一个老笑话问："换（change）一个灯泡需要多少个心理医生？"答案是："只要一个，但是灯泡必须真的想改变（change）自己。"这个笑话本意是取笑精神科医生，但同时也指出了一个更为严肃和重要的事实：某些改变是不能强迫的。在我看来，无论协调一致的变革努力获得了怎样的成功，只有当一个社会准备好接受新的集体意识时，其文化性质才有可能发生根本性的变化。举例来说，卡尔·德格勒在其浩瀚的达尔文主义思想史中指出，在19、20世纪之交，人性的生物学解释主导了美国的思想界，却在接下来的几十年中失宠。[①] 正如本书中对精神药物的讨论所表明的那样，在过去的三四十年里，人类行为的生物学解释又卷土重来。

德格勒关于达尔文思想衰落和复兴的历史揭示了社会变革的另

---

① C. Degler, *In Search of Human Nature*（New York：Oxford University Press，1991）.

一个特征——变化是循环发生的。这一特征在一些著名的历史理论中均有论述。我们很容易就想到阿诺德·汤因比的著名论断,即历史遵循钟摆式的运动规律。[1] 在社会学中,彼蒂里姆·A.索罗金(Pitirim A.Sorokin)认为,社会在以可定义的"文化心态"(cultural mentalities)为特征的可预测周期中运动。我想说的是,这些观点也适用于描写和解释美国人重新调整个人主义和社群责任之间的文化张力的意愿。我观察到一些迹象,表明美国人对宗教、家庭和社区在其生活中作用的思考可能正处在一个文化转折点上。简言之,我们可能正处于一个关键时刻:作为一种文化,我们已经准备好在精神理念中理解智慧,即我们的个人幸福与哲学老师希望我理解的无缝网络是密不可分的。

[344]

　　另一个变化类比也适用于此处:人们常说酗酒者只有在"触底"后才能戒酒。很难知道酗酒者的最低点在哪里,但我们肯定非常接近文化的最低点。俗话说,美国人似乎"生病了,也厌倦了生病和疲倦"。当今美国社会特有的一系列令人难以置信的社会弊病似乎在影响着每个人,而这与个人的政治立场无关。现在的美国人可能普遍觉得事情太糟了,肯定会发生些什么事。可以肯定的是,抑郁只是诸多文化疾痛的一种。美国社会的弊病变得如此普遍,使得美国文化准备好了接受新的变化。

　　很有意思的是社会学家一直宣扬社群对健康社会的重要性。社群问题是社会学学科的核心问题。然而,直到最近几年,人们才听到振兴社群的呼声。现在甚至有一个"社群运动"(communitarian movement)正在社会学领域蓬勃发展,并引起了媒体和政府最高层

---

① 例如,A. Toynbee, *A Study of History*(New York:Oxford University Press,1947)。

的关注。社群主义的思想，就像达尔文学说一样，可能正处于文化复兴的风口浪尖。社群运动的领袖之一阿米泰·埃兹奥尼提到了重新定位基本文化价值观的必要性。他说："美国最需要的是改变我们对待事物的方式，我们要明白我们重视什么，贬低什么，我们需要**改变心态**。"① 我想，人们开始听取埃兹奥尼和他同事们的意见，这并不是因为他们比早期的作家更能言善辩，而是因为美国已经做好了改变心态的准备。

[345]

　　还有一点很有趣：社会学的学生人数是评估美国价值观变化的一个晴雨表。作为一门学科，社会学在世界的动荡时期繁荣发展。在困难重重的历史时刻，学生们会非常关注社会的组成方式以及改良方式。因此，从 20 世纪 60 年代末到 70 年代中期，当越南战争和"黑人革命"（Black Revolution）使美国社会几乎分崩离析时，大批学生学习社会学。

　　在 20 世纪 80 年代的里根和布什时代，美国的文化英雄是唐纳德·特朗普（Donald Trump）和迈克尔·米尔肯（Michael Milken）这样的人，他们不惜一切击败金融竞争对手。他们的信条是电影《华尔街》（*Wall Street*）的主角戈登·盖科总结的赤裸裸的创业招数。戈登在剧中鼓吹："贪婪是好东西。"在 80 年代，社会学专业的学生逐渐减少，因为他们放弃了人文社会科学，转而选择与商业相关的专业。然而，在过去几年里，由于年轻人似乎厌倦了过度的经济个人主义，社会学专业的学生人数急剧上升。越来越多的学生被吸引到社会服务行业，这可能预示着美国从"我"社会到"我们"社会的转变。

────────────

① 　A. Etzioni, *The Spirit of Community*（New York：Simon and Schuster，1993 ），18.

估计有 1100 万到 1500 万美国人患有抑郁症，还有更多的人患有焦虑症，他们都是社会的受害者。这个社会忽视了我现在称之为社会学和精神性的共有信息，也就是我们个人的情感健康与整个社会的健康密不可分。如果我们不履行个人对社会的责任以滋养社会，

[346]

我们就要付出个人患病的代价。集体痛苦的累积最终会产生改变社会结构的冲动，而这种社会结构正是导致我们许多人生病的原因。如此看来，数百万受情感障碍折磨的个体是这一辩证过程的一部分。在当前这种文化不满的时刻，我们也许能够更好地理解我们所有人都相互关联并对彼此负责这一精神信息。虽然我们再也不能回到 19 世纪那种小而亲密的社群，但这种社群愿景是社会重新联结在一起

[347]

的必要起点，由此，我们才能创造一个更加普遍幸福的社会。

关于抽样的思考

如第一章所述，我通过各种方式寻找受访者。在本研究之初，我从自己认识的患有抑郁症的朋友和熟人中寻找受访者。到结束时，在构成本研究核心叙述的 50 个受访者中，通过个人关系找到的受访者占了 11 个。这些受访者又介绍了另外 4 个受访者，他们也成为我的访谈样本。当个人关系和推荐用尽后，我开始在当地报纸上登广告。每登一次广告，都会有 5 到 7 人回应。有一点要说明一下，这些广告刊登在报纸的"招聘启事"栏目下，这可能部分解释了为什么接受我访谈的人中不少为失业者。最终，通过广告招募了 30 个受访者。我在一个抑郁症自助小组描述我的研究工作后，又有 4 个人自愿加入访谈。最后，有一位受访者是互联网抑郁症支持小组的成员，是我通过电子邮件招募到的。

做深入访谈研究的社会科学家很少能声称他们的样本在统计学上能代表他们希望将其发现推及的所有群体。然而，我可以说，本研究的样本在下列方面具有差异性：性别（18 名男性，32 名女性）、年龄（20—29 岁：12 名；30—39 岁：18 名；40—49 岁：14 名；50—59 岁：4 名；60—69 岁：2 名）、职业（12 名专业人士，14 名白领雇员，8 名蓝领雇员，5 名学生，11 名失业人员）以及宗教（16 名犹太人，23 名天主教徒，9 名新教徒，1 名佛教徒，1 名贵格会教徒）。38 名受访者受过大学教育，除一名受访者是印度裔外，其余都是白人；29 人因抑郁症至少有一次住院经历；34 人单身且从未结过婚，5 人离异后单身，其余 11 人已婚。

尽管我想从不同的社会阶层中招募受访者，但我的样本偏向于受过良好教育的个人。这些人最有可能具备抑郁症的医学知识，也最有可能被医保体系覆盖。因此，有必要重申第三章中的提醒，本书中描述的过程只适合那些用医学术语来界定自身问题的个体的经验。毫无疑问，有数以百万计的人聚集在美国社会阶层体系的底端，他们从未把自己的不良情绪定义为需要医疗干预的疾病。尽管研究方法存在明显的问题，但社会科学家还是应该找到方法勾画在医疗系统之外寻求安慰和关怀的受情绪困扰者的"生涯"。

我经常被问到一个问题，尤其是在专业会议上："你的样本是如何根据人们经历的抑郁类型进行分类的？"那些熟悉精神病学术语的人可能想知道，受访者中可以被归类为重性抑郁障碍（major depression）、心境恶劣障碍（dysthymic condition）、外源性抑郁（exogenous depression）、内源性抑郁（endogenous depression）等的各有多少。由于我对抑郁症的思考中包括精神病诊断的任意性和社会建构性，所以我告诉提问者，我只对人们如何被归入某一个类别感兴趣。因此，纳入本研究样本的唯一标准是被医生"正式"诊断为患有抑郁症。我要说的是，大多数受访者的病情已严重到需要住院治疗，因此，在我看来，所有 50 名受访者都承受了在*他们自己*看来远远超出正常范围的痛苦。

在区分受访者的几个因素中，我想特别解释一下性别分布的变化。随着研究不断进展，对我的广告做出回应的女性人数开始明显多于男性。由于我认为抑郁症在女性中的发病率要高得多，这种不平衡一开始并没有引起我的注意。然而，在大约第 40 次访谈后，我计算发现女性的比例占到 2/3 以上。因此，我努力在研究结束前招募更多的男性。为了尽快完成材料收集，我又刊登了一则专门招募男性的广告，并提供 25 美元访谈费，只有最后 4 名受访者是通过这种方式"购买"到的，最终男性比例提高到 36%（共 18 名）。因此，我样本中男性与女性的比率接近全国抑郁症的性别比率。

男性相对不愿参与研究，而女性自愿参加的热情更高，这一发现是很有意义的。尽管我在整个研究过程中都意识到性别差异，但直到我开始为《家人与朋友》这一章（本书第六章）收集数据时，招募男性受访者的难度才凸显出来。一开始，为第六章而采访的 10 人中有 4 名女性，由于我也想听听那些与抑郁症患者关系密切的男性的声音，所以我刊登了明确招募男性受访者的广告。这则广告刊登在面向马萨诸塞州波士顿（Boston）、剑桥（Cambridge）、牛顿（Newton）和布鲁克莱恩（Brookline）四大社区的一份周报上，内容如下： [350]

亲友患有抑郁症？

我是波士顿学院的社会学家，正在写一本关于抑郁症的书。如果你是一名男性，父母或朋友患有抑郁症，请给我讲讲你的故事。如想了解更多信息，请致电戴维·卡普（552—4137）。

为了确保不会造成误解，广告中突出了"男性"一词。因此，当只有 4 名女性而没有男性回应我的广告时，我感到很困惑。当我问她们是否理解我的要求时，有两个表示不是很清楚，另外两个表示她们知道我在找男性，但还是打电话给我，就像其中一个所说，"我以为可能你总会和我谈的"。这是多么有趣的素材啊！女性照顾者显然非常渴望谈一谈她们对朋友或家人的关心，所以即使没有被邀请，她们也会打电话给我，而男性照顾者则根本不回应。

在与一位同事讨论这一"发现"时，我们很快就一致认为，女性一直被社会看作照顾者，比男性更能坦然接受这个角色。此外，我的朋友引用了黛博拉·坦嫩的观察，当涉及人际关系问题时，男性是问题解决导向的（solution-oriented），而女性则是同情导向的（sympathy-oriented）。① 她推断，男人若承担照顾角色，很快就会"精疲力竭"。她提出的假设是，男性在开始时会尽力帮助抑郁的朋友或家人，但当解决抑郁症问题的方案显然行不通时，他们很快就会放弃。而与男性相比，女性在照顾生病的家人或朋友时不以解决问题为目的，因此是更有包容性的照顾者。换言之，在承担照顾者这一角色时，女性可能比男性的投入度更高，因为她们在社会化过程中接受过承担这一角色的培训，而且她们照顾亲密之人的努力不是取决于问题是否解决。

还有一些其他的取样维度很少在基于定性数据的研究中讨论到。例如，在收集数据时，使用归纳逻辑 ② 的研究人员通常搜寻数据中出现的模式。搜寻模式的过程中至少提出了两个有趣的方法论问题。需要多少数量的受访者做出相似评论才能确定数据呈现明确的模

---

① D. Tannen, *You Just Don't Understand: Men and Women in Conversation* (New York: Morrow, 1990).

② 关于数据的分析归纳（analytic induction）逻辑，参见 Y. Lincoln and E. Guba, *Naturalistic Inquiry* (Newbury Park, Calif.: Sage, 1985); B. Glaser and A. Strauss, *The Discovery of Grounded Theory* (Chicago: Aldine, 1967); K. Charmaz, "The grounded theory method: An explication and interpretation," In R. Emerson (ed.), *Contemporary Field Research* (Boston: Little, Brown, 1983); J. Katz, "A theory of qualitative methodology: The social system of analytic fieldwork," In R. Emerson (ed.), *Contemporary Field Research* (Boston: Little, Brown, 1983)。

式？一旦确定某一模式值得阐述，又使用什么标准来确定用来说明该主题的材料？

我一直认为，在分析深入访谈数据的过程中，最困难的一个任务便是既找出所有案例呈现的规律，同时又尊重每个个体感受和经历的复杂性和多样性。当然，如果个体的抑郁经历没有一致性，就不会有太多的社会学分析。有时，数据中的模式很容易发现，因为它实际上是普遍存在的。例如第三章所述，几乎每个人都有一段时期未能将自己的不良情绪与抑郁症挂上钩。另一些案例则呈现"很强的"规律性，但显然还有变化，比如本研究中大多数人最初拒绝服用抗抑郁药，他们的情况各不相同。另外，还有少数样本呈现有趣的认知和行为规律，也很重要，值得一写。比如说，样本50名受访者中，只有大约12人提到了佛教教义的显著影响，但在美国人群体中，这个数字对我来说显得非同寻常，值得解释。

我是说，以严格的量化标准来决定一个主题是否值得一写是不恰当的。虽然量确实很重要，但主题的选择通常取决于研究者对受访者所说内容是否重要的主观判断。之所以如此，有时是因为受访者的一些评论深刻地揭示了研究所调查的现象，或是因为他们的评论有助于证实一种虽然是推测，但却重要、新颖或有见地的思路。这样看来，所有的分析都需要巧妙的选择。对于某些现象采用彻底不分析的方法意味着只报告研究对象的每个特征，但不评估它们的相对重要性。这在社会学上相当于安迪·沃霍尔（Andy Warhol）的电影，只记录人物8小时睡眠却没有任何评论。

虽然选取讨论主题不可避免会涉及主观选择，但若材料不符合研究人员希望强调的模式，也不应被忽略。毕竟，好的社会科学假定诚实的研究者会不遗余力地寻找那些不符合已发现模式的案例，

[351]

并在文章中予以承认。有些社会科学家认为反面案例不利于他们的分析。相比之下，由于我理解的社会心理学强调人类具有以多种方式解释自身世界的无限能力，我预计到会有显著的变化。因此，我并不担心受访者多样化的反应。相反，我把这种变化看作比较分析的机会，能够约束和完善我对所发现模式的思考。

　　还有一个相关的方法论问题，即在举例论证一个主题时要引用哪些数据，要引用多少。读者们可能已经注意到，每次我提出一个观点时，很少呈现超过三到四个的数据"样本"。引用数据的数量通常是随着主题对整体分析的重要性而变化的。然而，我也很注意自己的分析和数据呈现之间的平衡。我有时会判定，即使再多引用一些受访者的例子也并不会让阐述更有说服力。如果不考虑这些决定，我本可以为这本书的每一个主题提供更多的例证。因此，另一个有关抽样的问题就是决定呈现哪些受访者的叙述以及以什么频率呈现。

　　定性研究中的数据呈现有一个复杂的因素——一些受访者比其他人更能言善辩，表述也更清晰有趣。通常，当我访谈中听某个受访者的叙述时，我会想："哇，这材料很好，我得在书中找到一个合适的位置呈现它。"但也有时候，我会觉得这次访谈不是很好，因为受访者对我的问题只给出了简短的回答，或者没有很好地表达他们的想法。鉴于每个作者都想自己的写作能吸引读者，他们就会让一些人比其他人多谈一些。作者们的想法是："为什么不让这个人说出别人的心声呢，既然此人在用一种更令人信服的方式表达他们共有的情绪？"事实上，虽然在我的样本中部分受访者的声音更常被读者们听到，但我努力使受访者被引用的频率尽量一致。此外，我一直关注男性和女性被倾听的频率。这些努力的结果就是，男性和女性

[352]

的叙述被引用的比例与他们在样本中的数量占比一致。

最后，抽样讨论几乎总是需要评估研究发现能推广到多大范围。社会科学的传统看法是，只有使用大样本量的研究才符合有效类推的标准。基于这个原因，有人提出这样的论点：基于小样本的定性研究，其价值在于提高研究者对某些问题的重视；而分析这些问题，最好是基于以数千人为样本的大规模调查研究。

我一直觉得，认为小样本的定性研究对于类推研究社会生活只能起到辅助、次要的作用，是不公平且完全错误的。要知道，本研究最初的动力是大规模调查研究未能提供关于抑郁症的经验性认识，而这种认识只能通过深入了解患者的想法、感受和经历才能获得。因此，我可以说，对我来说，调查研究的统计结果起到了敏化作用，让我更重视定性研究。成百上千的研究发现了许许多多统计上的相关关系，让人感觉到了抑郁问题的严重性和复杂性。然而，只有定性研究数据才能抓住人们赋予抑郁的意义，从而更深入地、在我看来也更有效地理解个体的经历。

几年前，我发表了一篇关于五六十岁人群衰老经历的定性研究论文，刊登这篇文章的期刊很少发表基于小样本的定性研究。① 编辑觉得有必要在编者序言中解释一下，虽然我的研究使用了"非标准"的研究方法，但他和其他读者发现，文章的确抓住了他们的生活经历。虽然我被该评论对于方法论的狭隘观念吓了一跳，但我当 ［353］然很高兴我的研究完成了所有好的定性研究应该做的事情。社会学充满了基于个案观察或少数人访谈的研究，这些研究强有力地概括

---

① D. Karp, "A decade of reminders: Age consciousness between fifty and sixty years old," *The Gerontologist* 6 (1988): 727—738.

了社会生活的基本形态。① 发现潜在的和反复出现的社会生活形态不是非要大量样本不可；这些形态一旦被描述，就会为人们提供新的洞见。对我来说，对本研究有效性的检验与科学认识论（scientific epistemology）的晦涩讨论无关。我的目标是在读者中唤起惊喜的反应，就像我那篇关于衰老经历的研究让编辑惊喜而决定刊发一样。

　　对一项研究价值的最终检验是，结论让读者信服，并为他们开拓了看待周边事物的新视角。在本研究中，我希望那些熟悉抑郁症的人能从受访者的故事中认识自己，并觉得我的分析能阐明他们的生活状况。除了研究的科学价值之外，读者这样的回应对我来说也至关重要，因为我相信认识和理解是积极变革的基本前提。

[354]

---

① 社会学分析应该试图阐明潜在的社会形态，这一概念首先是由古典理论家格奥尔格·齐美尔提出，他称之为"形式社会学"（formal sociology）。参见 G. Simmel, "The study of societal forms," In K. Wolff（ed.）, *The Sociology of Georg Simmel*（Glencoe, Ill.: The Free Press, 1950c）。在社会学中，对社会形态做出有力概括的案例研究比比皆是，如 G. Fine, *With the Boys: Little League Baseball and Preadolescent Culture*（Chicago: University of Chicago Press, 1987）; H. Becker, *Outsiders: Studies in the Sociology of Deviance*（New York: Free Press, 1963）; F. Hunter, *Community Power Structure*（Chapel Hill: University of North Carolina Press, 1953）; W. Whyte, *Street Corner Society*（Chicago: University of Chicago Press, 1943）。

参考文献

Abbott, W. 1975. "Begin by shooting the poet." *Nation*, August 2: 88–89.

Abramson, J. 2004. *Overdo$ed America: The Broken Promise of American Medicine: How the Pharmaceutical Companies Distort Medical Knowledge, Mislead Doctors, and Compromise Your Health*. New York: HarperCollins.

Ackerknecht, E. 1947. "The role of medical history in medical education." *Bulletin of the History of Medicine* 21: 142–143.

Adler, P and P. Adler. 1994. "Observational techniques." In N. Denzin and Y. Lincoln (eds.), *Handbook of Qualitative Research*. Thousand Oaks, Calif.: Sage.

Allen, G. 1989. *Friendship*. Boulder, Colo.: Westview.

Allen, P. (ed.). 1963. *Pitirim Sorokin in Review*. Durham, N.C.: Duke University Press.

Anderson, N. 1923. *The Hobo*. Chicago: University of Chicago Press.

Aneshensel, C., R. Frerichs, and G. Huba. 1984. "Depression and physical illness: A multiwave, nonrecursive causal model." *Journal of Health and Social Behavior* 25: 350–371.

Angell, M. 2005. *The Truth about the Drug Companies: How They Deceive Us and What to Do about It*. New York: Random House.

Anspach, R. 1979. "From stigma to identity politics: Political activism among the physically disabled and former mental patients." *Social Science and Medicine* 13A: 765–774.

Antze, P. 1979. "Role of ideologies in peer psychotherapy groups." In M. Lieberman and L. Borman (eds.), *Self-Help Groups for Dealing with Crisis*. San Francisco: Jossey-Bass.

Aronson, E. 1988. "Human aggression." In *The Social Animal*, 5th edition. New

York: W. H. Freeman.

Barber, C. 2008. *Comfortably Numb: How Psychiatry is Medicating A Nation.* New York: Vintage Books.

Becker, E. 1962. *The Birth and Death of Meaning.* Glencoe, Ill.: Free Press.

Becker, H. 1960. "Notes on the concept of commitment." *American Journal of Sociology* 66: 32–40.

Becker, H. 1963. *Outsiders: Studies in the Sociology of Deviance.* New York: Free Press.

Becker, H. 1967. "Whose side are we on." *Social Problems* 14: 239–247.

Becker, H. and A. Strauss. 1956. "Careers, personality, and adult socialization." *American Journal of Sociology* 62: 253–263.

Bellah, R. et al. 1985. *Habits of the Heart: Individualism and Commitment in American Life.* Berkeley: University of California Press.

Bellah, R. et al. 1991. *The Good Society.* New York: Alfred Knopf.

Benson, D. and C. Ritter. 1990. "Belief in a just world, job loss, and depression." *Sociological Focus* 23: 49–63.

Berger, L. and A. Vuckovic. 1994. *Under Observation: Life Inside a Psychiatric Hospital.* New York: Ticknor and Fields.

Berger, P. 1963. *Invitation to Sociology: A Humanistic Perspective.* Garden City, N.Y.: Doubleday.

Berger, P. and B. Berger. 1975. *Sociology: A Biographical Approach.* New York: Basic Books.

Berger, P. and H. Kellner. 1964. "Marriage and the construction of reality." *Diogenes* 46: 1–25.

Berger, P. and T. Luckmann. 1966. *The Social Construction of Reality: A Treatise in the Sociology of Knowledge.* Garden City, N.Y.: Doubleday.

Bernard, J. 1972. *The Future of Marriage.* New York: Basic Books.

Bettelheim, B. 1979. *Surviving and Other Essays.* New York: Knopf.

"Beyond Prozac—How science will let you change your personality with a pill." 1994. *Newsweek Magazine*, February 7.

Blau, P. 1964. *Exchange and Power in Social Life*. New York: John Wiley and Sons.

Bluestone, B. and B. Harrison. 1982. *The Deindustrialization of America*. New York: Basic Books.

Blumer, H. 1969. *Symbolic Interaction: Perspective and Method*. Englewood Cliffs, N.J.: Prentice-Hall.

Bower, B. 1988. "Manic depression: Risk and creativity." *Science News* 134 (September 3): 151.

Breggin, P. 1991. *Toxic Psychiatry*. New York: St. Martin's Press.

Breggin, P. 1994. *Talking Back to Prozac*. New York: St. Martin's Press.

Brody, J. 1991. "Recognizing demons of depression, in either sex." *New York Times*, December 18: C21.

Brown, P. 1987. "Diagnostic conflict and contradiction in psychiatry." *Journal of Health and Social Behavior* 28: 37–50.

Chamberlin, J. 1978. *On Our Own: Patient-Controlled Alternatives to the Mental Health System*. New York: Hawthorn Books.

Chamberlin, J. 1990. "The ex-patient movement: Where we've been and where we are going." *The Journal of Mind and Behavior* 11: 323–336.

Chamberlin, J. 1995. "Rehabilitating ourselves: The psychiatric survivor movement." *International Journal of Mental Health* 24: 39–46.

Charmaz, K. 1983. "The grounded theory method: An explication and interpretation." In R. Emerson (ed.), *Contemporary Field Research*. Boston: Little, Brown.

Charmaz, K. 1991. *Good Days, Bad Days*. New Brunswick, N.J.: Rutgers University Press.

Clair, J., D. Karp, and W. Yoels. 1993. *Experiencing the Life Cycle: A Social Psychology of Aging*, 2nd edition. Springfield, Ill.: Charles C. Thomas.

Clark, C. 1987. "Sympathy biography and sympathy margin." *American Journal of Sociology* 93: 290–321.

Cockerham, W. 1992. *Medical Sociology*. Englewood Cliffs, N J.: Prentice-

Hall.

Cohen, J. 2001. *Overdose: The Case Against the Drug Companies*. New York: PenguinPutnam.

Cohn, R. 1978. "The effects of employment status change on self attitudes." *Social Psychology* 41: 81–93.

Coles, R. 1978. "Work and self-respect." In E. Erikson (ed), *Adulthood*. New York: W. W. Norton.

Comaroff, J. and P. Maguire. 1986. "Ambiguity and the search for meaning: Childhood leukaemia in the modern clinical context." In P. Conrad and R. Kern (eds.), *The Sociology of Health and Illness*. New York: St. Martin's.

Conrad, P. 1985. "The meaning of medications: Another look at compliance." *Social Science and Medicine* 20: 29–37.

Conrad, P. 2007. *The Medicalization of Society: On the Transformation of Human Conditions into Treatable Disorders*. Baltimore: Johns Hopkins University Press.

Conrad, P. and R. Kern (eds.). 1986. *The Sociology of Health and Illness*. New York: St. Martin's.

Conrad, P. and J. Schneider. 1980. *Deviance and Medicalization*. St. Louis: Mosby.

Cooley, C. 1964. *Human Nature and the Social Order*. New York: Schocken.

Cowley, G. 1994. "The culture of Prozac," *Newsweek*, February 7: 41–42.

Cronkite, K. 1994. *At the Edge of Darkness: Conversations about Conquering Depression*. New York: Doubleday.

Daniels, A. 1987. "Invisible work." *Social Problems* 34: 403–415.

Davies, C. 1985. "The throwaway culture: Job detachment and depression." *The Gerontologist* 25: 228–231.

Dean, A., B. Kolody, and P. Wood. 1990. "Effects of social support from various sources on depression in elderly persons." *Journal of Health and Social Behavior* 31: 148–161.

Degler, C. 1991. *In Search of Human Nature*. New York: Oxford University

Press.

Denzin, N. 1987. *The Alcoholic Self.* Newbury Park, Calif.: Sage.

Denzin, N. 1989a. *Interpretive Biography.* Newbury Park, Calif.: Sage.

Denzin, N. 1989b. *Interpretive Interactionism.* Newbury Park, Calif.: Sage.

Derber, C. 1991. *Money, Murder and the American Dream: Wilding from Main Street to Wall Street.* London: Faber and Faber.

Derber, C. 1994. "The loosening of America: Contingent work and the temporary life" (unpublished working paper).

Derber, C., W. Schwartz, and Y. Magrass. 1990. *Power in the Highest Degree: Professionals and the Rise of the New Mandarin Class.* New York: Oxford University Press.

Duff, K. 1993. *The Alchemy of Illness.* New York: Bell Tower.

Durkheim, E. 1951. *Suicide.* Glencoe, Ill.: The Free Press.

Ehrenreich, B. 1989. *Fear of Falling: The Inner Life of the Middle Class.* New York: Pantheon.

Ellis, C. 1994. *Final Negotiations.* Philadelphia: Temple University Press.

Emerson, R. and S. Messinger. 1977. "The micro-politics of trouble." *Social Problems* 25: 121–133.

Erikson, E. 1963. *Childhood and Society.* New York: W.W. Norton.

Erikson, K. 1976. *Everything in Its Path.* New York: Simon and Schuster.

Erikson, K. 1989. "On sociological prose." *The Yale Review* 78: 525–538.

Etzioni, A. 1993. *The Spirit of Community.* New York: Simon and Schuster.

Ewen, S. 1976. *Captains of Consciousness.* New York: McGraw-Hill.

Ewen, S. 1988. *All Consuming Images.* New York: Basic Books.

Felton, B. 1987. "Cohort variation in happiness." *International Journal of Aging and Human Development* 25: 27–42.

Fine, G. 1987. *With the Boys: Little League Baseball and Preadolescent Culture.* Chicago: University of Chicago Press.

Fine, G. 1995. *A Second Chicago School? The Development of a Post War American Sociology.* Chicago: University of Chicago Press.

Foucault, M. 1973. *Madness and Civilization: A History of Insanity in the Age of Reason*. Translated from the French by Richard Howard. New York: Vintage Books.

Frances, A. 2013. *Saving Normal: An Insider's Revolt Against Out-of-Control Psychiatric Diagnosis, DSM-5, Big Pharma, and the Medicalization of Ordinary Life*. New York: HarperCollins Publishers.

Frank, A. 1995. *The Wounded Storyteller: Body, Illness, and Ethics*. Chicago: University of Chicago Press.

Frank, A. 2010. *Letting Stories Breathe: A Socio-Narratology*. Chicago: University of Chicago Press.

Frank, G. 1988. "Beyond stigma: Visibility and self-empowerment of persons with congenital limb deficiencies." *Journal of Social Issues* 44: 95–115.

Freidson, E. 1970. *Profession of Medicine*. New York: Harper and Row.

Friedan, B. 1963. *The Feminine Mystique*. New York: Norton.

Gabe, J. and M. Bury. 1988. "Tranquilisers as a social problem." *Sociological Review* 36: 320–352.

Geller, J. and M. Harris. 1994. *Women of the Asylum: Voices from Behind the Walls, 1840–1845*. New York: Doubleday.

Gelles, R. 1987. *Family Violence*. Beverly Hills, Calif.: Sage.

Gelles, R. and D. Loseke (eds.). 1993. *Current Controversies on Family Violence*. Newbury Park, Calif.: Sage.

Gelles, R. and M. Straus. 1985. *Intimate Violence in Families*. Beverly Hills, Calif.: Sage.

Gelles, R. and M. Straus. 1988. *Intimate Violence*. New York: Simon and Schuster.

Gergen, K. 1991. *The Saturated Self: Dilemmas of Identity in Modern Life*. New York: Basic Books.

Gerstel, N. 1987. "Divorce and stigma." *Social Problems* 34: 172–185.

Giddens, A. 1991. *Modernity and Self-Identity*. Stanford, Calif.: Stanford University Press.

Gilman, S. 1988. *Disease and Representation: Images of Illness from Madness to AIDS*. Ithaca, N.Y.: Cornell University Press.

Gitlin, T. 1989. "Post-modernism: Roots and politics." *Dissent* (Winter): 110–118.

Glaser, B. and A. Strauss. 1967. *The Discovery of Grounded Theory*. Chicago: Aldine.

Glyshaw, K., L. Cohen, and L. Towbes. 1989. "Coping strategies and psychological distress: Perspective and analyses of early and middle adolescents." *American Journal of Community Psychology* 17 (October): 607–623.

Goffman, E. 1956. "Embarrassment and social organization." *American Journal of Sociology* 62: 264–271.

Goffman, E. 1959. *The Presentation of Self in Everyday Life*. New York: Doubleday Anchor.

Goffman, E. 1961a. *Asylums: Essays on the Social Situation of Mental Patients and Other Inmates*. Garden City, N.Y.: Doubleday Anchor.

Goffman, E. 1961b. *Encounters: Two Studies in the Sociology of Interaction*. Indianapolis, Ind.: Bobbs-Merrill.

Goffman, E. 1963a. *Behavior in Public Places: Notes on the Social Organization of Gatherings*. New York: Pree Press.

Goffman, E. 1963b. *Stigma: Notes on the Management of Spoiled Identity*. Englewood Cliffs, N.J.: Prentice-Hall.

Goffman, E. 1967. *Interaction Ritual: Essays on Face-to-Face Behavior*. New York: Doubleday Anchor.

Goffman, E. 1969. *Strategic Interaction*. Philadelphia: University of Pennsylvania Press.

Goffman, E. 1971. *Relations in Public: Microstudies of Public Order*. New York: Basic Books.

Goffman, E. 1974. *Frame Analysis: An Essay on the Organization of Experience*. New York: Harper and Row.

Goffman, E. 1979. *Gender Advertisements*. New York: Harper and Row.

Goffman, E. 1981. *Forms of Talk*. Oxford: Basil Blackwell.

Gottschalk, S. 1993. "Uncomfortably numb: Counter cultural impulses in the postmodern era." *Symbolic Interaction* 16: 351–378.

Gove, W. 1982. *Deviance and Mental Illness*. Beverly Hills, Calif.: Sage.

Greenberg, G. 2013. *The Book of Woe*. New York: Blue Rider Group, Penguin Books.

Greil, A. and D. Rudy. 1984. "Social cocoons: Encapsulation and identity transforming organizations." *Sociological Inquiry* 54: 260–278.

Gross, M. 1978. *The Psychological Society*. New York: Random House.

Hacker, A. 1992. *Two Nations: Black and White, Separate, Hostile, Unequal*. New York: Scribner's.

Haynal, A. 1985. *Depression and Creativity*. New York: International Universities Press.

Healy, D. 1995. *The Anti-Depressant Era*. Cambridge, Mass.: Harvard University Press.

Healy, D. 2002. *The Creation of Psychopharmacology*. Cambridge, Mass.: Harvard University Press.

Heirich, M. 1977. "Change of heart: A test of some widely held theories of religious conversion." *American Journal of Sociology* 85: 653–680.

Hesse-Biber, S. and M. Fox. 1984. *Women at Work*. Belmont, Calif.: Mayfield.

Hochschild, A. 1983. *The Managed Heart: Commercialization of Human Feeling*. Berkeley: University of California Press.

Hochschild, A. 1989. *Second Shift: Working Parents and the Revolution at Home*. New York: Viking Penguin.

Holden, C. 1986. "Manic depression and creativity." *Science* 233 (August 15): 725.

Holmstrom, L. 1972. *The Two Career Family*. Cambridge, Mass.: Schenkman.

Holstein, J. and G. Miller. 1990. "Rethinking victimization: An interactional approach to victimology." *Symbolic Interaction* 13: 103–122.

Homans, G. 1961. *Human Behavior: Its Elementary Forms*. New York: Harcourt, Brace.

Hornstein, G. 2009. *Agnes's Jacket: A Psychologist's Search for the Meanings of Madness*. New York: Rodale, Distributed to the trade by MacMillan.

Horwitz, A. and J. Wakefield. 2007. *The Loss of Sadness: How Psychiatry Transformed Normal Sorrow into Depressive Disorder*. New York: Oxford University Press.

Hughes, E. 1958. *Men and Their Work*. New York: Free Press.

Hunter, F. 1953. *Community Power Structure*. Chapel Hill: University of North Carolina Press.

Jack, D.1991. *Silencing the Self: Women and Depression*. Cambridge, Mass.: Harvard University Press.

Jacoby, R. 1975. *Social Amnesia*. Boston: Beacon Press.

Jamison, K. 1993. *Touched With Fire: Manic-Depressive Illness and the Artistic Temperament*. New York: Free Press.

Jamison, K. 1995. *An Unquiet Mind*. New York: A. A. Knopf.

Kaminer, W. 1990. "Chances are you're co-dependent too." *New York Times Book Review*, February 11: 1, 26ff.

Karp, D. 1973. "Hiding in pornographic bookstores: A reconsideration of the nature of urban anonymity." *Urban Life and Culture* 4: 427–451.

Karp, D. 1985. "Gender, academic careers, and the social psychology of aging." *Qualitative Sociology* 8 (Spring, 1985): 9–28.

Karp, D. 1988. "A decade of reminders: Age consciousness between fifty and sixty years old." *The Gerontologist* 6: 727–738.

Karp, D. 1992. "Illness ambiguity and the search for meaning: A case study of a self-help group for affective disorders." *Journal of Contemporary Ethnography* 21: 139–170.

Karp, D. 1999. "Social science, progress, and the ethnographer's craft." *Journal of Contemporary Ethnography* 28: 597–609.

Karp, D. 2001. *The Burden of Sympathy: How Families Cope with Mental*

Illness. New York: Oxford University Press.

Karp, D. 2006. *Is It Me or My Meds? Living with Antidepressants*. Cambridge, Mass.: Harvard University Press.

Karp, D. and L. Birk. 2013. "Listening to voices: Patient experience and the meanings of mental illness." In C. Aneshensel et al., *The Handbook of the Sociology of Mental Health*. New York: Springer Publishing Company.

Karp, D., L. Holmstrom, and P. Gray. 2004. "Of roots and wings: Letting go of the college-bound child." *Symbolic Interaction* 27: 357–382.

Karp, D. and G. Sisson (eds.). 2010. *Voices from the Inside: Readings on the Sociology of Mental Health and Illness*. New York: Oxford University Press.

Karp, D., G. Stone, and W. Yoels. 1991. *Being Urban: A Sociology of City Life*, 2nd edition. New York: Praeger.

Karp, D. and W. Yoels. 1976. "The college classroom: Some observations on the meanings of student jparticipation." *Sociology and Social Research* 60: 421–439.

Karp, D. and W. Yoels. 1981. "Work, careers, and aging." *Qualitative Sociology* 4: 145–166.

Karp, D. and W. Yoels. 1993. *Sociology in Everyday Life*, 2nd edition. Itasca, Ill.: F. E. Peacock.

Kashani, J., A. Daniel, and A. Dandoy. 1992. "Family violence: Impact on children." *Journal of the American Academy of Child and Adolescent Psychiatry* 31 (March): 181–189.

Katz, J. 1983. "A theory of qualitative methodology: The social system of analytic fieldwork." In R. Emerson (ed.), *Contemporary Field Research*. Boston: Little, Brown.

Kaysen, S. 1994. *Girl, Interrupted*. New York: Vintage Books.

Kennedy, G., H. Kelman, and C. Thomas. 1990. "The emergence of depressive symptoms in late life: The importance of declining health and increasing disability." *Journal of Community Health* 15: 93–104.

Kessler, R. and M. Essex. 1982. "Marital status and depression: The importance of coping resources." *Social Forces* 61 (December): 484–507.

Kessler, R., J. House, and J. Blake. 1987. "Unemployment and health in a community sample." *Journal of Health and Social Behavior* 28: 51–59.

Kierkegaard, S. 1959. *Either/Or*. Garden City, N.Y.: Doubleday.

Kimmel, M. and M. Messner (eds.).1989. *Men's Lives*. New York: Macmillan.

Kirk, S., T. Gomory, and D. Cohen. 2013. *Mad Science: Psychiatric Coercion, Diagnosis, and Drugs*. New Brunswick, N.J.: Transaction Publishers.

Kirk, S. and H. Kutchins. 1992. *The Selling of DSM: The Rhetoric of Science in Psychiatry*. New York: Aldine de Gruyter.

Kirsch, I. 2010. *The Emperor's New Drugs: Exploding the Antidepressant Myth*. New York: Basic Books.

Kleinman, A. 1986. *Social Origins of Distress and Disease: Depression, Neurasthenia, and Pain in Modern China*. New Haven, Conn.: Yale University Press.

Kleinman, A. 1988. *Rethinking Psychiatry*. New York: The Free Press.

Kleinman, A. 1988. *The Illness Narratives*. New York: Basic Books.

Kleinman, A. and B. Good. (eds.). 1985. *Culture and Depression: Studies in the Anthropology and the Cross-Cultural Psychiatry of Affect and Disorder*. Berkeley: University of California.

Klerman, G. 1986. "Evidence for increases in rates of depression in North America and Western Europe in recent decades." In H. Hippius, G. Klerman, and N. Matussek (eds.), *New Results in Depression Research*. Berlin, Germany: Springer Verlag.

Klerman, G. et al. 1984. *Interpersonal Psychotherapy of Depression*. New York: Basic Books.

Koenig, H., H. Cohen, and D. Blazer. 1992. "Religious coping and depression among elderly, hospitalized, medically ill men." *American Journal of Psychiatry* 149 (December): 1693–1700.

Kramer, P. 1993. *Listening to Prozac: A Psychiatrist Explores Antidepressant*

Drugs and the Remaking of the Self. New York: Penguin Books.

Krieger, S. 1991. *Social Science and the Self.* New Brunswick, N.J.: Rutgers University Press.

Kubler-Ross, E. 1969. *On Death and Dying.* New York: Macmillan.

Laing, R. 1967. *The Politics of Experience.* New York: Pantheon.

Laing, R. 1969. *Self and Others.* New York: Penguin.

Lasch, C. 1977. *Haven in a Heartless World: The Family Besieged.* New York: Basic Books.

Lasch, C. 1978. *The Culture of Narcissism.* New York: W. W. Norton.

Lasch, C. 1980. "Life in the therapeutic state." *New York Review of Books*, June 12: 24–31.

Lemert, E. 1951. *Social Pathology.* New York: McGraw-Hill.

Lifton, R. 1993. *The Protean Self: Human Resistance in an Age of Fragmentation.* New York: Basic Books.

Lincoln, Y. and E. Guba. 1985. *Naturalistic Inquiry.* Newbury Park, Calif.: Sage.

Lindesmith, A. 1947. *Opiate Addiction.* Bloomington: Indiana University Press.

Link, B., F. Cullen, J. Frank, and J.Wozniak. 1987. "The social rejection of former mental patients: Understanding why labels matter." *American Journal of Sociology* 92: 1461–1500.

"Listening to Eli Lilly: Prozac hysteria has gone too far." 1994. *Wall Street Journal*, March 31: B1ff.

Lofland, J. and L. Skonovd. 1983. "Patterns of conversion." In E. Barker (ed.), *Of Gods and Men: New Religious Movements in the West.* Macon, Ga.: Mercer University Press.

Luhrmann, T. M. 2000. *Of 2 Minds: The Growing Disorder in American Psychiatry.* New York: Alfred A. Knopf.

Luken, P, 1987. "Social identity in later life: A situational approach to understanding old age stigma." *International Journal of Aging and Human Development* 25: 177–193.

Lyman, S. and M. Scott. 1968. "Accounts." *American Sociological Review* 33 (December): 46–62.

Maher, T. 1992. "The withering of community life and the growth of emotional disorders." *Journal of Sociology and Social Welfare* 19 (2): 125–146.

Mairs, N. 1986. *Plaintext Essays*. Tucson: University of Arizona Press.

McDaniel, D. and C. Richards. 1990. "Coping with dysphoria: Gender differences in college students." *Journal of Clinical Psychology* 46 (November): 896–899.

Mead, G. H. 1934. *Mind, Self, and Society from the Standpoint of a Social Behaviorist*. Chicago: University of Chicago Press.

Miller, I., G. Keitner, and M. Whisman. 1992. "Depressed patients with dysfunctional families: Description and course of illness." *Journal of Abnormal Psychology* 101: 637–646.

Miller, M. 1993. "Dark days, the staggering cost of depression." *The Wall Street Journal*, December 2: B1, 6.

Millett, M. 1995. *The Loony-Bin Trip*. New York: Simon and Schuster.

Mills, C. W. 1959. *The Sociological Imagination*. New York: Oxford University Press.

Mills, C. W. 1972. "Situated actions and vocabularies of motive." In J. Manis and B. Meltzer (eds.), *Symbolic Interaction*. Boston: Allyn & Bacon.

Moneymaker, J. 1989. "The social significance of short stature: A study of the problems of dwarfs and midgets." *Loss, Grief and Care* 3: 3–4, 183–189.

Moore, T. 1992. *Care of the Soul*. New York: HarperCollins.

Newmann, J. 1986. "Gender, life strains, and depiession." *Journal of Health and Social Behavior* 27: 161–178.

Nolen-Hoeksema, S. 1987. "Sex differences in unipolar depression: Evidence and theory." *Psychological Bulletin* 101: 259–282.

Nuland, S. 1994. "The pill of pills. " *The New York Review of Books*, June 9: 4, 6–8.

Olson, M. 1965. *The Logic of Collective Action: Public Goods and the Theory of*

Groups. Cambridge, Mass.: Harvard University Press.

Olson, M. 1982. *The Rise and Decline of Nations: Economic Growth, Stagflation, and Social Rigidities.* New Haven, Conn.: Yale University Press.

Omark, R. 1979. "The dilemma of membership in Recovery, Inc.: A self-help exmental patient organization." *Psychological Reports* 44: 1119–1125.

Papaneck, H. 1973. "Men, women and work: Reflections on the two person career." *American Journal of Sociology* 78: 852–872.

Parsons, T. 1954. *Essays in Sociological Theory.* Glencoe, Ill.: The Free Press.

Peck, M. Scott. 1978. *The Road Less Traveled: A New Psychology of Love, Traditional Values, and Spiritual Growth.* New York: Simon and Schuster.

Peele, S. 1989. *Diseasing of America: Addiction Treatment Out of Control.* Lexington, Mass.: Lexington Books.

Pfohl, S. 1992. *Death at the Parasite Cafe.* New York: St. Martin's Press.

"Pills for the mind." 1992. *Time Magazine,* July 6.

Plath, S. 1972. *The Bell Jar.* New York: Bantam.

Powell, T. 1987. *Self Help Organizations and Professional Practice.* Silver Springs Md.: National Association of Social Workers.

Powell, T. (ed.). 1990. *Working With Self Help.* Silver Spring, Md.: National Association of Social Workers.

Puig-Antich, J. et al. 1993. "The psychosocial functioning and family environment of depressed adolescents." *Journal of the American Academy of Child and Adolescent Psychiatry* 32: 244–253.

Regier, D. et al. 1988. "One month prevalence of mental disorders in the United States." *Archives of General Psychiatry* 45: 977–986.

Reinharz, S. 1984. *On Becoming a Social Scientist.* New Brunswick, N.J.: Transaction Books.

Richardson, L. 1994. "Writing: A method of inquiry." In N. Denzin and Y. Lincoln (eds.), *Handbook of Qualitative Research.* Thous and Oaks, Calif.: Sage.

Rieff, P. 1966. *Triumph of the Therapeutic*. New York: Harper and Row.

Riesman, D. et al. 1950. *The Lonely Crowd: A Study of the Changing American Character*. New Haven, Conn.: Yale University Press.

Ritchie, F., W. Yoels, J. Clair, and R. Allman. 1995. "Competing medical and social ideologies and communication accuracy in medical encounters." *Research in the Sociology of Health Care* 12: 189–211.

Rosenberg, J. 1993. "Female Experiences During the Holocaust." Master's thesis, Boston College.

Rosenberg, M. 1984. "A symbolic interactionist view of psychosis." *Journal of Health and Social Behavior* 25: 289–302.

Rosenhan, D. L. 1992. "On being sane in insane places." In C. Clark and H. Robboy (eds.), *Social Interaction*. New York: St. Martin's.

Rothman, D. 1994. "Shiny Happy People," *The New Republic*, February 14: 34–36.

Rothman, R. 1987. *Working: Sociological Perspectives*. Englewood Cliffs, N.J.: Prentice-Hall.

Rothman, S. 1994. *Living in the Shadow of Death: Tuberculosis and the Social Experience of Illness in American Society*. New York: Basic Books.

Rubin, L. 1983. *Intimate Strangers: Men and Women Together*. New York: HarperCollins.

Rubin, L. 1985. *Just Friends: The Role of Friendship in Our Lives*. New York: Harper and Row.

Rudy, D. 1986. *Becoming Alcoholic: Alcoholics Anonymous and the Reality of Alcoholism*. Carbondale: Southern Illinois University Press.

Schafer, R. and P. Keith. 1980. "Equity and depression among married couples." *Social Psychological Quarterly* 43: 430–435.

Scheff, T. 1966. *Being Mentally Ill: A Sociological Theory*. Chicago: Aldine.

Schneider, J. and P. Conrad. 1986. "In the closet with epilepsy: Epilepsy, stigma potential and information control." In P. Conrad and R. Kern (eds.), *The Sociology of Health and Illness*. New York: St. Martin's.

Schorr, L. 1989. *Within Our Reach: Breaking the Cycle of Disadvantage*. New York: Anchor Books.

Schur, E. 1976. *The Awareness Trap*. New York: McGraw-Hill.

Schutz, A. 1962. *Collected Papers*. The Hague, Netherlands: M. Nijhoff.

Schwalbe, M. 1993. "Goffman against postmodernism: Emotion and the reality of the self." *Symbolic Interaction* 16: 333–350.

Schwartz, C. 1976. "Clients' Perspectives on Psychiatric Troubles in a College Setting." Unpublished doctoral dissertation, Brandeis University.

Schwartz, C. and M. Kahne. 1977. "The social construction of trouble and its implications for psychiatrists working in college settings." *Journal of the American College Health Association* 25: 194–197.

Sennett, R. and J. Cobb. 1973. *The Hidden Injuries of Class*. New York: Random House.

Sherman, B. 1979. "Emergence of ideology in a bereaved parents group." In M. Lieberman and L. Borman (eds.), *Self-Help Groups for Dealing with Crisis*. San Francisco: Jossey-Bass.

Shiller, L. 1994. *The Quiet Room*. New York: Warner Books.

Simmel, G. 1950a. "The metropolis and mental life." In *The Sociology of Georg Simmel*. Translated and edited by K. Wolff. Glencoe, Ill.: The Free Press.

Simmel, G. 1950b. "The stranger." In *The Sociology of Georg Simmel*. Translated and edited by K. Wolff. Glencoe, Ill.: The Free Press.

Simmel, G. 1950c. "The study of societal forms." In *The Sociology of Georg Simmel*. Translated and edited by K. Wolff. Glencoe, Ill.: The Free Press.

Simon, C. 1994. "Diagnosing the muse: Science struggles to find a link between creativity and madness." *The Boston Globe Magazine*, April 3: 10–11, 24–26.

Slater, L. 1998. *Prozac Diary*. New York: Random House.

Slater, P. 1970. *The Pursuit of Loneliness*. Boston: Beacon Press.

Snow, D. and R. Machalek. 1984. "The sociology of conversion." *Annual Review of Sociology* 10: 167–190.

Solorzanon, D. and T. Yosso. 2002. "Critical race methodology: Counter-storytelling as an analytical framework for education research," *Qualitative Inquiry* 8: 23–44.

Solzhenitsyn, A. 1974. *The Gulag Archipelago, 1918–1956: An Experiment in Literary Investigation*. New York: Harper and Row.

Speed, E. 2006. "Patients, consumers, and survivors: A case study of mental health service user discourse." *Social Science and Medicine* 62: 28–38.

Spock, B. 1968. *Baby and Child Care*. New York: Pocket Books.

Stanton, A. and M. Schwartz. 1954. *The Mental Hospital*. New York: Basic Books.

Sternberg, K., M. Lamb, and C. Greenbaum. 1993. "Effects of domestic violence on children's behavior problems and depression." *Developmental Psychology* 29: 44–52.

Stewart, D. and T. Sullivan. 1982. "Illness behavior and the sick role in chronic disease: The case of multiple sclerosis." *Social Science and Medicine* 16: 1397–1404.

Straus, M., R. Gelles, and S. Steinmetz. 1980. *Behind Closed Doors: Violence in the American Family*. Garden City. N.Y.: Doubleday.

Strauss, A. 1978. *Negotiations: Varieties, Contexts, Processes, and Social Order*. San Francisco: Jossey-Bass.

Strauss, A. 1992. "Turning points in identity." In C. Clark and H. Robboy (eds.), *Social Interaction*. New York: St. Martin's.

Styron, W. 1990. *Darkness Visible: A Memoir of Madness*. New York: Random House.

Sutherland, E. 1937. *Professional Thief, by a Professional Thief*. Chicago: University of Chicago Press.

Szasz, T. 1970. *Ideology and Insanity: Essays on the Psychiatric Dehumanization of Man*. Garden City, N.Y.: Anchor Books.

Szasz, T. 1972. *The Myth of Mental Illness: Foundations of a Theory of Personal Conduct*. London: Paladin.

Szasz, T. 1994. *Cruel Compassion: Psychiatric Control of Society's Unwanted.* New York: John Wiley and Sons.

Szasz, T. 2001. *Pharmacracy: Medicine and Politics in America.* Westport, Conn.: Praeger.

Taylor, S. 1989. *Positive Illusions: Creative Self Deception and the Healthy Mind.* New York: Basic Books.

Tannen, D. 1990. *You Just Don't Understand: Men and Women in Conversation* (New York: Morrow, 1990).

"The temping of America." 1993. *Time Magazine*, March 29: 40–44, 46–47.

Thoits, P. 1983. "Multiple identities and psychological well-being: A reformulation and test of the social isolation hypothesis." *American Sociological Review* 48: 174–187.

Thomas, W. I. and F. Znaniecki. 1918. *The Polish Peasant in Europe and America; Monograph of an Immigrant Group.* Chicago: The University of Chicago Press.

Thorne, B. and Z. Luria. 1986. "Sexuality and gender in children's daily worlds." *Social Problems* 33: 176–190.

Thorne, T. 1993. *You Are Not Alone: Words of Experience and Hope for the Journey Through Depression.* New York: HarperCollins.

Thrasher, F. 1927. *The Gang: A Study of 1, 313 Gangs in Chicago.* Chicago: University of Chicago Press.

Toffler, A. 1973. *Future Shock.* New York: Bantam Books.

Tofiler, A. 1984. *The Third Wave.* New York: Bantam Books.

Toynbee, A.1947. *A Study of History.* New York: Oxford University Press.

Turner, R. 1969. "The theme of contemporary social movements." *British Journal of Sociology* 20: 390–405.

"Unconventional treatments tried most for what ails us." 1993. *Boston Globe*, January 28: 11.

"Unite and conquer," 1990. *Newsweek*, February 5: 50–55.

Vaughan, D. 1986. *Uncoupling: Turning Points in Intimate Relationships.* New

York: Oxford University Press.

Vega, W., B. Kolody, and R. Valle. 1988. "Marital strain, coping and depression among Mexican-American women." *Journal of Marriage and the Family* 50 (May): 391–403.

Vonnegut, M. 1975. *The Eden Express*. New York: Praeger.

Wahl, O. 1995. *Media Madness: Public Images of Mental Illness*. New Brunswick, N.J.: Rutgers University Press.

Waitzkin, H. 1991. *The Politics of Medical Encounters: How Patients and Doctors Deal with Social Problems*. New Haven, Conn.: Yale University Press.

Wallerstein, J. and S. Blakeulee. 1989. *Second Chances: Men, Women and Children: A Decade After Divorce*. New York: Ticknor and Fields.

Weber, M. 1930. *The Protestant Ethic and the Spirit of Capitalism*. Translated by T. Parsons. New York: Scribner.

Weber, M. 1947. *The Theory of Social and Economic Organization*. Translated by A. M. Henderson and T. Parsons. New York: Oxford University Press.

Wechsler, H. 1960. "The self-help organization in the mental health field: Recovery, Inc., a case stndy." *Journal of Nervous and Mental Disease* 25: 297–314.

Weitzman, L. 1985. *The Divorce Revolution: The Unexpected Social and Economic Consequences in America*. New York: Free Press.

Whitaker, R. 2010a. *Anatomy of an Epidemic: Magic Bullets, Psychiatric Drugs, and the Astonishing Rise of Mental Illness in America*. New York: Random House.

Whitaker, R. 2010b. *Mad In America: Bad Science, Bad Medicine, and the Enduring Mistreatment of the Mentally Ill*. New York: Basic Books.

Whyte, W. 1943. *Street Corner Society*. Chicago: University of Chicago Press.

Wilson, W. 1987. *The Truly Disadvantaged: The Inner City, the Underclass, and Public Policy*. Chicago: The University of Chicago Press.

Wurtzel, E. 1994. *Prozac Nation*. Boston: Houghton Mifflin Co.

Wuthnow, R. 1986. "Religious movements and counter-movements in North America." In J. Beckford (ed.), *New Religious Movements and Rapid Social Change*. London: Sage.

Wuthnow, R. 1994. *Sharing the Journey Together: Support Groups and America's New Quest for Community*. New York: The Free Press.

Yoels, W. and J. Clair. 1994. "Never enough time: How medical residents manage a scarce resource." *The Journal of Contemporary Ethnography* 23: 185–213.

Yoels, W., J. Clair, F. Ritchie, and R. Allman. 1993. "Role-taking accuracy in medical encounters: A test of two theories." *Sociological Focus* 26: 183–201.

Zborowski, M. 1992. "Cultural components in responses to pain." In C. Clark and H. Robboy (eds.), *Social Interaction*. New York: St. Martin's.

Zorbaugh, H. and H. Chudacoff. 1929. *The Gold Coast and the Stum: A Sociological Study of Chicago's Near North Side*. Chicago: University of Chicago Press.

Zurcher, L. 1977. *The Mutable Self*. Beverly Hills, Calif.: Sage.

Zurcher, L. 1986. "The bureaucratizing of impulse: The self conception of the 1980." *Symbolic Interaction* 9: 169–178.

图书在版编目（CIP）数据

诉说忧伤：抑郁症的社会学分析 /（美）戴维·卡普著；幸君珺，萧易忻译. — 上海：上海教育出版社，2022.8（2023.3重印）
（医学人文）
ISBN 978-7-5720-1483-3

Ⅰ.①诉… Ⅱ.①戴… ②幸… ③萧… Ⅲ.①抑郁症
－社会学－研究 Ⅳ.①R749.4－05

中国版本图书馆CIP数据核字(2022)第095002号

责任编辑　储德天
特别编辑　方晓青
装帧设计　高静芳

医学人文
SUSHUO YOUSHANG: YIYUZHENG DE SHEHUIXUE FENXI
诉说忧伤：抑郁症的社会学分析
[美] 戴维·卡普　著
幸君珺　萧易忻　译

出版发行　上海教育出版社有限公司
官　　网　www.seph.com.cn
地　　址　上海市闵行区号景路159弄C座
邮　　编　201101
印　　刷　上海昌鑫龙印务有限公司
开　　本　890×1240　1/32　印张 11.625
字　　数　270 千字
版　　次　2022年10月第1版
印　　次　2023年3月第2次印刷
书　　号　ISBN 978-7-5720-1483-3/C·0007
定　　价　69.90 元

如发现质量问题，读者可向本社调换　电话：021-64373213